全国高职高专院校药学类与食品药品类专业"十三五"规划教材

U0746545

医药应用文写作

第 2 版

（供药学类、 药品制造类、 食品药品管理类、 食品类专业用）

主 编 廖楚珍 梁建青

副主编 曾守群 唐元兢 宋华松 杨 静

编 者 （以姓氏笔画为序）

王 珊（重庆三峡医药高等专科学校）

刘巧元（湖南食品药品职业学院）

杨 静（天津生物工程职业技术学院）

李婷玉（江西中医药大学）

宋华松（廊坊卫生职业学院）

宋翩翩（重庆医药高等专科学校）

陈亦蕾（江西卫生职业学院）

赵 勇（辽宁医药职业学院）

唐元兢（益阳医学高等专科学校）

梁建青（重庆三峡医药高等专科学校）

曾守群（福建生物工程职业技术学院）

廖楚珍（湖南食品药品职业学院）

中国医药科技出版社

内容提要

本教材为全国高职高专院校药学类与食品药品类专业"十三五"规划教材之一。为更好地适应我国高等职业教育教学改革的需要，本教材在保持上一版"紧贴高职高专药学类学生职业岗位和行业行规要求，基于工作过程，紧扣职业岗位"等特点的基础上进行了修订和创新。新版教材最鲜明的特色是突出学生写作、评价和纠错能力的培养，不仅联系医药卫生大类药学类、食品药品与粮食大类、生物与化工大类各专业学习工作的实际设置了情境任务，而且提出实训的具体要求和评价标准。在评价机制、评价权重和评价等级等方面均有创新，如不仅让学生参与评价，还逐步引进第三方评价。重点针对求职与日常事务文书、企业行政管理文书、生产经营文书、业务开发拓展文书、公共关系处理文书、企业文化与形象宣传文书、法律纠纷与维权文书等七个项目，选取相应的文种，要求学生在实训中掌握相应应用文的基础知识、写作方法和写作技巧。同时，精选了与专业岗位密切相关的写作案例并作简要评析，在写作格式和写作方法上，为学习者写作实训提供了很好的范例。

本教材供全国高职高专院校药学类、药品制造类、食品药品管理类、食品类各专业教学使用，也可作为相应专业培训和自学用书。

图书在版编目（CIP）数据

医药应用文写作／廖楚珍，梁建青主编. —2 版. —北京：中国医药科技出版社，2017.1

全国高职高专院校药学类与食品药品类专业"十三五"规划教材

ISBN 978-7-5067-8765-9

Ⅰ. ①医… Ⅱ. ①廖… ②梁… Ⅲ. ①医药学–应用文–写作–高等职业教育–教材 Ⅳ. ①H152.3

中国版本图书馆 CIP 数据核字（2016）第 276197 号

美术编辑 陈君杞
版式设计 锋尚设计

出版　中国医药科技出版社
地址　北京市海淀区文慧园北路甲 22 号
邮编　100082
电话　发行：010-62227427　邮购：010-62236938
网址　www. cmstp. com
规格　787×1092mm $\frac{1}{16}$
印张　16 $\frac{1}{4}$
字数　348 千字
初版　2013 年 1 月第 1 版
版次　2017 年 1 月第 2 版
印次　2017 年 9 月第 2 次印刷
印刷　三河市百盛印装有限公司
经销　全国各地新华书店
书号　ISBN 978-7-5067-8765-9
定价　38.00 元

全国高职高专院校药学类与食品药品类专业"十三五"规划教材

出 版 说 明

全国高职高专院校药学类与食品药品类专业"十三五"规划教材（第三轮规划教材），是在教育部、国家食品药品监督管理总局领导下，在全国食品药品职业教育教学指导委员会和全国卫生职业教育教学指导委员会专家的指导下，在全国高职高专院校药学类与食品药品类专业"十三五"规划教材建设指导委员会的支持下，中国医药科技出版社在2013年修订出版"全国医药高等职业教育药学类规划教材"（第二轮规划教材）（共40门教材，其中24门为教育部"十二五"国家规划教材）的基础上，根据高等职业教育教改新精神和《普通高等学校高等职业教育（专科）专业目录（2015年）》（以下简称《专业目录（2015年）》）的新要求，于2016年4月组织全国70余所高职高专院校及相关单位和企业1000余名教学与实践经验丰富的专家、教师悉心编撰而成。

本套教材共计57种，其中19种教材配套"爱慕课"在线学习平台。主要供全国高职高专院校药学类、药品制造类、食品药品管理类、食品类有关专业［即：药学专业、中药学专业、中药生产与加工专业、制药设备应用技术专业、药品生产技术专业（药物制剂、生物药物生产技术、化学药生产技术、中药生产技术方向）、药品质量与安全专业（药品质量检测、食品药品监督管理方向）、药品经营与管理专业（药品营销方向）、药品服务与管理专业（药品管理方向）、食品质量与安全专业、食品检测技术专业］及其相关专业师生教学使用，也可供医药卫生行业从业人员继续教育和培训使用。

本套教材定位清晰，特点鲜明，主要体现在如下几个方面。

1.坚持职教改革精神，科学规划准确定位

编写教材，坚持现代职教改革方向，体现高职教育特色，根据新《专业目录》要求，以培养目标为依据，以岗位需求为导向，以学生就业创业能力培养为核心，以培养满足岗位需求、教学需求和社会需求的高素质技能型人才为根本。并做到衔接中职相应专业、接续本科相关专业。科学规划、准确定位教材。

2.体现行业准入要求，注重学生持续发展

紧密结合《中国药典》（2015年版）、国家执业药师资格考试、GSP（2016年）、《中华人民共和国职业分类大典》（2015年）等标准要求，按照行业用人要求，以职业资格准入为指导，做到教考、课证融合。同时注重职业素质教育和培养可持续发展能力，满足培养应用型、复合型、技能型人才的要求，为学生持续发展奠定扎实基础。

3.遵循教材编写规律，强化实践技能训练

遵循"三基、五性、三特定"的教材编写规律。准确把握教材理论知识的深浅度，做到理论知识"必需、够用"为度；坚持与时俱进，重视吸收新知识、新技术、新方法；注重实践技能训练，将实验实训类内容与主干教材贯穿一起。

4.注重教材科学架构，有机衔接前后内容

科学设计教材内容，既体现专业课程的培养目标与任务要求，又符合教学规律、循序渐进。使相关教材之间有机衔接，坚持上游课程教材为下游服务，专业课教材内容与学生就业岗位的知识和能力要求相对接。

5.工学结合产教对接，优化编者组建团队

专业技能课教材，吸纳具有丰富实践经验的医疗、食品药品监管与质量检测单位及食品药品生产与经营企业人员参与编写，保证教材内容与岗位实际密切衔接。

6.创新教材编写形式，设计模块便教易学

在保持教材主体内容基础上，设计了"案例导入""案例讨论""课堂互动""拓展阅读""岗位对接"等编写模块。通过"案例导入"或"案例讨论"模块，列举在专业岗位或现实生活中常见的问题，引导学生讨论与思考，提升教材的可读性，提高学生的学习兴趣和联系实际的能力。

7.纸质数字教材同步，多媒融合增值服务

在纸质教材建设的同时，本套教材的部分教材搭建了与纸质教材配套的"爱慕课"在线学习平台（如电子教材、课程PPT、试题、视频、动画等），使教材内容更加生动化、形象化。纸质教材与数字教材融合，提供师生多种形式的教学资源共享，以满足教学的需要。

8.教材大纲配套开发，方便教师开展教学

依据教改精神和行业要求，在科学、准确定位各门课程之后，研究起草了各门课程的《教学大纲》(《课程标准》)，并以此为依据编写相应教材，使教材与《教学大纲》相配套。同时，有利于教师参考《教学大纲》开展教学。

编写出版本套高质量教材，得到了全国食品药品职业教育教学指导委员会和全国卫生职业教育教学指导委员会有关专家和全国各有关院校领导与编者的大力支持，在此一并表示衷心感谢。出版发行本套教材，希望受到广大师生欢迎，并在教学中积极使用本套教材和提出宝贵意见，以便修订完善，共同打造精品教材，为促进我国高职高专院校药学类与食品药品类相关专业教育教学改革和人才培养作出积极贡献。

中国医药科技出版社

2016年11月

教材目录

序号	书名	主编	适用专业
1	高等数学（第2版）	方媛璐　孙永霞	药学类、药品制造类、食品药品管理类、食品类专业
2	医药数理统计*（第3版）	高祖新　刘更新	药学类、药品制造类、食品药品管理类、食品类专业
3	计算机基础（第2版）	叶　青　刘中军	药学类、药品制造类、食品药品管理类、食品类专业
4	文献检索△	章新友	药学类、药品制造类、食品药品管理类、食品类专业
5	医药英语（第2版）	崔成红　李正亚	药学类、药品制造类、食品药品管理类、食品类专业
6	公共关系实务	李朝霞　李占文	药学类、药品制造类、食品药品管理类、食品类专业
7	医药应用文写作（第2版）	廖楚珍　梁建青	药学类、药品制造类、食品药品管理类、食品类专业
8	大学生就业创业指导△	贾　强　包有或	药学类、药品制造类、食品药品管理类、食品类专业
9	大学生心理健康	徐贤淑	药学类、药品制造类、食品药品管理类、食品类专业
10	人体解剖生理学*△（第3版）	唐晓伟　唐省三	药学类、药品制造类、食品药品管理类、食品类专业
11	无机化学△（第3版）	蔡自由　叶国华	药学类、药品制造类、食品药品管理类、食品类专业
12	有机化学△（第3版）	张雪昀　宋海南	药学类、药品制造类、食品药品管理类、食品类专业
13	分析化学*△（第3版）	冉启文　黄月君	药学类、药品制造类、食品药品管理类、食品类专业
14	生物化学*△（第3版）	毕见州　何文胜	药学类、药品制造类、食品药品管理类、食品类专业
15	药用微生物学基础（第3版）	陈明琪	药品制造类、药学类、食品药品管理类专业
16	病原生物与免疫学	甘晓玲　刘文辉	药学类、食品药品管理类专业
17	天然药物学△	祖炬雄　李本俊	药学、药品经营与管理、药品服务与管理、药品生产技术专业
18	药学服务实务	陈地龙　张　庆	药学类及药品经营与管理、药品服务与管理专业
19	天然药物化学△（第3版）	张雷红　杨　红	药学类及药品生产技术、药品质量与安全专业
20	药物化学*（第3版）	刘文娟　李群力	药学类、药品制造类专业
21	药理学*（第3版）	张　虹　秦红兵	药学类，食品药品管理类及药品服务与管理、药品质量与安全专业
22	临床药物治疗学	方士英　赵　文	药学类及药品经营与管理、药品服务与管理专业
23	药剂学	朱照静　张荷兰	药学、药品生产技术、药品质量与安全、药品经营与管理专业
24	仪器分析技术*△（第2版）	毛金银　杜学勤	药品质量与管理、药品生产技术、食品检测技术专业
25	药物分析*△（第3版）	欧阳卉　唐　倩	药学、药品质量与安全、药品生产技术专业
26	药品储存与养护技术（第3版）	秦泽平　张万隆	药学类与食品药品管理类专业
27	GMP实务教程*△（第3版）	何思煌　罗文华	药品制造类、生物技术类和食品药品管理类专业
28	GSP实用教程（第2版）	丛淑芹　丁　静	药学类及药品经营与管理、药品服务与管理专业

序号	书 名	主 编	适用专业
29	药事管理与法规*（第3版）	沈 力 吴美香	药学类、药品制造类、食品药品管理类、食品类专业
30	实用药物学基础	邱利芝 邓庆华	药品生产技术专业
31	药物制剂技术*（第3版）	胡 英 王晓娟	药品生产技术专业
32	药物检测技术	王文洁 张亚红	药品生产技术专业
33	药物制剂辅料与包装材料△	关志宇	药学、药品生产技术专业
34	药物制剂设备（第2版）	杨宗发 董天梅	药学、中药学、药品生产技术专业
35	化工制图技术	朱金艳	药学、中药学、药品生产技术专业
36	实用发酵工程技术	臧学丽 胡莉娟	药品生产技术、药品生物技术、药学专业
37	生物制药工艺技术	陈梁军	药品生产技术专业
38	生物药物检测技术	杨元娟	药品生产技术、药品生物技术专业
39	医药市场营销实务*△（第3版）	甘湘宁 周凤莲	药学类及药品经营与管理、药品服务与管理专业
40	实用医药商务礼仪（第3版）	张 丽 位汶军	药学类及药品经营与管理、药品服务与管理专业
41	药店经营与管理（第2版）	梁春贤 俞双燕	药学类及药品经营与管理、药品服务与管理专业
42	医药伦理学	周鸿艳 郝军燕	药学类、药品制造类、食品药品管理类、食品类专业
43	医药商品学*△（第2版）	王雁群	药品经营与管理、药学专业
44	制药过程原理与设备*（第2版）	姜爱霞 吴建明	药品生产技术、制药设备应用技术、药品质量与安全、药学专业
45	中医学基础△（第2版）	周少林 宋诚挚	中药学专业
46	中药学（第3版）	陈信云 黄丽平	中药学专业
47	实用方剂与中成药△	赵宝林 陆鸿奎	药学、中药学、药品经营与管理、药品质量与安全、药品生产技术
48	中药调剂技术*（第2版）	黄欣碧 傅 红	中药学、药品生产技术及药品服务与管理专业
49	中药药剂学（第2版）	易东阳 刘 葵	中药学、药品生产技术、中药生产与加工专业
50	中药制剂检测技术*△（第2版）	卓 菊 宋金玉	药品制造类、药学类
51	中药鉴定技术*（第3版）	姚荣林 刘耀武	中药学专业
52	中药炮制技术（第3版）	陈秀瑷 吕桂凤	中药学、药品生产技术专业
53	中药药膳技术	梁 军 许慧艳	中药学专业
54	化学基础与分析技术	林 珍 潘志斌	食品药品类专业用
55	食品化学	马丽杰	食品营养与卫生、食品质量与安全、食品检测技术专业
56	公共营养学	周建军 詹 杰	食品与营养相关专业用
57	食品理化分析技术△	胡雪琴	食品质量与安全、食品检测技术专业

*为"十二五"职业教育国家规划教材，△为配备"爱慕课"在线学习平台的教材。

全国高职高专院校药学类与食品药品类专业 "十三五" 规划教材

建设指导委员会

曹庆旭（黔东南民族职业技术学院）

葛　虹（广东食品药品职业学院）

谭　工（重庆三峡医药高等专科学校）

潘树枫（辽宁医药职业学院）

委　　员（以姓氏笔画为序）

王　宁（盐城卫生职业技术学院）

王广珠（山东药品食品职业学院）

王仙芝（山西药科职业学院）

王海东（马应龙药业集团研究院）

韦　超（广西卫生职业技术学院）

向　敏（苏州卫生职业技术学院）

邬瑞斌（中国药科大学）

刘书华（黔东南民族职业技术学院）

许建新（曲靖医学高等专科学校）

孙　莹（长春医学高等专科学校）

李群力（金华职业技术学院）

杨　鑫（长春医学高等专科学校）

杨元娟（重庆医药高等专科学校）

杨先振（楚雄医药高等专科学校）

肖　兰（长沙卫生职业学院）

吴　勇（黔东南民族职业技术学院）

吴海侠（广东食品药品职业学院）

邹隆琼（重庆三峡云海药业股份有限公司）

沈　力（重庆三峡医药高等专科学校）

宋海南（安徽医学高等专科学校）

张　海（四川联成迅康医药股份有限公司）

张　建（天津生物工程职业技术学院）

张春强（长沙卫生职业学院）

张炳盛（山东中医药高等专科学校）

张健泓（广东食品药品职业学院）

范继业（河北化工医药职业技术学院）

明广奇（中国药科大学高等职业技术学院）

罗兴洪（先声药业集团政策事务部）

罗跃娥（天津医学高等专科学校）

郝晶晶（北京卫生职业学院）

贾　平（益阳医学高等专科学校）

徐宣富（江苏恒瑞医药股份有限公司）

黄丽平（安徽中医药高等专科学校）

黄家利（中国药科大学高等职业技术学院）

崔山凤（浙江医药高等专科学校）

潘志斌（福建生物工程职业技术学院）

随着现代科技文化和信息交流的迅速发展，应用文作为信息载体和交际工具，日益渗透到社会生活的各个领域。应用写作能力是企事业单位所需要的职业核心能力，是高素质人才评价的主要指标之一。重视学生应用文写作技能的培养，不仅可以增强学生的职业竞争力，而且为学生未来职业生涯和实现职业能力的可持续发展奠定基础。因此，应用文写作课程已经成为高等职业院校普遍开设的一门工具性、综合性、实践性极强的公共基础课程。加强教材建设和改革既是深化职业教育教学改革的重要手段，也是落实"教育与产业、学校与企业、专业设置与职业岗位、教材内容与职业标准深度对接"的主要举措。随着《中国药典》《国家基本药物目录》《药品经营质量管理规范》等一系列重要法典法规的修订和相关政策标准的颁布，对医药职业教育也提出了新的要求与任务。作为服务于医药行业的医药应用文写作课程，本次也被纳入"全国高职高专院校药学类与食品药品类专业'十三五'规划教材"建设工作中的重要课程之一。

本教材为全国高职高专院校药学类与食品药品类专业"十三五"规划教材之一，系在教育部 2015 年 10 月新颁布的《普通高等学校高等职业教育（专科）专业目录（2015 年)》指导下，根据本套教材的编写总原则和要求编写而成。

课程设计体现以职业活动为导向，突出能力目标；以项目为载体，用任务训练学生的职业能力；以学生为主体，注重行业企业背景，工学结合，实现理论实践教学即"教学做评"一体化。做到课程内容与工作过程的对接，职场角色与学生角色、职业环境与教学环境的深度融合，使工学结合真正落到实处。同时，通过项目化教学的课改，促进学生学习方式的改变即由被动转变为主动学习，提高学生的学习能力和综合素养。教材在保持第一版特色的基础上，突出以下特点。

1. 科学规划，准确定位。坚持"以就业为导向，能力为本位，素质为核心"的现代职业教育教学改革方向，进行科学规划，准确定位课程目标。打破以传授知识为主的教材编写理念，将培养学生职业能力作为培养核心。从职业岗位的需要出发，确定能力目标。不仅培养学生能熟练地写作医药行业各个职业岗位需要的常用应用文，重要的是培养他们具备一定的职业能力，如感悟能力、策划能力、创新能力、知识运用能力；素材查阅和收集处理信息的能力；任务的执行能力以及对任务结果的展示分析和评价能力；完成任务过程中自我学习和沟通能力；自主学习和自我发展能力等。同时注重学生可持续发展能力的培养，如职业岗位迁移能力、行业适应能力、继续深造能力等。强调能力本位的同时，也将创业意识、诚信品质、责任感、敬业精神、团队协作、职业规范等职业素养贯穿于教材编写之中。如此重新构建课程体系、课程内容和评价体系。

2. 创新体系，优化模块。本次教材编写，打破传统的章节式学科化的体系，坚持工作过程导向，实现任务驱动、行动导向的项目化教学。以实际工作流程为脉络，精心选取各个工作流程中必需的应用文种，按照医药行业各专业实际工作岗位拟制情境任务。教材按项目分任务编排了求职与日常事务文书、企业行政管理文书、生产经营管理文书、业务开发拓展文书、公共关系处理文书、企业文化与形象宣传文书、法律纠纷与维权文书等学习工作必需的七大项目。每个项目下设具体的学习任务，内容结构由实训任务、例文导读、知识要点、拓展阅读、目标检测以及重点小结等模块组成，重点突出实训，且情境任务均来自医药行业职业岗位或学生实情，实训要求和评价标准具体、可操作性强。

3. 突出实训，确立标准。为了真正落实践行"教学写评""理论与实训"一体化的理念，本教材淡化理论教学，侧重于应用写作综合能力实训。针对每个情境任务，科学制定考核与评价标准。评价有明确的比例分配，将学生作品以及学生参与完成项目的学习态度、表现等融入评价机制。体现评价体系多元化、标准多重化、主体和方式多样化。不但有教师、学生评价，还将逐步引进企业专家和第三方评价，特别是逐步将企业真实的工作项目纳入教学，而且让作品、学生的工作过程、态度等接受企业评价和检验。将理论与实训、技能与素养、考试与考核结合；笔试、口试、操作、作品成果相结合；开卷、闭卷相结合。重视过程评价与作品评价结合，不仅考核理论基础知识和写作技能，也通过对学生知识、技能、态度的考核，检验学生分析解决问题以及岗位适应与迁移等的职业能力，并将学生的学习态度和职业综合素养纳入考核标准。

4. 紧扣行业，特色鲜明。以《中华人民共和国职业分类大典（2015年版）》规定的医药卫生、食品药品行业从业人员职业资格准入为指导，按照行业用人要求，体现培养目标与用人要求紧密结合。在任务设置上体现校企对接，紧贴岗位职业核心能力，突出教学为行业企业服务的理念，实现与医药行业企业生产经营服务的对接。编写内容突出医药行业特点，与学生专业学习和职业岗位紧密衔接。实训任务模拟真实的工作生活情境，也就是学生今后职场和日常生活常用的应用文写作任务。例文也尽量选自医药或食品行业，具有鲜明的行业性、规范性、时代性的特点。

本教材可供全国高职高专院校药学类、药品制造类、食品药品管理类、食品类各专业教学使用，也可供相关专业培训和继续教育使用。

本教材由廖楚珍、梁建青担任主编。全书由主编廖楚珍拟定编写大纲和主审。教材编写的具体分工为：王珊（项目一的任务三、任务四）、刘巧元（项目二的部分内容）、李婷玉（项目五的任务三和任务四的部分内容）、杨静（项目六的任务二、任务三）、宋华松（项目四的任务一、任务二、任务三）、宋翩翩（项目四的任务四和项目六的任务一）、陈亦蕾（项目三的任务三、任务四）、赵勇（项目七的任务一、任务二）、唐元兢（项目三的任务一、任务二）、梁建青（项目一的任务一、任务二）、曾守群（项目五的任务一、任务二）、廖楚珍（项目二，项目五的任务三、任务四，项目六的任务四，项目七的任务三、任务四）。参与教材的审稿、校对和修订工作的有廖楚珍、梁建青、曾守群、唐元兢、宋华松等。

　　本教材部分编写思路、框架结构、知识要点等参阅了国内相关教材、书刊及网站的内容。在此，对以上所有相关的编者和作者致以最诚挚的感谢！

　　限于时间紧迫和编写者的经验水平不足，本教材难免存在疏漏乃至不妥之处，敬请读者以及同行专家批评指正！

　　本书有配套的 PPT 课件，如有需要，请联系邮箱 yycbs002@163.com。

编　者
2016 年 10 月

目 录
CONTENTS

项目一

求职与日常事务文书

学习目标

知识要求
 1. **掌握** 求职信、演讲稿、申请书、条据的含义、特点、写作注意事项。
 2. **熟悉** 求职信、演讲稿、申请书、条据的种类。
 3. **了解** 求职简历制作知识。
技能要求
 1. 熟练掌握求职信、演讲稿、申请书、条据的写作方法。
 2. 学会撰写求职信、演讲稿、申请书、条据等求职与日常事务文书，能制作求职简历。

随着职场岗位招聘的程序化、规范化，求职信、简历、演讲稿等文书写作成为求职应聘的重要手段。职场工作和生活，常常要用到申请书、条据等日常事务文书。本项目学习的重点是熟知求职与日常事务文书的含义、特点和规范体式。难点是能正确界定各文种的适用范围，熟练掌握其写作格式和方法，会运用应用文语言进行文书的规范撰写和纠错。

任务一 求职信

◆ 实训任务

一、 情境任务

××县健民药店店长李力平，已有三年医药营销店长经历。爱人调至市妇幼保健院工作，为照顾家庭，他也准备找机会跳槽。仁济大药房连锁有限公司为拓展业务，在该市建立了分店，面向社会公开招聘店长。李力平综合考虑了自身条件，准备前往应聘。那么，这份应聘信该如何写作，才能向招聘单位成功推销自己呢？

康源制药有限公司分管生产的副厂长已荣升，已有几年生产管理经历的彭青云准备投递一份自荐信，毛遂自荐。那么，该如何写作这份求职信呢？

二、 实训要求

写作一份求职信，分组进行作品评价与纠错。然后，每组选派的代表依据求职信的有关内容要求，参与班级求职面试活动。

三、 评价方案

评价权重，建议教师约占 60%、学生约占 30%、企业或其他专家约占 10%。评价等级，建议分为五等：优秀≥90 分、良好≥80 分、中等≥70 分、合格≥60 分、不合格<60 分。

参考标准如下：

评价项目	评价要点	分值	得分
求职信文稿（60分）	1. 主题鲜明，重点突出，求职目的明确。	10	
	2. 求职人基本情况、优势特长等内容齐全，具体明确。	20	
	3. 材料有针对性，有说服力，体现个性特色。	10	
	4. 格式规范，要素齐全，条理清晰，结构严谨；语句表达规范，文字简洁流畅。	10	
	5. 评改纠错者能够抓住文稿的典型错误，纠错能力强。	10	
求职面试活动（20分）	6. 面试者精神饱满，普通话演讲，吐字清晰，声音洪亮。语言表达准确流畅，熟练自然。	10	
	7. 语言技巧处理得当：语速、语气、语调、节奏等语言技巧处理恰当，能较好运用肢体或表情，具有较强的现场感染力。	10	
学习态度综合素养（20分）	8. 态度认真，积极主动，参与热情高，按时按质完成，责任心强，写作纠错能力强。	10	
	9. 谦虚诚恳，礼貌大方，独立思考，具有团队合作和创新精神。	10	
参评对象：	评分人： 总分		

◆例文导读

【例文一】

一、标题

二、称谓

三、问候语

四、正文

1. 求职的缘由

2. 求职人的基本情况

3. 结合求职人的经历、优势和特长谈担任店长的打算与策略

4. 最后表达愿望和决心

应聘信

尊敬的领导：

您好！

近日在××招聘网站看到贵公司的招聘广告，获悉贵公司正在拓展业务，开展招聘，我有意竞聘贵公司××分店店长一职。

我叫李力平，现年38岁，大学本科学历，××大学医药营销专业毕业，具备较强语言表达能力，从事医药营销行业有八年之久，熟悉医药营销行业各岗位工作。现在××县健民药店担任店长，已经三年，且在任职期间该药店营业额呈逐年递增趋势，因此我有能力有信心胜任贵公司××分店店长一职。如果这次应聘能成功，我将从以下几个方面开展工作，尽快进入角色，履行自己的岗位职责。

一、保证商品齐全。做好每次补货申请，跟踪门店实时销售，及时、合理补货备货。每天关注机构库存，对产品的结构、月销量进行分析，补货时根据电脑库存和员工手工排查两种方式来减少误报和漏报品种。对于冷背商品要跟踪消费人群，留存顾客的联系方式，合理进行备货。关注医院处方，发现有新药品在市场流通时要及时和业务部联系，为公司做好市场调查，引进更多适合门店销售的产品。

　　二、实施价高退差制度。相同产品，做到价格更优惠。同样商品，消费者若发现本店价格高于其他药店价格，消费者可以在本店退差价。

　　三、加强会员管理。要做好会员卡的办理和宣传工作，细致落实公司要求给予会员的优惠政策。因为此项工作对于稳定客流和提高销售量起到至关重要的作用，利于维系老顾客，开发新顾客，为公司争取更多忠实顾客。

　　四、免费服务要落实处。提供免费上门服务、免费测量血压血糖、免费供应茶水，并做好微笑服务，让顾客满意。

　　五、重视员工培训。定期组织培训和交流，包括对店内引进新品的卖点和关联销售的分享，以及员工之间关于销售技巧的交流和学习，增强员工的专业知识和服务意识，提高门店销售业绩。

　　我诚挚地希望能成为贵公司××分店店长，作为团队的一员，我将尽我所能，不断学习，改革创新，为贵公司的事业发展贡献自己的力量！

　　此致

敬礼！

五、祝颂语

应聘者：李力平　　六、落款
2016 年×月×日

【例文二】

自荐信

尊敬的领导：

　　您好！

　　感谢您在百忙之中阅览我的自荐信，为一位满腔热情的大学生开启一扇希望之门，希望我的到来能给您带来惊喜，给我带来希望！

　　我叫王美丽，是××医药高等专科学校药学专业一名即将毕业的学生。我虽平凡，却不甘于平庸。我乐观向上，充满自信，爱好广泛，为人和善，拥有较强的人际沟通能力和极强的责任心和使命感。三年的学习深造使我树立了正确的人生观、价值观和不屈不挠的性格。在校期间，我不仅重视专业课的学习，还努力培养自身综合素质和能力，充分利用课余时间，拓展知识视野，完善知识结构。在竞争日益激烈的今天，我坚信只有多层次、全方位发展，并熟练掌握专业知识的人才，才符合社会发展和用人单位的需求。

　　我在××市人民医院实习期间，向各个科室的指导老师学习，将课本知识与理论实践相结合，熟悉了中西药房、制剂室、药检室等科室的具体工作，并从中学到了不少知识。

　　如今，我即将毕业，普通的院校，普通的我却拥有一颗不甘平凡的心。面对新的人生选择和挑战，我充满信心。我希望在新的起点、新的层次，以新的姿态，展现新的风貌，书写新的篇章，创造新的成绩。

右侧栏批注：

一、标题

二、称谓

三、问候语

四、正文

1. 求职的缘由

2. 求职人的基本情况

3. 求职人的优势和特长

4. 愿望和与决心

　　　　　　　　尽管在众多应聘者中，我不一定是最优秀的，但我拥有不懈奋斗的意念、愈战愈强的精神和踏实肯干的作风。如果您将信任与希望给予我，我一定会尽我所能，让贵单位满意！

五、祝颂语　　　　　最后，祝贵单位宏图事业蒸蒸日上！

六、落款，签名与　　　　　　　　　　　　　　　　　自荐者：王美丽
日期。　　　　　　　　　　　　　　　　　　　　　2016 年×月×日

◆ 知识要点

一、 必备知识

（一）求职信的含义

　　求职信也叫自荐信、自荐书、应聘书等，它是求职者向用人单位介绍自己情况，表达求职意愿，以求录用的专用书信。

（二）求职信的特点

　　1. 目的的明确性　求职信通过推销自我，以期引起对方注意，博取对方好感和重视，最终为对方所录用的目的。求职者的意旨通常要直截了当明白无误地提出来，否则会直接影响求职者最终目的的实现。

　　2. 内容的针对性　目的的明确性，决定了求职信的内容必须是针对对方的需求来介绍自己的才能、专长等，一切缺乏针对性的材料，必须坚决摒弃。否则不仅于事无补，而且适得其反。

　　3. 材料的真实性　写求职信必须实事求是，介绍与推荐自己时，要如实、客观，不能夸大、缩小，更不能扭曲与捏造，应以真实与坦诚来赢得用人单位的好感与信任。

　　4. 格式的程式化　作为一种专用书信，求职信在文体格式上有程式化的要求。标题、称谓、正文、结尾的祝颂语、署名和日期等书信的基本项目必须齐全。

（三）求职信的分类

　　按照求职对象的情况，求职信一般可以分为自荐信和应聘信两类。

　　自荐信是在不知道用人单位是否需要聘人或没有明确的用人信息情况下自荐求职。

　　应聘信是在已获知用人单位公开招聘职位，应聘之人比对用人信息，依据自身的能力与特长，有针对性地申请职业与职务，此种情况下的自荐求职为应聘信。

二、 写法指南

（一）格式与写法

　　求职信通常由标题、称谓、问候语、正文、祝颂语、落款、附件组成。

　　1. 标题　标题是求职信的眉目，要求写得简明、醒目，一般在首页第一行居中写明"求职信""自荐信"或"应聘信"。

　　2. 称谓　称谓是对求职信的致送对象的称呼，在标题之下第二行顶格书写，后加冒号。可写用人单位全称或规范化简称，以示庄重、严肃。得体的称谓应体现求职者对对方的尊重和情感的亲和力，并自然导出下文。

　　3. 问候语　求职信的问候语要简单明了，大方得体，一般写"您好"或"你们好"即可。

　　4. 正文　这部分是求职信写作的重点和核心。要用准确简洁的文字将求职人的基本情况、求职的依据和理由充分、具体地表述出来，以便令用人单位信服并据此做出考核录用

的决定。这部分大致包括以下几层内容：

（1）**求职的缘由与目标**　求职信通常要说明求职的目的、目标与缘由。自荐信一般说明求职的原因，应聘信一般说明从什么渠道获知该用人单位的招聘信息。这样既有针对性，又表示对对方的尊重。要求用语精要，一语中的，力戒冗长。还往往根据用人单位所需和个人所长，明确提出所要谋求的职位或岗位。

（2）**求职人的基本情况**　即求职人的身份概况，包括姓名、性别、年龄、籍贯、政治面貌、就读院校、专业、文化程度、职业或简单经历等要素，要如实叙写清楚，切忌采用填表式的罗列方式，而应将这些要素有机地融于一段完整的说明性文字之中，并与下文自然地衔接起来。

（3）**求职人的自我条件、优势与特长**　可以包括专业知识、专业技能和实践、个人优势与特长、兴趣爱好与自我评价等内容。这部分内容是求职人毛遂自荐的关键和重点。要写得详尽、具体；要注意针对谋求的职位，突出重点，揭示出才能、专长与所取得的成绩之间的因果关系；要着力叙写求职人表现突出不同凡响之处，用自身的"闪光点"吸引打动对方，让对方了解自己的优势，以据此做出录用抉择。

（4）**希望和决心**　作为结束语，诚恳的表达求职的意愿，多数希望用人单位接纳自己。简要地说明自己想谋求（应聘）什么职位，除此之外还能从事何种工作，如被录用将如何去做，表明期盼对方回复的愿望。字里行间要体现出自己对此职业的热爱和乐观自信的精神状态。

5. 祝颂语　祝颂语与一般书信的写法相同，虽然多用套语，但也应该认真斟酌，尽可能典雅得体，不落俗套。

6. 落款　落款包括署名和日期。署名通常要写明"求职者：×××"或"自荐者：×××""应聘者：×××"，日期要年、月、日俱全。

7. 附件　求职信要附上足以证明自己的才能、专长的材料，如个人简历、学历证书、资格证书、获奖证书、学术成果证书等的复印件。

（二）**写作注意事项**

1. 要树立对方意识　求职信特别强调钻研对方的资料，依据对方的需要和感受，组织自己的说明、说服过程。一定要立足于用人单位的立场来思考问题、组织材料，确定自己的求职方向和突破点，要尽可能根据用人单位的需求介绍自己。

2. 内容要真实，实事求是　求职信对自己的基本情况、才能、专长、成绩的叙写，必须实事求是，决不能随意夸大或缩小，更不能凭空捏造、无中生有。

3. 态度要恰当，不卑不亢　求职人在推荐自己时，要做到态度恰当，不卑不亢。过于谦卑，自贬身价，会给人以碌碌无能的不良感觉；过于自傲，狂妄自大，会给人轻佻浮夸的恶劣印象。因此在用语上要力求确切，要将自己的才能、专长通过具体的事实表现出来，增加求职的真实感和可信感，而不能囿于单纯的自我评价、用词汇堆砌的方式作秀。

4. 格式要规范，表达要准确　求职信格式要规范，字体要工整，要让对方读出求职人的尊重与诚意。写好后应多校对几次，切忌出现错字与漏字，那会给对方留下马虎、草率、缺乏诚意等不良印象。

◆拓展阅读

个人简历的制作

求职时一般还需制作个人简历。个人简历一般采用表格的形式。

　　个人简历的内容一般应包括个人基本情况、个人履历、能力和专长、求职意向、联系方式等基本要素。

　　个人基本情况，包括姓名、出生年月、性别、籍贯、民族、学历、学位、政治面貌、学校、专业、毕业时间等；个人履历，包括本人的学习经历、实践和工作经历等；求职意向，是本人对哪些岗位、行业感兴趣及相关要求；联系方式，包括电话、电子邮箱、通讯地址等。

个人简历（参考模板）

姓名		性别		民族		照片
出生年月		生源地区		政治面貌		
学制		学历		毕业时间		
毕业学校				专业		
求职意向				薪酬要求		
所学专业课程及成绩						
技能、特长或兴趣爱好						
外语等级				计算机等级		
个人技能				获奖情况		
爱好特长				其他证书		
学习及工作、实践经历						
时间			经历			
联系方式						
通讯地址				联系电话		
自我评价						

目标检测

一、选择题（请将正确选项填写在题后的括号内。）

1. 下列选项不属于求职信特点的一项是（　　　　）

　　A. 目的的明确性　　　　　　　　　B. 个性的创意性

　　C. 材料的真实性　　　　　　　　　D. 内容的针对性

2. 不宜在求职信结尾处写的是（　　　）

    A. 祝颂语　　　　　　　　　　　　　B. 对是否被录用表明态度

    C. 请求给予面试机会，表示感谢　　　D. 薪金和岗位要求。

3. 下列选项不属于求职信正文内容的是（　　　）

    A. 求职人的基本情况　　　　　　　　B. 求职人对对方的祝愿

    C. 求职人的优势与专长　　　　　　　D. 求职的愿望与要求

4. 下列不属于个人简历内容的必备要素的是（　　　）

    A. 知识储备　　　B. 个人基本情况　　　C. 求职意向　　　D. 联系方式

5. 小张应聘某医药公司销售员，写给该医药公司经理李江平的求职信中，称谓写法正确的是（　　　）

    A. 李江平：　　　　　　　　　　　　B. 我尊敬的公司李经理：

    C. 尊敬的李经理：　　　　　　　　　D. 李江平经理：

二、判断题（请在正确判断的括号内打"√"，错误的打"×"。）

1. 在介绍自己时，应可以使用"最、极、一流"等字眼，极力表现出自己优秀的一面。（　　　）

2. 求职信中需表明自己渴望得到一份既理想又合适自己的工作的心情。（　　　）

3. 应聘某一岗位时，应尽可能全面地将个人的信息都展示给用人单位。（　　　）

4. 求职信的祝颂语一般可以用两种形式：固定的正式的敬祝语"此致敬礼！"；祝愿对方事业发展的祝语。（　　　）

5. 署名应写上自己的全名，且必须和相关证件吻合。（　　　）

三、纠错题（分析下面的求职信所存在的问题，并作相应修改。）

尊敬的×经理：

    您好！我从《×××日报》上的招聘广告中获悉贵酒店欲招聘一名经理秘书，特冒昧写信应聘。

    我毕业于×××工商学院酒店物业管理系。在校期间，我系统地学习了现代管理概论、社会心理学、酒店管理概论、酒店财务会计、酒店客房管理、酒店餐饮管理、酒店前厅管理、酒店营销、酒店物业管理、物业管理学、住宅小区物业管理、应用写作、礼仪学、专业英语等课程。成绩优秀。熟悉电脑操作，英语通过国家四级，英语口语流利。

    虽然我在校的成绩不错，但坦率地说，我比较缺乏酒店管理这方面的实际工作经验，实习时，只在一家小宾馆做过两个月的前台接待工作。但我热爱酒店管理这项工作，也深知这项工作的重要意义，如能被录用，我将竭尽全力做好工作。

    现已有多家酒店要聘我，所以请贵酒店从速答复。

    随信附有我的简历和各项获奖证书复印件。

    此致

敬礼

四、写作题

1. 从报纸或网络上寻找与自己所学专业相关的招聘信息，假设你今年毕业，请针对招聘要求，写一份应聘信。

2. 请制作一份求职简历。

任务二　演讲稿

◆ **实训任务**

一、情境任务

李力平顺利通过了仁济大药房连锁有限公司××分店店长招聘的笔试，按照招聘规则，一周后参加公司举办的公开竞聘演讲。那么，竞聘演讲稿该怎么写呢？演讲时又要注意哪些事项？

彭青云接到了康源制药有限公司的复试通知，要求入围者于下周三上午8：30参加公司举办的公开选聘会。届时，选手须进行不超过8分钟的竞聘演讲和现场答辩。彭青云非常重视，准备精心写作一篇演讲稿。究竟该怎样写作这篇演讲稿呢？

二、实训要求

写作一篇演讲稿并分组评析、演练，然后每组派代表参与班级演讲竞赛。

三、评价方案

评价权重，建议教师约占60%、学生约占30%、企业或其他专家约占10%。评价等级，建议分为五等：优秀≥90分、良好≥80分、中等≥70、合格≥60分、不合格<60分。参考标准如下：

评价项目	评价要点	分值	得分
演讲稿 （50分）	1. 主题鲜明，重点突出，基调积极，见解独到。	10	
	2. 材料充实，典型新颖，生动感人，体现时代精神。	10	
	3. 条理清晰，结构严谨，构思巧妙，引人入胜。	10	
	4. 语句表达规范，文字简洁流畅。	10	
	5. 或以情动人，或以理服人。体现演讲的口语性、现场性、鼓动性。	10	
演讲演练 综合素养 （50分）	6. 演讲者精神饱满，普通话演讲，吐字清晰，声音洪亮；语言表达准确流畅，熟练自然。	10	
	7. 语言技巧处理得当：语速语气、语调节奏等语言技巧处理恰当，较好运用肢体或表情以增强感染力。	10	
	8. 积极主动，热情参与，按时完成，责任心强。谦虚诚恳，礼貌大方，独立思考，具有开拓创新精神。	10	
	9. 评改纠错者能够抓住典型，评改纠错能力强。	10	
	10. 具有较强的感染力、吸引力和号召力，能较好地与听众产生情感共鸣；演讲时间控制在5分钟之内。	10	
参评对象：	评分人：	总分	

◆例文导读

【例文一】

药店连锁店店长竞聘演讲稿

尊敬的各位领导：

大家上午好！

首先感谢贵公司给我提供这样一次展示自我的机会。今天我带着满腔的希望和热情竞聘药店店长，因为对于我来说，这不仅是一次竞争，更是一次对自己的检验、学习和锻炼。

我叫李力平，今年32岁，大专学历，一直从事药品营销工作。从2010年开始进入××县大药房工作，已担任店长三年。多年的药店工作经历，不仅锤炼了我的性格，开阔了我的视野，增长了我的阅历，让我对药店经营的模式有了比较深入的了解，而且在团队的帮助和配合下，提高了药店的综合管理能力。

作为一名药店店长的竞聘者，我深知自己经验不足，但我有的是信心、恒心、耐心。我认为我的优势在于：有从事本职位工作的丰富经验，而且热爱本职工作；有较强的学习和适应能力，遇到困境和难处我总是先自我审视，自我反省；有较强的人际沟通能力，工作中既能维护上级领导的权威，又能协调平衡上下级关系、与员工能融洽相处。

我认为，作为一名店长，不仅需要理解上级下达任务的目标是什么，更重要的是如何达到这一目标。一旦应聘成功，我将重点从以下几方面做起：

一是注重销售。销售是门店工作的重中之重，因此决不能松懈。要提高销售，首先要根据不同类型门店经营品种的差异性进行品类分析、优化店内商品结构。这就要求经营者在对周边市场做出正确分析后调整店内品类。商业区型和医保门店价格梯度以中高档为宜，如进口药品、品牌品种、医院开方品种、保健品和大中型医疗器械等。而社区店则可以以中低档为主，普药、小型家庭常备器械品种要齐全，可适当备一些日化用品。这样优化后就能减少滞销品种数量，在保证药品正常的动销和周转率的同时，保证门店最大化销售。

二是重视忠实顾客的培养。药店要想做大做强，有稳定的销售业绩，离不开忠实顾客的支持。我们可深入社区，定期在社区开展免费检测血压、钙铁锌维生素等，为附近居民建立健康档案，定期回访、跟踪服务等。在门店条件允许的前提下，设立一些便民设施如提供饮用水、放大镜、老花镜、休息椅等，真正关心身边的消费群体，扩大忠实顾客队伍。

三是开展合理化促销活动。用丰富多彩的营销活动来吸引消费者，让顾客在消费的过程中得到乐趣，得到实惠。这就要求我们发动团队的力量，勤调研、多动脑，收集各类有利于药店建设和发展

一、标题

二、开头
表达诚挚的谢意

三、主体
1. 介绍个人基本情况。

2. 展示个人竞聘优势

3. 说明自己任职设想，以体现自己的管理能力

的合理化建议。在促销活动中，突出联合用药的重要性，如买糖尿病药满多少元赠蜂胶一瓶，高血压药满多少元赠鱼油一瓶等，这样既提升了销售额，同时也丰富了患者的用药知识。

四是注重员工培训。尤其是新员工，要让他们快速成为公司的真正一员，不仅要从业务知识方面的培训入手，更要让新员工了解、融入我们的企业文化。同时增强所有员工的集体荣誉感和主人翁意识，以店为荣，让每位员工充分发挥各自的潜能。

以上是我对药店管理的一些设想，如有不足之处望各位领导加以指正。

如果公司领导能够给我提供这个平台，我会用我的努力与勤奋，交上一份优秀的工作成绩单，证明你们的决定是对的。相信我一定不会辜负领导们的信任与期望。

四、结尾。表明对成败的态度和自己的信心。
【例文二】
一、标题

寒门贵子

刘媛媛

二、开头
1. 以一个社会现象引出主题。

尊敬的各位评委、观众们：

大家好！

前些日子，有一个在银行工作了十年的资深的 HR（人力资源管理师），他在网络上发了一篇帖子，叫作《寒门再难出贵子》，意思是说在当下我们这个社会里面，寒门的小孩，他想要出人头地，想要成功，比我们父辈的那一代更难了。

2. 激发，反问的方式引起听众的思考与共鸣。

这个帖子引起了特别广泛的讨论，你觉得这句话有道理吗？

三、主体
1. 以自己的经历为例，娓娓道来，阐述观点，感情真挚诚恳。

先拿我自己说，我们家就是出身寒门的，我们家不算寒门，我们家都没有门。我现在想想我爸跟我妈，那么普通的一对农村夫妇，他们是怎么把三个孩子，我跟我的两个哥，从农村供出来上大学，上研究生。我一直都觉得自己特别幸运，我爸跟我妈都没怎么读过书，我妈连小学一年级都没上过，她居然觉得读书很重要，她吃再多的苦也要让我们三个孩子上大学。我一直也不会去拿自己跟那些比如家庭富裕的小孩去做比较，说我们之间会有什么不同，或者有什么不平等。但是我们必须要承认，这个世界是有一些不平等的，他们有很多的优越条件我们都没有，他们有很多的捷径我们也没有。

但是我们不能抱怨，每一个人的人生都是不尽相同的，有些人出生就含着金钥匙，有些人出生连爸妈都没有。人生跟人生也没有可比性的，我们的人生怎样，完全取决于自己的感受。你一辈子都在感受抱怨，那你的一生就是抱怨的一生；一辈子都在感受感动，那你的一生就是感动的一生；一辈子都励志改变这个社会，那你的一生就是斗士的一生。

英国有一部纪录片叫《人生七年》，片中访问了 12 个来自不同阶层的小孩，每隔七年再回去重新访问这些小孩，到了影片的最后你会发现：富人的孩子还是富人，穷人的孩子还是穷人。但是里面有一个叫作尼克的贫穷小孩，他到最后通过自己的奋斗变成了一名大学教授。可见命运的手掌里面是有漏网之鱼的。

而且现实生活中，寒门子弟逆袭的例子更是数不胜数。所以，当我们遭遇失败的时候，我们不能把所有的原因都归咎到出生上去，更不能抱怨为什么自己的父母不如别人的父母。因为家境不好，并没有斩断一个人成功的所有可能。当我在人生中遇到困难时候，我就会在北京的大街上走一走，我那时候就想：刘媛媛，你在这个城市里面真的是依无所依，你有的只是你自己，你什么都没有，你现在能做的就是单枪匹马地在这个社会上杀出一条路来。

（这段演讲到现在呢，已经是最后一次了，其实）我刚刚问的时候就发现了，我们大部分人并不是出身豪门，我们都要靠自己！所以你要相信，命运给你一个比别人低的起点，是想告诉你，让你用你的一生去奋斗出一个绝地反击的故事！这个故事关于独立、关于梦想、关于勇气、关于坚韧……它不是一个水到渠成的童话，没有一点点人间疾苦。这个故事是"有志者，事竟成""破釜沉舟，百二秦关终属楚"；这个故事是"苦心人，天不负""卧薪尝胆，三千越甲可吞吴"！

（备注：作者刘媛媛，安徽卫视《超级演说家》第二季冠军，本文是她夺得总决赛冠军的演讲稿。）

2. 高潮部分，观点鲜明，基调积极。善用排比，具有鼓动性。"漏网之鱼"比喻贴切，形象生动。

举例精短，有说服力。

四、结尾

在高潮部分戛然而止，简明有力，具有较强的感染力、冲击力。

◆知识要点

一、必备知识

（一）演讲稿的含义

演讲稿也叫演说辞，它是在较为隆重的仪式上和某些公众场所发表的讲话文稿。

演讲稿是进行演讲的依据，是对演讲内容和形式的规范和提示，它体现着演讲的目的和手段，演讲的内容和形式。

演讲稿是人们在现代社会生活中经常使用的一种文体。演讲稿具有宣传、鼓动、教育等作用，它可以把演讲者的观点、主张与思想感情传达给听众，使他们信服并在思想感情上产生共鸣。

演讲和表演、写作有很大的区别。演讲是演讲者就人们普遍关注的某种有意义的事物或问题，通过口头语言面对一定场合的听众，直接发表意见的一种社会活动。演讲以"讲"为主，而表演以"演"为主。写作是作者通过文章向读者单方面的输出信息，演讲则是演讲者在现场与听众双向交流信息。

（二）演讲稿的特点

1. 较强的针对性 演讲是一种社会活动，是用于公众场合的宣传形式。它为了以思想、感情、事例和理论来晓谕听众、打动听众、"征服"群众，必须要有现实的针对性。所谓针对性，首先是作者提出的问题是听众所关心的问题；其次演讲要懂得听众有不同的对象和不同的层次；再次就是"公众场合"也有不同的类型。准备演讲稿一定要清楚讲话的不同场合和不同对象，了解受众的特点和心理。

2. 易讲易懂性 演讲的本质在于"讲"，而不在于"演"，它以"讲"为主、以"演"为辅。一篇好的演讲稿对演讲者来说要有可讲性；对听众来说要有易懂性。所以写稿时必须以易讲、易懂为前提，满足"上口入耳"的原则。因此，演讲稿写成之后，作者最好能提前进行试讲或默念，调整文稿中不适合口头表达的地方，使语言流畅、生动。

3. 灵活的现场性　演讲是一种现场艺术，是演讲者和听众进行直接的、面对面的交流。听众既会因演讲词的内容而影响自己，也会对演讲人的表情、态度做出反应。演讲者要根据受众的反应和情绪适时地调整演讲的内容。因此，写演讲稿时，要充分考虑演讲时可能出现的种种问题，在保证内容完整的前提下，留有进退的余地。

4. 强烈的鼓动性　演讲是一种有声音的感染艺术，既要以理服人，又要以情感人。好的演讲自有一种激发听众情绪，赢得好感的鼓动性，在特定的场合，往往还会产生极大的感染力和说服力。

（三）演讲稿的分类

根据演讲稿的演讲目的和内容特点，演讲稿可以分为政治性演讲稿、学术性演讲稿、工作性演讲稿和礼仪性演讲稿四种。

根据演讲稿的成文情况，演讲稿可以分为全文式演讲稿、提纲式演讲稿、摘要式演讲稿、资料式演讲稿等。

根据演讲稿的表达方式，演讲稿可以分为叙述性演讲稿、议论性演讲稿、抒情性演讲稿等。

根据演讲稿的写作形式，演讲稿可以分为命题性演讲稿、即席性演讲稿、论辩性演讲稿等。

二、 写法指南

（一）格式与写法

一般演讲稿的写作

演讲稿的结构分开头、主体、结尾三个部分，其结构原则与一般文章的结构原则大致一样。但是，由于演讲是具有时间性和空间性的活动，因而演讲稿的结构还具有其自身的特点，尤其是它的开头和结尾有特殊的要求。

1. 开头　演讲稿的开头，也叫开场白。它在演讲稿的结构中处于显要的地位，具有重要的作用。好的演讲稿，一开头就应该用最简洁的语言，开门见山，在最短的时间里，把听众的注意力和兴奋点吸引过来。

开场白的方式主要有：

（1）楔子　用几句诚恳的话跟听众拉近距离，获得听众的好感和信任；

（2）衔接　直接反映当下的一种社会现象，或是把要论及的问题，用某一件小事，一个比喻，个人经历，轶事传闻，出人意料的提问等方式导出，将演讲的主题衔接起来；

（3）激发　可以提出一些激发听众思维、引导听众思考的问题，把听众的注意力吸引到演讲中来；

（4）触题　开门见山，一开始就告诉听众自己将要讲些什么。世界上许多著名的政治家、作家和国家领导人的演讲都是这样的。

2. 主体部分　演讲稿在开头后要迅速转入主体，这是演讲的正文和核心部分，也是演讲稿的高潮所在，能否写好，直接关系到演讲的质量和效果。内容方面应注意以下几个问题：

（1）确定结构形式　演讲稿的形式比较活泼，或旁征博引、剖析事理，或引经据典、挥洒自如，或层层深入、就事论事。结构形式不管怎么样变化，都要求内容突出、问题说透、推理严密、层次清晰、情理交融。

（2）认真组织好材料　演讲稿的理论依据和事实论据的组织安排要适当。首先必须保证例证的真实性、典型性。演讲稿不能太长，内容要求言简意赅。

（3）构筑演讲高潮　一个成功的演讲，不可能没有高潮。要体现三个特点：一思想深刻、态度明确，最集中体现演讲者的思想观点。二是感情强烈，演讲者的爱憎喜恶必须要浓烈鲜明。三是语言富有感染力，或精炼含蓄、或风趣幽默，能打动人心。

如何构筑演讲高潮呢？一是注重思想感情的升华。对某个问题进行较为深刻全面的分析、论证后，演讲者的思想倾向要逐渐明朗，听众也能逐渐领会演讲者的思想观点，并有可能与演讲者的思想感情产生共鸣时，可构筑演讲的高潮。二是注意语言的锤炼，使用排比、反问、对比等句式增加气势、也可借助名言警句把思想主题揭示得更深刻。

3. 结尾　美国作家约翰·沃尔夫说："演讲最好在听众兴趣到高潮时果断收束，未尽时嘎然而止。"这是演讲稿结尾最有效的方法。结尾的简明有力能够使听众精神振奋，最后印象特别深刻；意蕴深长则促使听众在演讲结束后不断地思考和回味，从而达到演讲的最终目的。方法是一般以号召性、鼓动性的话收束，或以诗文名言以及幽默俏皮的话结尾。

竞聘演讲稿的写作

竞聘演讲稿是竞聘者在竞聘演讲之前写成的准备用作口头演讲的文稿。竞聘演讲的目的，就是要使听众对演讲者有充分的了解和认识，从而鉴别其是否能胜任该职位。竞聘演讲目标明确，而且有较强的功利性，甚至直接决定竞聘能否成功。因此竞聘演讲稿的撰写，是竞聘上岗的一个不可忽视的重要环节，值得每一位竞聘者注意。

竞聘演讲稿由于要考虑竞争对手和多种临场因素，它的结构就必须灵活多样，但就其基本内容而言，跟一般的演讲稿结构一样。

1. 开头　竞聘演讲的时间是有限制的。因此，精彩而有力的开头便显得非常重要。有经验的竞聘者常用下面的方法来开头：

（1）用诚挚的心情表达自己的谢意。这种方法能使竞聘者和听众产生心理相融的效果。例如："我非常感谢各位领导给了我这次竞职的机会。"

（2）简要介绍自己的有关情况。如姓名、学历、职务、工作经历等。

（3）概述竞聘演讲的主要内容。这种方法能使评选者一开始就能明了竞聘者演讲的主旨和中心内容。

2. 主体　竞聘演讲的目的，就是要把自己介绍给评选者，让评选者了解你的基本情况，了解你对竞聘岗位的认识和竞聘成功后的打算。所以，竞聘演讲的主体内容应该包括以下几方面：

（1）介绍竞聘的基本条件所谓基本条件就是政治素质、业务能力和工作态度等。这一部分实际上是要说明为什么要来竞聘，凭什么来竞聘的问题。竞聘者在介绍自己的情况时，一定要有针对性，即针对竞聘的岗位来介绍自己的学历、经历、政治素质、业务能力、已有的成绩等等。不需要面面俱到，应根据竞聘职务的职能情况有所取舍。

（2）介绍个人的竞聘优势竞聘者要根据竞聘职务的情况，尽可能地展示自己的长处、竞聘的个人优势，但一定要适度，避免自我推销过度，同时遵循诚信的原则。对自身的不足之处，可简要提及，然后巧妙地化劣势为优势。

（3）表明任职后的工作打算评选者更关心的还是竞聘者任职后的工作打算。因此，竞职者在竞职演讲时，一定要用简明扼要的语言说明自己的工作设想，也就是说，要紧紧围绕着听众关心的热点、难点问题，提出明确的工作目标和切实可行的措施。

3. 结尾　好的结束语能加深评选者对竞聘者的良好印象，从而有利于竞聘成功。竞聘演讲常见的结尾方法有：

（1）表明对竞聘成败的态度。这种方法能使评选者感受到竞聘者的坦诚。例如：作为这次竞聘上岗的积极参与者，我希望在竞争中获得成功。但是，我绝不会回避失败。不管最后结果如何，我都将堂堂正正做人，兢兢业业做事。

（2）表达自己对竞聘上岗的信心。例如：我今天的演讲虽然是毛遂自荐，但却不是王婆卖瓜，自卖自夸。我只是想向各位领导展示一个真实的我。我相信，用我的信心、耐心、恒心，以及不懈的努力和勤奋，我一定能把店长的工作做好。请各位领导给我一个机会，我会交上一份优秀的工作成绩单。

（3）表达自己希望得到评选者支持的愿望。例如：各位领导、各位评委，请相信我，投给我你们庄严的一票！我将用工作业绩证明给你们看，你们的选择是正确的。

（二）写作注意事项

1. 气势要先声夺人　竞聘演讲的一个重要特征就是具有竞争性，而竞争的实质，是争取听众的响应和支持。而做到这一点的有效方法之一，就是要有气势，"气盛宜言"。这气势不是霸气，不是骄气，不是傲气，而是浩然正气。渊博的才识、正大的精神、谦虚积极的态度，和对工作的热情与执着，是拥有气势的基础条件。

2. 态度要真挚诚恳　竞聘者是通过答辩实现被聘用目的的，只有给人以谦虚诚恳、平和礼貌的感觉，才能被认可和接受。所以，竞聘演讲词十分讲究语言的分寸，表述既要生动，有风采，打动人心，同时又要谦诚可信，情感真挚。

3. 语言要简练，富有感染力　老舍先生说："简练就是话说得少，而意包含得多。"竞聘演讲虽是宣传自己的好时机，但也决不可"长篇累牍"。应用简练有力的语言把自己的思想主题表达出来。同时演讲的语言要有感染力，一篇优秀的演讲往往要使用多种修辞手法，以达到感染听众的目的。

4. 内心要充满自信　著名演说家戴尔·卡耐基曾说过："不要怕推销自己。只要你认为自己有才华，你就应该认为自己有资格担任这个或那个职务。"当你充满自信时，你站在演讲台上，面对众人，就会从容不迫，就会以最好的心态来展示你自己。当然，自信必须建筑在丰富的知识和经验的基础上。这样的自信，才会成为你竞职的力量，变成你工作的动力。

◆拓展阅读

卡耐基演讲的魔术公式

美国现代成人教育之你卡耐基开办的讲演培训机构总结了一套演讲的"魔术公式"。其要点包括三个层次：

一开始讲演，便把你的实例的细节告诉听众，说明你希望传达给听众的具体意念。

接着，以详细清晰的言辞说出你的论点。

然后，陈述缘由，也就是向听众强调，他们如按你所说的去做，会有什么好处。

简而言之，"魔术公式"的魔力就在于可以使讲演具体化。

这个公式非常适合当今快步奏的生活方式。听众皆由忙碌的人们组成，他们希望讲演者以直率的语言，一针见血地说出要说的话。讲演人再不能沉溺于冗长、闲散的序论，利用这个"魔术公式"可以确定必能获得听众注意，并可将焦点对准自己演讲中的重点。

目标检测

一、选择题（请将正确选项填写在题后的括号内。）

1. 采用引人入胜的故事作为演讲稿的开头，这样的方式叫（　　　）

　　A. 抒情式　　　　B. 开门见山式　　　　C. 幽默式　　　　D. 叙事式

2. 演讲稿的写作要求是（　　　）

 A. 必用叙述、议论、描写、说明   B. 要适当地渲染场面，烘托气氛

 C. 必使用典型材料过渡与照应   D. 材料绝对真实

3. 在竞职演讲中常常采用排比句，下列哪项不是排比句的优势（　　　）

 A. 形成如宏的气势   B. 掀起感情的高潮

 C. 集中表达观点   D. 简洁明了

4. 竞选演讲的目的是为了展示自己，求得支持、赢得选票。下列哪项不符合竞选演讲稿的特点（　　　）

 A. 客观性   B. 张扬性   C. 竞争性   D. 推销性

5. 下列哪项不符合演讲稿的写作要求（　　　）

 A. 论说性   B. 强制性   C. 感染性   D. 互动性

二、判断题（请在正确判断的括号内打"√"，错误的打"×"。）

1. 演讲具有理性论说的性质，写作演讲稿要突出政论性。（　　　）

2. 竞聘演讲实际上就是毛遂自荐。（　　　）

3. 采用号召式结束演讲，可以唤起听众的共鸣。（　　　）

4. 在演讲中借用名人名言会给人故弄玄虚的感觉。（　　　）

5. 演讲者可以穿着奇装异服，因为这样能够更好地吸引听众的注意力。（　　　）

三、纠错题（分析下面这篇演讲稿不妥之处，并做相应修改。）

大家好：

  首先请允许鄙人自我介绍一下，吾乃药学二年级一班李明是也，现任药学系团支部书记。

  不是自夸，鄙人从小就是当干部的料。小学与中学，我都是校学生会的主席，所以我毫不夸大地说，校学生会主席非我莫属。

  有人问：理由是什么？我来一一解释给你们听。首先，我的学习棒，大一学期考我全年级第一。其次我的能力强，从小学到现在的学生干部生涯，极大地锻炼了我的各种能力。最后一点也很重要，那就是我的兴趣广泛，对新事物的探究欲强，这样的一个学生会主席不会循规蹈矩、因循守旧、而是朝气蓬勃、花样百出的。假若我当选，我一定会让学生会焕发生机、改头换面。

  有人问：你的施政纲领是什么？说真的，我还真没什么具体的施政纲领。我想说，我带着一颗心来，凭着我全部的能力，以及在座各位对我的支持，我就可以凝聚力量组织开展一系列富有年青一代个性与特色的文体活动，来改善、丰富我们的校园生活。

  有人说：这样看来，你是个十全十美的人喽？其实不然，鄙人有许多缺点，最大的毛病就是脾气暴躁，容易冲动，缺乏恒心与耐性。这对于学生会主席来说，也许是个致命的弱点。但我请大家相信，我一定能克服这些毛病，成为一个优秀的学生会主席的。

  此时此刻，我觉得我完全可以要求各位的支持。投我一票吧，这是必须的！

  Thank you！

四、写作题

1. 针对食品药品的安全问题，请你进行即兴演讲。

2. 学生会将要换届选举新一任的学生会主席和各部门部长，请你根据自己的特长，选定一个职位，写一份竞聘演讲稿。

任务三　申请书

◆ **实训任务**

一、 情境任务

李力平通过笔试、面试、竞职演讲等层层选拔，终于过五关斩六将，顺利被仁济大药房连锁有限公司任命为××分店店长。原单位××县健民药店要求其办理离职手续时，提交一份辞职申请书，他该怎么写呢？

康源制药有限公司总公司副总裁匡良栋调离后，准备选拔新人继任这一职位，要求符合条件的有意向者首先个人提出申请。本公司××分厂主管生产的副厂长彭青云，任现职已有五年，无论是领导能力、执行能力、沟通协调能力、危机处理能力还是学习能力等都得到了提升，生产业绩也一直一路领先。彭青云自认为符合竞聘总公司副总裁的条件，那么，这份申请书该怎么写呢？

二、 实训要求

根据情境任务写作申请书，分组互评与纠错，并在全班进行评比。

三、 评价方案

评价权重，建议教师约占 60%、学生约占 30%、企业或其他专家约占 10%。评价等级，建议分为五等：优秀 ≥90 分、良好 ≥80 分、中等 ≥70、合格 ≥60 分、不合格 <60 分。参考标准如下：

评价项目	评价要点	分值	得分
申请书 文稿 （70 分）	1. 申请事项清楚、具体，且准确无误。	20	
	2. 申请理由阐述正当、充分、合理。	15	
	3. 格式完整、规范。	15	
	4. 语言简洁、语气委婉、态度诚恳。	10	
	5. 书写规范、整洁、态度端正。	10	
作品评改 综合素养 （30 分）	6. 评改纠错者能够抓住文稿的典型错误，纠错能力强。	10	
	7. 积极主动，热情参与，按时完成，责任心强。按要求完成任务，积极配合，具有团队合作精神。	10	
	8. 评改纠错者能够抓住典型，评改纠错能力强。	10	
参评对象：	评分人：　　　　　　　　　总分		

◆ **例文导读**

【例文一】

一、标题　　　　　　　　　　　　　　　辞职申请书

二、称谓　　　　尊敬的公司领导：

您好！很感谢您在百忙之中抽出时间阅读我的辞职信。

自我进入公司之来，医药销售这份工作带给我很多的机遇和挑

战，也使我不断的成长和成熟，非常感谢公司对我的信任、栽培与包容，也感谢各位同事给予我的关心与帮助。

由于个人发展的原因，我决定辞去销售经理的职务。我知道这个决定会给公司带来一定程度上的不便，对此我深表歉意。

我决定于下个月从公司离职，离职前完成工作交接，以减少因我的离职而给公司带来的不便。

望公司能够体恤我的个人实际，对我的申请给予批准。

最后祝公司领导和所有同事身体健康、工作顺利！

周××
2016 年×月×日

【例文二】

入党申请书

敬爱的党组织：

带着十分激动的心情，我郑重地提交我的入党申请：我志愿加入中国共产党，实现我一生为人民服务的理想！

我从小就树立了一定要加入中国共产党的远大志向，并且一直持续到了今天，热情更是有增无减。党的光辉形象一直牢牢地铭刻在我的心中，鼓舞着我前进。还记得刚刚迈入学校大门的我，由于对自己的严格要求，在加入少先队时很荣幸地被选为少先队员代表在全校发言，那一刻我第一次亲身感受到组织照耀下的光芒，并更加坚定了入党的信念。随后在不断学习和为之奋斗的漫漫征途上，我洒下了无数的汗水，也耕耘出了丰硕的果实。我深刻地体验到全心全意为人民服务的自豪与快乐，并下定决心为共产主义事业奋斗终身。于是在业余时间里，我经常通过各种渠道了解党。

我知道，我们这一代年轻人生长在新中国，成长的每一步都与党的关怀有密切的联系。

中国共产党从她成立之日起，一直忠实代表工人阶级和各族人民的根本利益，全心全意为人民服务；它具有远见卓识，能把握社会历史发展的客观规律；她具有严密的组织性和纪律性，能够坚韧不拔地团结奋斗；具有实事求是、走群众路线、开展批评和自我批评等优良传统和作风；善于总结和吸取经验教训，不断解放思想，勇于创新，开创社会主义现代化建设的新局面。特别是党的十一届三中全会以来，我国在一个中心、两个基本点方针指导下，大力发展社会主义市场经济，取得了举世瞩目的成就，进一步证明了中国共产党能够领导全国人民建设中国特色社会主义，夺取一个又一个胜利。只有坚持中国共产党的领导，才能实现社会主义现代化，才能充分调动全国人民的积极性，才能保证改革和现代化建设的社会主义性质，才能保证现代化建设有一个安定团结的政治环境，才能将改革和开放逐步推向深入，才能真正将我国建设成为独立、民主、富强的社会主义国家，才能最终实现我们的崇高理想——共产主义。

尽管我目前只是一名普通的大学生，但我是个中国人，身为一

（右侧批注栏）

三、正文
1. 直奔辞职主题
2. 表达对公司、同事的感激之情
3. 表明辞职的理由
4. 表明辞职的决心以及具体的要求
四、结语
希望公司批准辞职请求
五、落款

一、标题
事由+申请书

二、称谓

三、正文
1. 申请内容

2. 申请理由，很详细

名中国人就要以祖国的利益为重，以人民的利益为重，党在任何时候都把群众利益放在第一位，同群众同甘共苦，保持最密切的联系，一切为了群众，一切依靠群众，从群众中来，到群众中去，把党的正确主张变为群众的自觉行动。做为一名青年我时时刻刻都不会忘记这些教诲，所以我志愿加入中国共产党。人民需要党，党也需要人民。只要党和人民需要，我就会奉献我的一切！

我深知，作为一名共产党员，不仅要做一个解放思想、实事求是的先锋，更重要的是要在不断改造客观世界的同时，努力改造自己的主观世界，树立共产主义远大理想，做一个彻底的唯物论者和无神论者。只有树立科学的世界观、人生观和价值观，才能充满为共产主义而奋斗终身的信心和勇气，才能在现阶段为建设中国特色社会主义不遗余力地奉献自己的智慧和汗水。所以，我只有将自己的爱国热情化作行动，将自己的理想和祖国的前途命运结合起来，将自己的聪明才智完全地贡献给祖国，坚决拥护共产党领导，紧跟共产党并使自己成为其中的一员，坚决贯彻执行"一个中心，两个基本点"的基本路线，才能够真正实现自己的抱负，才能真正富国强兵，提高综合国力，才能真正谈得上国家和民族的独立。

3. 申请的决心、态度

在组织的关怀与培养下，我认真学习、努力工作，政治思想觉悟和个人综合素质都有了长足进步，已经基本符合了一名党员的标准，特此请求组织批准我的申请。如果组织批准我的申请，我一定会戒骄戒躁，继续以党员的标准严格要求自己，作一名名副其实的党员。如果组织没有接受我的请求，我也不会气馁，会继续为之奋斗，相信总有一天能够加入中国共产党。

四、结语

请党组织在实践中考验我。

此致

敬礼！

五、落款

申请人：×××

2016 年×月×日

◆知识要点

一、必备知识

（一）申请书的含义

申请书是个人或集体向组织、机关、企事业单位或社会团体表述愿望、提出请求时使用的一种文书。

申请书的使用范围十分广泛，个人对党团组织和其它群众团体表述志愿、理想和希望，要使用申请书；下级在工作、生产、学习、生活等方面对上级有所请求时，也可以使用申请书。

申请书把个人或单位的愿望、要求向组织或上级领导表述出来，让组织和领导加深了对自己或下级的了解，争取组织和领导的帮助与批准，可以加强上下级之间、集体与个人之间的关系。

（二）申请书的特点

1. 请求性　"申请"顾名思义是申述自己的理由并有所请求的意思。无论是个人在政治上入团入党的申请，还是个人、单位在其它方面的申请，均是一种请求满足要求的一种公用文书。

2. 单一性　申请书的内容单一明确，形式较为郑重，一般是一事一文，即一份申请书只表达一个请求或一个愿望。

（三）申请书的分类

从用途上划分，有以下几类：

1. 思想政治方面　这种政治申请一般是指加入某些进步的党派团体。如申请加入中国共产主义青年团、中国共产党、少先队、工会、军队等。

2. 工作学习方面　求学或在工作中所写的申请如入学申请书、带职进修申请书、工作调动申请书、辞职申请等 。

3. 日常生活方面　日常生活中，我们常常会遇到一些问题，需要个人申请才可以被组织、集体、单位考虑、照顾或着手给予解决，比如申请福利性住房、个人申请开业或困难补助申请等。

二、 写法指南

（一）格式与写法

一般申请书的写作

申请书的结构由标题、称谓、正文、结语和落款五部分构成。

1. 标题　申请书的标题有两种形式：

（1）事由加文种构成。如《入党申请书》《开业申请书》等。

（2）直接用文种"申请书"作标题。

2. 称谓　另起行，顶格写明接收申请书的单位名称或领导人姓名，如"×××团支部："　"系总支领导同志："等，可加敬语"尊敬的"，同一般书信。若不清楚具体看信人的身份，可以用"尊敬的公司领导"代替。

3. 正文　正文是申请书的主体，包含如下内容：

（1）申请内容开篇就要向领导、组织提出申请什么。要开门见山，直截了当，不含糊其词。

（2）申请理由为什么申请，也就是说明申请书的目的、意义及自己对申请事项的认识。

（3）决心和要求最后进一步表明自己的决心、态度和要求，以便组织了解写申请书人的认识和情况，应写得具体、详细、诚恳有分寸，语言要朴实准确，简洁明了。

4. 结语　申请书的结语一般是表示敬意的话，如"此致 敬礼"等。也可写表示感谢和希望的话，如"特此申请""请组织考验""请审查""望领导批准""恳请领导帮助解决"等。

5. 落款　在右下方署明申请人姓名，若是单位申请要写明单位名称并加盖公章。在下面注明日期。

辞职申请书的写作

它是申请人写给相应的部门或领导要求辞去工作的一种申请书。申请人一般要事先考虑成熟后再作决定。

辞职申请书的结构与一般申请书一样，也由标题、称谓、正文、结语和落款五部分构成。其中标题和正文与一般申请书略有不同。

辞职申请书的标题一般直接以"辞职申请书"或"离职申请书"为标题；正文一般要

写明如下四个方面的内容：

（1）明确提出申请辞职的要求，开门见山，让人一看便知。

（2）陈述辞职的具体理由、原因。

（3）表达对现在单位领导对自己关心帮助的感激之情。

（4）写明辞职申请的决心和个人的具体要求，希望领导批准辞职请求等。

三、写作注意事项

（一）一般申请书

1. 申请的事项要写清楚、具体，涉及到的数据要准确无误。

2. 理由要充分、合理，实事求是，不能虚夸和杜撰，否则难以得到上级组织、单位领导的批准。

3. 语言要准确、简洁，态度要诚恳、朴实。

（二）离职申请书

1. 理由充分　辞职申请书的理由既要恰当合理，也要容易被现在的领导理解和接受，从而为自己的辞职打开方便之门。

2. 委婉表达　即使是现在的单位对你不好，也不可直言。要给现在的领导留下一个好的印象，并且也为以后的业务联系留下可能。

3. 充满感激　要表达对现在的同事和领导对自己工作、生活中的关心、帮助的感谢之情。

4. 态度诚恳　表达在辞职未获得批准之前善始善终完成现在所担负的工作，给现任领导留够调整工作安排的充足时间。

◆ 拓展阅读

应用文中的上行文、下行文、平行文

应用文按照行文方向，可以分为上行文、下行文、平行文。

1. 上行文　上行文就是指下级机关、下级业务部门向它所属的上级领导机关和上级业务主管部门汇报工作，请示问题，请求给予领导和业务指导所发送的公文，是自下而上的行文，故称上行文。如请示、议案、报告等。

2. 下行文　指上级机关对所属下级机关的发文，如命令、指令、决定、决议、布告、公告、通告、通知、通报、批复等。下行文是上级机关向所属的下级机关的行文。

3. 平行文　指同级机关或者不相隶属的，没有领导与指导关系的机关之间的一种行文。这种关系的机关在相互联系或协商工作问题时，一般都适宜于使用"通知""函"来行文。

目标检测

一、选择题（请将正确选项填写在题后的括号内。）

1. 下列哪项不符合申请书的特点（　　　）

A. 强制性　　　　B. 合理性　　　　C. 请求性　　　　D. 单一性

2. 申请书的申请理由必须如实客观，因此具有（　　　）

A. 主观性　　　　B. 主体性　　　　C. 真实性　　　　D. 现实性

3. 申请书的写作重点应该是（　　　）

　　A. 申请对象　　　　B. 申请事项　　　C. 申请态度　　　　D. 申请理由

4. 申请书的主体部分可以不包括的内容是（　　　）

　　A. 申请内容　　　　B. 申请理由　　　C. 决心和要求　　　D. 感谢和希望

5. 辞职申请书内容一般不写的内容是（　　　）

　　A. 控诉在本单位受到的不公正待遇　　B. 辞职的请求

　　C. 辞职的理由　　　　　　　　　　　D. 对单位的感谢和祝福

二、判断题（请在正确判断的括号内打"√"，错误的打"×"。）

1. 申请书是个人或集体对上级组织、单位提出的请求，因而是下行文。（　　　）

2. 申请书只要是陈述理由得当，肯定会得到上级组织、单位的同意的。（　　　）

3. 为了提高效率，申请书可以表达多个请求或愿望。（　　　）

4. 若在原单位没有得到善待，辞职申请书可以此作为辞职原因。（　　　）

5. 辞职申请书必须要写清辞职的理由。（　　　）

三、纠错题（分析下面这篇离职申请书的不妥之处，并做相应修改。）

申请书

××天翔医药公司：

　　我很遗憾在这个时候提出我的辞职申请。

　　我是一名药学的研究生，自 2016 年 4 月进入公司以来，，一直从事人力资源管理方面的工作，我深感专业不对口，导致个人发展空间十分受限，因而只有提出辞职申请。望公司给予批准。

×××
7 月 6 日

四、写作题

1. 若你是校学生会学习部部长，因大三准备考研，决定辞去部长的职位，请写一份辞职申请书。

2. 袁彤彤是××省食品药品职业学院药品质量与安全专业学生。通过一年的学习，她除了化学类科目外，其余科目成绩优异，且政治思想觉悟高，还担任了学生会学习部部长，工作大胆负责，综合能力强。由于父母均从事中药专业相关工作，耳濡目染，袁彤彤从小就热衷于中药知识的学习。曾代表学校参加全省和全国职业院校技能大赛高职组"中药传统技能"竞赛，均获得了一等奖。如今，她深感自己化学基础不扎实，严重阻碍了对现专业的学习。考虑到自己的专业特长和兴趣爱好，同时根据学校的相关规定，袁彤彤准备申请转入中药专业学习。请你起草这份转专业申请书。

任务四　条据

◆ **实训任务**

一、情境任务

　　为拓展市场，康源制药有限公司市场部经理杨云麓等一行 4 人，近期准备前往西南某省开展为期 4 天的市场调研。为方便获取完整准确的调研资料，须到公司设备部借用××品牌 HXR-NX3 摄像机 1 台。设备部要求杨云麓写借条，这则借条该怎么写呢？

杨云麓调研结束后，将摄像机归还设备部时，恰逢经手人因公出差，部门干事张一秋代收了摄像机，并按程序需撰写一则收条。那么，张一秋该如何写这份收条呢？

二、 实训要求

根据情境任务，分组撰写条据，小组内互相评改纠错，并选出优秀作品在全班展示。

三、 评价方案

评价权重，建议教师约占 60%、学生约占 30%、企业或其他专家约占 10%。评价等级，建议分为五等：优秀≥90 分、良好≥80 分、中等≥70、合格≥60 分、不合格<60 分。参考标准如下：

评价项目	评价要点	分值	得分
条据文稿 （80 分）	1. 标题和缘由书写准确，格式规范。	10	
	2. 内容要素齐全，如涉及的单位或人名、地点、时间、数字、规格、钱款、事项或约定等应清楚具体，准确无误，书写规范。	30	
	3. 署名签章与日期落款齐全正确，完整规范。	20	
	4. 语言表达准确严谨，无歧义。	10	
	5. 书写工具正确，字迹端正清晰，尽量不涂改，版面规范整洁。	10	
作品评改 综合素养 （20 分）	6. 评改纠错者能够抓住文稿的典型错误，评改纠错能力强。	10	
	7. 积极主动，热情参与，按时按要求完成，责任心强。	10	
参评对象：	评分人： 总分		

◆ 例文导读

【例文一】

借条

一、标题

二、正文

1. 交代了借用缘由
2. 准确写出所借物品名称、型号、价格等清单及归属部门等
3. 具体借用时长
4. 借用约定。

三、结语

四、落款

署名真实清楚，时间书写规范。

为拓展市场，我等一行 4 人近期准备前往西南某省开展为期 4 天的市场调研。为方便获取完整准确的调研资料，现向设备部借用××品牌 HXR-NX3 摄像机壹台。借期为一个星期（9 月 1 日-9 月 7 日），保证按期归还。借用期间，若有损坏，愿照价赔偿。

借用设备清单如下：

设备名称	品牌	型号	产品类型	价格
摄像机	XX	HXR-NX3	高清摄像机 无线摄像机	2 万元 （贰万元）

此据

借用人：杨云麓

2016 年 9 月 1 日

【例文二】

领条

今领到康源医药有限公司仓储部一批医疗器械，具体清单如下：

名称	型号	品牌产地	单价（元）	数量	总价（元）
血压仪	YE660A	×××	118	10	1180
血糖仪	G-20	×××	158	10	1580
颈椎牵引器	189864	×××	98	10	980
合计大写：人民币叁仟柒佰肆拾元整					3740

按照双方签订的购销合同（编号 KR/X-1601-002）约定，下月底与其他货物一并结账。

此据

仁济大药房连锁有限公司（公章）
销售员：宁清波
2016 年 10 月 15 日

一、标题

二、正文

1. 直截了当，写出领到谁的的物品，并列出具体清单。

2. 双方约定的结账方式。

三、结语

四、落款
署名真实清楚，时间书写规范。

◆ 知识要点

一、 必备知识

（一） 条据的含义

条据是作为某种凭据的便条。它是日常生活中最常见、最简便的应用文。常用的条据有借条、收条、领条、请假条、留言条等。便条式的字据，应用广泛，寥寥数语，却大意不得，特别是涉及人名、地点、时间、数字（包括电话号码），一旦错漏，于人于己都会增添麻烦。因此，写好各类条据意义重大。

（二） 条据的特点

1. 简便性 条据最重要的特点就是"便"，即写起来简便，看起来方便。纸小而作用大，便条字据作用不容小觑。

2. 凭据性 有些条据，如借条、欠条等，一旦签订就具有一定的行政约束力或法律效力，往往作为收支、报销、保存查考的根据，体现了条据凭证性特点。

3. 说明性 有些条据，如请假条、留言条等，主要是向他人解释、说明某一事情，或向他人发出请求，体现了条据说明性特点。

（三） 条据的分类

条据有多种，基本可分为两大类，即凭证性条据、说明性条据。

凭证性条据，是单位之间、个人之间，或单位与个人之间发生财物往来时，一方写给另一方作为凭证的字据。如借条、收条、领条、欠条等。

说明性条据，又称函件式条据，通常指用来传递信息、道明原委的条据。如请假条、留言条、托事条、便函等。

二、 写法指南

（一） 格式与写法

条据虽有多种，但是它们都有固定的格式，通常由标题、正文、结语、落款四部分构成。以下介绍几种职场中常用的凭证性条据的写法。

借条

又称借据，是指在日常工作和生活中，当事人一方向另一方借钱或借物时，由当事人一方向另一方出具的借钱或借物的凭证性文书。写法如下：

1. 标题　居中第一行写"借条"或"借据"。

2. 正文　常用"今（兹、现）借到"作为开头，然后写清楚向谁借什么、借多少、何时归还等内容。若是向单位借用财物，一般还应写明借用的缘由。钱物数量要用大写，钱的尾数后面要加"整"字，并注明币种。如：人民币叁仟元整。若涉及利息，应注明年利息或月利息，最终支付的借款利息总额（包括大小写）和支付日期。

3. 结语　另起一行空两格写"此据"二字，以示郑重，后面不加标点。也可省略此项。

4. 落款　包括署名和日期，居于借条的右下方。署名前加"借款人："，若是代表单位借取钱物，则要写上单位名称，加盖公章，并在下面一行写明"经手人某某"。署名的正下方要写明借钱物的日期，年月日齐全。

收条

收条，又称收据，是收到单位或个人的钱物时，写给对方的凭证性文书。一般适用于以下场合：一是借方交还钱物时，借出方当事人不在场，只能由他人代收时，可写收条。若借出方当事人在场，则不必写收条，只需将原来的借条或欠条退回或销毁。二是个人向单位或某一团体上缴相关钱物时，对方须开具收条，以示证明。三是单位之间的各种钱物往来，均须开具收条。当然，在正式的场合下，一般都有国家统一印制的正式的票据。收条写法如下：

1. 标题　第一行居中写"收条"或"收据"，字体稍大。

2. 正文　常用"今（兹、现）收到"作为开头，若是替人代收钱物，则用"代收到"开头，然后写清收到某单位、某人的什么钱物，数量是多少。

3. 结语　另起一行空两格写"此据"二字，以示郑重，后面不加标点。也可省略此项。

4. 落款　包括署名和日期，居于收条的右下方。若是个人开具的收条，可直接署名。若是单位开具的收条，则要写上单位的名称，并加盖公章，并在下一行写明"经手人某某"。署名的正下方写明收到钱物的日期，年月日齐全。

领条

领条，又称领据，是个人或组织机关、团体领取发放的钱物时，写给对方的一种凭证性文书。领条结构写法如下：

1. 标题　第一行居中写"领条"或"领据"，字体稍大。

2. 正文　常用"今（兹、现）领到"作为开头，然后写清领到某单位、某人的什么钱物，钱物的数量，物品的规格等。钱物数量均应大写。

3. 结语　另起一行空两格写"此据"二字，以示郑重，后面不加标点。也可省略此项。

4. 落款　包括署名和日期，居于领条的右下方。署名前面加"领取人："，署名的正下方写明领取钱物的日期，年月日齐全。

欠条

欠条，又称欠据，在日常工作或生活中，个人或单位在归还钱物或交付预定物品时，尚有一部分拖欠，写给对方的一种凭据性文书。欠条写法如下：

1. 标题　第一行居中写"欠条"或"欠据"，字体稍大。

2. 正文　根据拖欠钱物的不同，欠条开头和正文的写法也不尽相同。对于赊欠钱物的情况，欠条正文一般以"今欠付××款……"作为开头。对于尚有部分拖欠的情况，欠条正文一般以"原借到……已还……尚欠……"作为开头。有时还可在前面略加说明拖欠钱物的原因，然后注明归还的日期。

3. 结语　另起一行空两格写"此据"二字，以示郑重，后面不加标点。也可省略此项。

4. 落款　包括署名和日期，居于欠条的右下方。若是个人欠款（物），可直接署名；若是单位赊欠、拖欠，则要写上单位的名称，并加盖公章，并在下一行写明"经手人某某"。署名的正下方写明出具字据的日期，年月日齐全。

（二）写作注意事项

1. 切忌内容表述不清　有些条据，如将"买"写成"卖"、"收"写成"付"、"借给"写成"借"等等，都极易颠倒是非。

2. 切忌留太多空白　条据的正文部分与签章署名之间的空白留得太大，容易被条据持有人增补其他内容。

3. 切忌名字不完整　若条据上有姓无名或有名无姓，都会给对方留下行骗的口实和赖账的把柄。

4. 切忌核对不认真　若是请别人或由对方写的字据，应斟字酌句，认真审核，不能稀里糊涂地签字盖章，以防留下隐患。

5. 切忌使用铅笔或易褪色的墨水书写　要用蓝色或黑色钢笔或圆珠笔，不要用铅笔、易褪色的墨水写条据，倘若保存不当、受潮或水浸时，字迹会变得模糊不清，并为某些别有用心的人用化学制剂涂抹留下可乘之机。

目标检测

一、选择题（请将正确选项填写在题后的括号内。）

1. 下列有关条据的说法，不正确的一项是（　　　）

A. 借款条必须是因为借贷款事实而产生，是借款时出具的证明存在借贷事实的书面凭证。因此它反映出来更多的是一种借款合同关系。

B. 欠条俗称"白条"，是基于多种原因、经济往来关系的一种结算凭证，是债务人不能如期或拒不履行债务的书面凭证。所以，借款肯定是欠款，但欠款不一定是借款！

C. 收条是收到别人物时写给对方的一种凭据性的应用文。

D. 有些条据，如借条、欠条等，一旦签订就具有一定的行政约束力或法律效力，往往作为收支、报销、保存查考的根据。

2. 如果替人代收钱物，代收人写的收条应在开头写明（　　　）

　A. 今借到　　　　　　B. 今收到　　　　　　C. 今代　　　　　　D. 代收到

3. 凭证性条据落款处日期的正确写法是（　　　）

　A. 写明何月何日，不必写年　　　　　　　B. 写明何日即可，不必写年月

　C. 可以省略日期不写　　　　　　　　　　D. 准确写明何年何月何日

4. 条据虽然小，也是属于（　　　）

　A. 记叙文　　　　　　B. 议论文　　　　　　C. 应用文　　　　　　D. 散文

5. 凭证性条据的数字如果写错，更正后，应该（　　　）

A. 在更正处签名   B. 在更正处加盖印章
C. 在条据后说明情况   D. 不做任何处理

二、判断题（请在正确判断的括号内打"√"，错误的打"×"。）

1. 私人交往时，可以使用便条或留言条。（   ）
2. 凭证性条据可以在文后使用致敬语。（   ）
3. 请假条和借条一样是属于凭证性条据。（   ）
4. 写借条或收条可以使用铅笔或圆珠笔。（   ）
5. 收到对方钱物后写给对方作为依据的字条，称作收据。（   ）

三、纠错题（分析下面条据的不妥之处，并作相应修改。）

欠条

因带现款不足，尚欠医院住院费 3500 元，将于三天后付清。
此据

陈小刚

四、写作题

1. 为拓展市场，康源制药有限公司市场部经理杨云麓等一行 4 人，近期准备前往西南某省开展为期 4 天的市场调研。须到财务部预支交通费 6000 元及住宿等差旅经费（标准为平均每人 400 元/天）。请你替杨云麓向财务部撰写这则借条。

2. 仁济大药房有限公司××分店，上半年尚欠朝晖医药公司货款共计 384976 元。由于多方原因，目前分店资金紧张，本次只能先期支付 25 万。双方约定，余额下月 30 号前结清。请你替药店财务部熊彬彬开具一张欠条，或替朝晖医药公司财务部马悦民开具一张临时收条。

📊 **重点小结** ————————————————————————

任务一   求职信

　　一、求职信也叫自荐信、自荐书、应聘书等，它是求职者向用人单位介绍自己情况，表达求职意愿，以求录用的专用书信。
　　二、求职信的特点：目的的明确性、内容的针对性、材料的真实性
　　三、求职信通常由标题、称谓、问候语、正文、祝颂语、落款、附件组成。其中正文包括：求职的缘由、求职人的基本情况、求职人的优势与特长、愿望和决心。
　　四、求职信写作注意事项：要树立对方意识；内容要真实，实事求是；态度要恰当，不卑不亢；格式要规范，切忌错漏百出。

任务二   演讲稿

　　一、演讲稿也叫演说辞，是在较为隆重的仪式上和某些公众场所发表的讲话文稿。

二、演讲稿的特点：针对性强、易讲易懂、灵活的现场性、强烈的鼓动性。

三、演讲稿的格式：通常由开头、主体、结尾组成。其中主体部分要确定好结构形式、组织好材料、构筑演讲的高潮。

四、演讲稿写作注意事项：气势要先声夺人；态度要真挚、诚恳；语言要简练、富有感染力；内心要充满自信。

任务三　申请书

一、申请书是个人或集体向组织、机关、企事业单位或社会团体表述愿望、提出请求时使用的一种文书。

二、申请书的特点：具有请求性、单一性的特点。

三、申请书的格式：通常由标题、称谓、正文、结语和落款组成。其中正文内容包括：申请内容、申请理由和决心、要求。

四、申请书写作注意事项：申请事项要清楚、具体；申请理由要充分、合理；语言要简洁，态度要诚恳、朴实。

任务四　条据

一、条据是作为某种凭据的便条。它是日常生活中最常见、最简便的应用文。常用的条据有借条、收条、领条、请假条、留言条等。

二、条据特点：简便性、凭据性、说明性

三、条据一般分为凭证性条据和说明性条据。凭证性条据，是单位之间、个人之间，或单位与个人之间发生财物往来时，一方写给另一方作为凭证的字据。如借条、收条、领条、欠条等。说明性条据，又称函件式条据，通常指用来传递信息、道明原委的条据。如请假条、留言条、托事条、便函等。

四、条据通常由标题、正文、结语、落款四部分构成。

五、条据的写作注意事项：切忌内容表述不清、切忌留太多空白、切忌名字不完整、切忌核对不认真、切忌使用铅笔或易褪色的墨水书写。

项目二

企业行政管理文书

学习目标

知识要求

1. 掌握 通知、请示、报告、纪要等企业行政管理文书的含义、特点、写作注意事项等。

2. 熟悉 通知、请示、报告、纪要的种类。

3. 了解 通知、请示、报告、纪要写作的规范格式。

技能要求

1. 熟练掌握通知、请示、报告、纪要的写作方法。

2. 学会撰写通知、请示、报告、纪要等企业行政管理文书。

现代化的企业经营理念要求管理人员必须本着科学化、制度化、规范化的原则规范管理行为，促进企业健康发展。企业行政管理文书是企事业单位实施领导、履行职能、处理公务的具有特定效力和规范体式的文书，是传达贯彻党和国家的方针政策，公布法规和规章，指导、布置和商洽工作，请示或答复问题，报告、交流情况等的重要工具。本项目学习的重点是掌握通知、请示、报告、纪要这几种企业行政管理文书的含义、特点和规范体式；难点是能正确界定各文种的适用范围，熟练掌握其写作格式和方法，会运用应用文语言进行文书的规范撰写和纠错。

任务一　通知

◆ 实训任务

一、 任务情境

为了全力推进医保诚信服务体系建设，李力平所在的仁济大药房连锁有限公司拟在 8 月中旬举办定点零售药店医保政策培训会议。会议地点定在公司总部第三会议室，要求所有零售药店店长及主要管理人员参加；培训的主要内容是定点零售药店医疗保险管理的相关规定。如果由你来起草这则通知，该怎么写呢？

2016 年 4 月 13 日，国务院第 129 次常务会议通过了《国务院关于修改〈疫苗流通和预防接种管理条例〉的决定》，据此，康源医药有限公司准备发布一则通知，要求全体员工认真学习，重视疫苗流通和预防接种管理工作。如果由你来起草这则通知，该怎么写呢？

二、 实训要求

根据任务情境，写作通知，相互进行作品评价与纠错，并分组评比。

三、 评价方案

评价权重，建议教师约占 60%、学生约占 30%、企业或其他专家约占 10%。评价等级，建议分为五等：优秀≥90分、良好≥80分、中等≥70、合格≥60分、不合格<60分。
参考标准如下：

评价项目	评价要点	分值	得分
通知写作内容（60分）	1. 标题文种使用正确，要素齐全，语言表达准确（特别是"事由"项的内容），格式规范。	10	
	2. 机关名称准确、规范，格式与标点符号符合要求。	5	
	3. 通知的缘由阐述清楚，语言规范，衔接过渡自然。	10	
	4. 正文的主要内容全面，事项清楚，注意条理与逻辑，表达准确。	15	
	5. 执行要求具体明确。如有附件，应规范书写。	10	
	6. 发文机关与成文日期准确规范。	10	
语言逻辑文面处理（20分）	7. 条理清晰，逻辑性强，结构严谨；语言表达准确规范，文字简洁通畅。	10	
	8. 排版格式规范，版面整洁干净。	10	
评改纠错综合素养（20分）	9. 评改纠错者能够抓住典型，评改纠错能力强。	10	
	10. 学习态度认真，积极主动，参与热情高，责任心强；按时按质按要求完成任务。另外，具备一定的资料查阅整理、信息处理以及调研能力、独立完成任务能力及具有参与学习小组的团队合作精神等。	10	
参评对象：	评分人：	总分	

◆例文导读

【例文一】

省食品药品监督管理局
关于开展零售药店电子监管试点项目培训工作的通知

各市州食品药品监督管理局：

　　为贯彻落实国家总局有关全面实施药品电子监管工作的精神和要求，积极推进我省零售药店药品电子监管工作，根据部分市州局要求，省局定于10月12日至16日开展零售药店电子监管试点项目现场培训。现将有关事宜通知如下：

　　一、培训内容

　　普及药品电子监管工作内容；windows 7系统使用；对试点药店终端设备的安装和使用；中国药品电子监管网安装和使用；全省药店GSP管理统一版本软件安装和使用；试点药店网络传输和保障工作；全省药品电子监管数据融合、综合应用平台；电子监管网的注册登录等。

　　二、培训对象

　　各市州分管局长、食品药品监管部门负责电子监管工作人员、

一、标题
发文机关+事由+文种

二、主送机关
受文单位的全称或规范化的简称、统称、正文

1. 开头：交代缘由或根据、通知事项；

2. 主体：分条列项交代通知的具体内容，包括主要事项和执行要求。

零售药店负责人及其电子监管系统工作人员。

三、时间安排

10 月 12 日全天报到，13—15 日培训，16 日离会。

四、培训地点及联系方式

万家丽路檀香山国际大酒店，联系人黄先生，电话×××××××。

五、其他事项

3. 结语：可以用"特此通知"或"专此通知"之类的习惯语作结。也可以不使用习惯语。

四、附件

另起一行写明其内容的标题。

五、落款

署名、署时并加盖公章。

1. 请各市州及时通知辖区试点单位按时参训。培训期间将现场发放电子监管相关设备，请试点单位参训人员务必携带身份证、药品经营许可证、营业执照复印件及身份证原件、药店公章参训。

2. 培训免费，交通与食宿等费自理。

3. 各市州局请于 9 月 10 日前将参会人员会议回执（附表）电子版报省局市场处。

联系人：李女士　　电话：××××××。

附件：会议回执表

××省食品药品监督管理局（公章）

2017 年 9 月 1 日

【例文二】

一、标题：发文机关+事由+文种

二、主送机关：受文单位的全称或规范化的简称、统称。

三、正文

1. 开头：交代根据或目的；并采用习惯语过渡。

2. 主体：分条列项交代通知的具体内容，包括主要事项和执行要求。

国家食品药品监督管理总局
关于依法查处非法经营疫苗行为的通知

各省、自治区、直辖市食品药品监督管理局，新疆生产建设兵团食品药品监督管理局：

为彻底查清山东省济南市非法经营疫苗涉案产品来源去向，严惩违法犯罪行为，现就有关事项通知如下：

一、各省（区、市）食品药品监管部门要督促本行政区域内药品生产经营使用单位，认真核对山东省食品药品监督管理局发布的每一个涉案嫌疑人员信息，凡与已公布的涉案嫌疑人员有过疫苗交易或存在从非法渠道购入疫苗、向个人销售疫苗行为的，应在 2016 年 3 月 25 日前，将疫苗的品种、数量、批号、购销流向等情况主动向当地县级以上食品药品监管部门或公安机关报告。

二、地方各级食品药品监管部门要密切关注山东省公布的本地区涉案嫌疑人员名单和协查线索，组织经验丰富的办案人员，成立专案组，会同公安机关深入开展调查，尽快核实涉案嫌疑人身份，及时查明疫苗非法购销情况。对属于上线的，要查明销售单位和人员以及销售的品种、批号、数量等；对属于下线的，要查明购进单位和人员以及购进的品种、批号、数量等。对医疗卫生机构购入、使用涉案疫苗以及相关人员涉案的线索，要及时通报当地卫生计生部门，并配合查明最终销售去向及使用人员情况。上述调查情况，要逐级向上级食品药品监管部门报告，并及时向社会公布。

三、各地食品药品监管部门在案件查办中，发现涉案产品流向涉及其他省（区、市）的，要及时通报相关地区组织协查。在案件查处中，要主动加强与公安机关的协作配合，及时通报案件线索信息，对违法犯罪行为联合查处。

四、各省（区、市）食品药品监管部门要把每日案件的立案、调查、处罚等进展情况以及在案件查办中发现的问题，于当日 17 时前上报总局。案件查办进展情况要及时向社会公开。

国家食品药品监督管理总局

2016 年 3 月 19 日

四、落款 署名、署时并加盖公章。

◆知识要点

一、必备知识

（一）通知的含义

《党政机关公文处理工作条例》规定：通知"适用于发布、传达要求下级机关执行和有关单位周知或者执行的事项，批转、转发公文"。

（二）通知的特点

1. 使用的广泛性 通知被誉为公文中的"轻骑兵"，不受内容轻重繁简的制约，也不受单位性质和级别的限制，是公文中使用频率最高、范围最广的文种。

2. 功能的多样性 通知可以用于发布、传达执行和周知的事项，批转、转发公文，布置工作，交流信息，任免聘用干部等。比较灵活、实用，其职能具有多样性。

3. 行文的简便性 通知的内容一般一文一事，简洁明了。撰写过程中应简洁清晰地表达通知的事项，便于知晓执行。

4. 强制的执行性 通知多用于下行文，是要求下级机关执行或办理的事项，即使是会议或任免干部的通知，也同样要求受文单位服从通知的安排并执行。

（三）通知的分类

1. 发布、批转、转发性通知 发布性通知是发布各级党政机关依法制定的规定、条例、办法、细则等规章制度时使用的通知，如《国家食品药品监督管理总局关于印发<药品经营质量管理规范实施细则>的通知》。

批转性通知是批转下级机关的公文，如《湖南省人民政府关于批转<省食品药品监督管理局湖南省食品药品安全社会监管长效机制工作方案>的通知》。

转发性通知是转发上级机关和不相隶属机关的公文，如《湖南省食品药品监督管理局办公室转发<国家食品药品监管总局办公厅关于进一步加强含麻醉药品和曲马朵口服复方制剂购销管理>的通知》。

2. 知照性通知 用于安排一般具体事务的通知，如调整机构、启用印章、催报材料、变更作息时间、安排节假日值班等所发的通知等。如《××大学关于五十周年校庆放假安排的通知》。

3. 指示性通知 是指对某一事项做出具体规定或对处理某一问题作出具体指示的通知。一般要求下级机关办理、周知或共同协助执行。一定要把何时、何地、如何办理、有何要求写清楚。如《长沙市关于开展"群众满意药店"评选活动的通知》。它一般是上级机关需要对下级机关或所属单位下达指示而内容又不适用"命令""指示"等文种时使用的。如《国家发展改革委关于改进低价药品价格管理有关问题的通知》。

4. 会议通知　会议通知是各机关单位用以发布召开会议的通知。内容包括会议内容、主要目的、起止时间、与会人员、会议地点、报到日期、具体地点及注意事项等。如《湖南省食品药品监督管理局关于举办全市医疗器械法规培训会议的通知》。

5. 任免性通知　上级机关任免下级机关的领导人员，或者上级机关的有关任免事项需要下级或平级机关知晓时所发出的通知。如《关于××同志任职的通知》。一般要求写明任免聘用人员的姓名和职务，以及时间、机关、根据等。

二、写法指南

（一）格式与写法

通知种类繁多，但不论何种通知，其基本格式和写法如下：

1. 标题　一般要求采用"完整式"标题，构成的三要素是"发文机关+事由+文种"，如《国家食品药品监督管理总局关于推荐首批 GSP 检查员的通知》《国务院办公厅关于进一步加强食品药品监管体系建设有关事项的通知》。如果是"紧急""重要""联合""补充"通知，标题中还要注意标明。但日常工作中常用的会议通知、学习通知的标题，可只写文种"通知"。

2. 主送机关　在标题下、正文前顶格写受文的单位。无论受文单位有几个，都应该使用全称或规范化的简称、统称，且正确使用标点符号。

3. 正文　一般包括缘由或根据、主要事项和执行要求三部分。但在不同类别的通知中，对其中某一项往往有所侧重，具体写法也有所不同。最后常用"特此通知"或"专此通知"之类的习惯语作结。若有附件，则另起一行写明其内容的标题即可。

4. 落款　正文末尾右下方另起行署名、署时并加盖公章。发文机关要写全称或规范化简称。成文日期，一般署发文机关负责人签发的日期，联合行文时，署最后签发机关负责人签发的日期。注意是阿拉伯数字书写。

（二）写作注意事项

1. 依法行文　无论何种通知都要受机关职权的制约，不得超越权限发通知。

2. 内容具体　通知是发布、传达要求执行和周知或者执行的事项，批转、转发公文的，因此要把相关的事项要求写明确具体，要注意各项内容的准确性，以便受文单位贯彻执行。

3. 重点突出　通知的主要特点是告知性强，要把事项交代清楚，就要求在撰文时分清通知事项的主次，把主要事项讲清楚。

4. 注意时效　通知的时间与执行时间要衔接好，有明确的时间限制，要求及时发送和办理，不容拖延。

目标检测

一、选择题（请将正确选项填写在题后的括号内。）

1. 转发党政机关公文应使用的文种是（　　　）

　　A. 通知　　　　　　B. 通报　　　　　　C. 报告　　　　　　D. 批复

2. "关于依法查处非法经营疫苗行为的紧急通知"属于（　　　）

　　A. 知照性通知　　　　　　　　　B. 会议通知

　　C. 批示性通知　　　　　　　　　D. 发布、批转、转发性通知

3. 下列有关通知的标题，完全正确的一项是（　　　）

　　A. 印发关于食品药品行政处罚文书规范的通知

    B. 药品注册受理工作的通知

    C. 国家局转发《省局关于进一步加强含麻醉药品购销管理》的通知

    D. 食品药品监管总局关于进一步规范药品注册受理工作的通知

4. 湖南省人民政府转发国务院办公厅关于进一步加强食品药品监管体系建设有关事项的通知，此文的作者是（　　　）

    A. 国务院办公厅　　　　　　　　　B. 湖南省人民政府

    C. 国务院办公厅起草秘书　　　　　D. 湖南省人民政府起草秘书

5. 通知要写明制发原因、依据和目的，也就是为什么要制发本通知。这一段文字属于正文的（　　　）

    A. 通知事项　　　B. 通知对象　　　C. 通知导语　　　D. 通知结语

二、判断题（请在正确判断的括号内打"√"，错误的打"×"。）

1. 完整的公文标题包括三个部分，简称标题"三要素"，分别是发文机关、发文事由和文种。（　　　）

2. 上级机关对下级机关的有关公文进行批示后，再转发至有关单位执行时用批转性通知。（　　　）

3. 通知多用于下行文，也可以是上行或者平行文。大多是要求下级机关执行或办理的事项，即使是会议或任免干部的通知，也同样要求受文单位服从通知的安排并执行。（　　　）

4. 通知的语言表达以议论说明为主，用词要有理论特色。（　　　）

5. 通知的落款包括发文机关署名和成文日期两项内容。若在标题中反映了这两项内容，就可以不写，只盖上印章即可。成文日期采用中文小写数字书写。（　　　）

三、纠错题（指出下文中的不妥之处，并修改。）

××医药有限公司任免赵伟同志的通知

各部门：

    根据赵伟同志本人的工作表现，经人力资源部多方考察，公司党委讨论研究，决定免去赵伟同志人事部副主任职务，任命其为广告项目部负责人。试用期一年。

二〇一七年九月六日

四、写作题

1. 为切实做好 2017 年执业药师考前培训工作，经研究决定，省执业药师协会决定组织全省医药系统各单位符合报考条件的人员，近期在前进医药有限公司培训楼举办为期一周的考前培训。请你撰写一则通知。

2. 按照我院已经发布的《第十八届学生专业技能大赛实施方案》，请你以教务处的名义撰写一则通知，要求各系部认真组织学生学习，做好宣传发动和报名工作。每个系部要组织对全院所有竞赛项目的报名，并分项目统计汇总，报名表在本周星期五下班前提交。报名要求，参赛者原则上应修完了相关竞赛项目的理论及实验实训课程，一名学生最多不超过 3 个竞赛项目。其中显微镜的操作与使用、药物仪器分析技能、问病荐药、食品微生物检验技能、中药传统技能等个人项目，每班每个竞赛项目的报名人数原则上不少于 10 人；药品销售技能、药用英语口语技能、医药应用文写作技能、POP 海报制作技能等团体项目每班至少一个团队报名。

任务二　请示

◆ 实训任务

一、　任务情境

仁济大药房连锁有限公司××分店准备重新装修门店，并策划在楼顶和周边路段悬挂广告牌，初步估算大约需要资金4.8万。分店决定向总公司写一份门店装修改造的请示，若请你起草，你该怎么写呢？

康源医药有限公司储运部准备对出现制冷故障的全自动冷链储存设备进行维修，初步估算维修费用约0.75万，请你代储运部撰写一份请示。

二、　实训要求

根据任务情境，撰写请示，并参与作品评价与纠错，进行分组评比。

三、　评价方案

评价权重，建议教师约占60%、学生约占30%、企业或其他专家约占10%。评价等级，建议分为五等：优秀≥90分、良好≥80分、中等≥70、合格≥60分、不合格<60分。参考标准如下：

评价项目	评价要点	分值	得分
请示写作 （60分）	1 标题文种使用正确，要素齐全，语言表达准确（特别是"事由"项的内容），格式规范。	10	
	2. 机关名称准确、规范，格式与标点符号符合要求。	5	
	3. 请示的理由充分，阐述清楚，语言规范，衔接过渡自然。	10	
	4. 请示事项合情合理合规。主要内容全面清楚，注意条理与逻辑，表达准确简洁，主题突出。	15	
	5. 要求具体明确。如有附件，应规范书写。	10	
	6. 发文机关与成文日期准确规范。	10	
语言逻辑文面处理 （20分）	7. 条理清晰，逻辑性强，结构严谨；语言表达准确规范，文字简洁通畅。	10	
	8. 排版格式规范，版面整洁干净。	10	
评改纠错综合素养 （20分）	9. 评改纠错者能够抓住典型，评改纠错能力强。	10	
	10. 学习态度认真，积极主动，参与热情高，责任心强；按时按质按要求完成任务。另外，具备一定的资料查阅整理、信息处理以及调研能力、独立完成任务能力及具有参与学习小组的团队合作精神等。	10	
参评对象：	评分人：	总分	

◆例文导读

【例文一】

××县食品药品监督管理局
关于预算购买执法装备经费的请示

××县人民政府：

　　根据县人民政府"三定"方案，我局主要承担了辖区内食品生产、食品流通和餐饮服务环节食品安全监管；酒类流通安全监管；药品、医疗器械生产流通使用环节监管；保健食品、化妆品生产流通使用环节安全监管等职能职责。为了更好地履行职责，我局在辖区内成立了9个片区食品药品监督管理所，目前基层监管所和稽查执法大队尚缺乏必要的执法装备。为进一步加强基层食品药品监管执法能力建设，有效提升食品药品监管效能，保障我县食品药品安全，经研究，拟购买执法记录仪、摄像机、便携式打印机、笔记本电脑等一般执法装备，共需资金约19.8万元，特申请县财政预算该项资金。

　　当否，请批示。

　　附件：县食品药品监督管理局拟购执法装备预算清单

××县食品药品监督管理局
2017年11月15日

一、标题
发文机关+事由+文种

二、主送机关：只能一个，不得多头或越级请示。

三、正文
1. 请示缘由：理由充分，合情合理合规，条理清晰。
2. 请求事项：具体明确，内容单一，一文一事
3. 结语：祈请语与附件

四、落款：署名、署时并加盖公章。

【例文二】

××省医疗器械与药用包装材料检测所
关于增加实验室的请示

××省食品药品监督管理局：

　　我所自成立以来，主要承担医疗器械、药用包装材料、容器注册审批的检验检测及技术复核工作；监督检验、委托检验、安全性评价检验、复验及生产环境洁净度监测；承担授权范围医疗器械质量仲裁检验与鉴定等职能。去年起，增加了餐饮服务食品、保健食品、化妆品等检验检测项目。根据卫生部《关于印发〈食品检验机构资质认定条件〉和〈食品检验工作规范〉的通知》（卫监督发〔2010〕29号），以及国家食品药品监督管理局《关于印发食品药品监督管理系统保健食品化妆品检验机构装备基本标准（2011～2015年）的通知》等文件，国家配备的检验检测设备已经陆续到位，却因无工作场所而无法启用。当前，我所实验室面积已无法满足正常检验检测的需要。为保障我所正常工作的运转，恳请将省食品药品职业学院老校区实验楼第二栋的全部实验室，交由或暂借我所使用。

　　妥否，请批复。

××省医疗器械与药用包装材料检测所
2017年11月15日

一、标题："发文机关+事由+文种"

二、主送机关：只能一个，不得多头或越级请示

三、正文
1. 请示缘由：阐述了承担的重要职责以及职能的增加，理由充分
2. 请求事项：一文一事，具体明确

3. 结语：祈请语

四、落款：署名、署时并加盖公章。

◆ 知识要点

一、 必备知识

（一）请示的含义

《党政机关公文处理工作条例》规定：请示"适用于向上级机关请求指示、批准"。

（二）请示的特点

1. 呈请性 请示是向上级机关请求指示和批准的公文，行文内容具有请求性。上级机关对呈报的请示事项，无论同意与否，都必须给予明确的"批复"回文。

2. 单一性 请示应一文一事，只写一个主送机关，需要同时送其他机关，只能用抄送形式。

3. 针对性 只有本机关单位权限范围内无法或无权决定的重大事项，以及在工作中遇到新问题、新情况或克服不了的困难，才可以用"请示"行文，请示上级机关给予指示或批准。因此请示的行文具有很强的针对性。

4. 时效性 请示一般都是针对当前工作中急需明确和解决的事项或问题，求得上级机关指示、批准的公文，如能够及时发出，就会使问题得到及时解决，否则会影响正常工作。

（三）请示的分类

根据请示的不同内容和写作意图分为：

1. 请求指示类 此类请示一般是政策性请示，是下级机关需要上级机关对原有政策规定做出明确解释，对变通处理的问题做出审查认定，对如何处理突发事件或新情况、新问题做出明确指示等。如《乡镇医院关于药品"三统一"工作中几个具体问题的请示》。

2. 请求批准类 此类请示是下级机关针对某些具体事宜向上级机关请求批准的请示，主要目的是为了解决某些实际困难和具体问题。这种请示多用于机构设置、审定编制、人事任免、重要决定、重大决策、大型项目安排等事项。这些事项按规定本级机关无权决定，必须请示上级机关批准。如《县食品药品监督管理局关于预算购买执法装备经费的请示》。

二、 写法指南

（一）格式与写法

请示的格式和写法要求如下：

1. 标题 一般要求采用"完整式"标题，构成的三要素是"发文机关+事由+文种"，如《市食品药品监督管理局关于配备食品药品执法用车的请示》。

注意标题中不能出现"申请""请求"等词语，以避免与"请示"这一文种名重复。

2. 主送机关 是指负责受理和答复该文件的机关，应使用全称或规范化的简称、统称。只能写一个主送机关，不能多头请示，不能越级请示。

3. 正文 一般由"请示缘由+请示事项+结语"三部分组成。"请示缘由"必须阐述得具体、合情合理合规，条理清晰。它是请示事项能否成立的前提条件，也是上级机关批复的根据。原因讲得客观、具体，理由讲得合理、充分，上级机关才好及时决断，予以有针对性的批复。

"请求事项"是向上级机关提出的具体请求，也是陈述缘由的目的所在。这部分内容要单一，只宜请求一件事。请示事项要写得具体、明确、条项清楚，以便上级机关给予明确批复。

"结语"根据请示的目的选择祈请式的语句。习惯结语一般有"当否，请批示""妥否，请批复""以上请示，恳请批准"或"以上请示如无不妥，请批转各地区、各部门研究执行"等。

4. 落款 正文末尾右下方另起行署名时并加盖公章。发文机关要写全称或规范化简称。成文日期，一般署发文机关负责人签发的日期，联合行文时，署最后签发机关负责人签发的日期。注意是阿拉伯数字书写。

（二）写作注意事项

1. 必须严遵规则 请示是上行文，行文时不得同时抄送下级和不相隶属机关，以免造成工作混乱；请示应逐级行文，非特殊情况不得越级请示，以免加重上级机关的工作负担；受多重领导的单位报送请示，只能主送一个上级领导机关或者主管部门，其他上级机关列为抄送，避免出现推诿现象。

2. 一文一事 一份请示只能写一件事，这是便于上级工作的需要。如果一文多事，可能导致受文机关无法批复。不得在报告等非请示性公文中夹带请示事项。

3. 必须事前请示 请示必须在拟办事项之前行文，不允许先斩后奏。

4. 实事求是 请示要实事求是，理由充分，提出的问题、意见或建议便于上级机关作出科学合理的决策。切忌为了获得上级机关批准，夸大困难，弄虚作假。

5. 语言得体 语气要平实，恳切，以期引起上级的重视，既不能出言生硬，也不要做声下气。一般不用"请马上""请立即"等词语。

◆ 拓展阅读

批复

一、批复的含义

《党政机关公文处理工作条例》规定，批复"适用于答复下级机关请示事项"。

二、批复的特点

（一）行文的被动性 批复是专门用于答复下级机关请示事项的公文，先有上报的请示，后有下发的批复，一来一往，被动行文，这一点与其他公文有所不同。

（二）内容的针对性 批复要针对请示事项表明是否同意或是否可行的态度，批复事项必须针对请示内容来答复，而不能另找与请示内容不相关的话题。因此批复的内容必须明确、简洁，以利下级机关贯彻执行。

（三）效用的权威性 批复表示的是上级机关的结论性意见，下级机关对上级机关的答复必须认真贯彻执行，不得违背，批复的效用在这方面类似命令、决定，带有很强的权威性。

三、批复的分类

根据批复的内容和性质不同，可以分为审批事项批复和指示性批复。

审批性批复，用于答复请求批准的请示。指示性批复，用于答复请求指示的请示。

四、批复的写法

批复一般由标题、主送机关、正文和落款构成。

（一）标题 标题的写法最常见的是完全式的标题，即由发文机关+事由+文种构成。在事由中一般将下级机关及请示的事由和问题写进去；还有一种完全式的标题是 发文机关 + 表态词 + 请示事项 + 文种，这种较为简明、全面和常用。

（二）主送机关 主送机关一般只有一个，即报送请示的下级机关。

（三）正文 正文包括批复引语、批复意见和批复要求三部分。

1. 批复引语 批复引语要点出批复对象，通常使用"请示标题及发文字号+收文语+过渡语"模式的引语。如："你处/局/省/单位《关于……的请示》（××发〔××〕×号）收悉/

收到。现批复如下 :"。

2. 批复意见　是针对请示中提出的问题所做的答复和指示，意思要明确，语气要适当，什么同意，什么不同意，为什么某些条款不同意，注意事项等都要写清楚。

3. 批复要求　是从上级机关的角度提出的一些补充性意见，或是表明希望、提出号召。如果同意，可写要求；不同意，亦可提供其他解决办法。

（四）落款　落款包括发文机关署名和成文日期，写在批复正文右下方。标题中如果已标明发文机关，落款处可不再署名，但必须加盖发文机关印章。

五、批复注意事项

（一）及时慎重　批复既是上级机关指示性、政策性较强的公文，又是对下级单位请求指示、批准的答复性公文，因此，撰写批复要慎重及时，根据现行政策法令及办事准则，及时给予答复。

（二）态度明确　撰写时，不管同意与否，批复意见必须十分清楚明白，态度明朗。不能含糊其辞，模棱两可，以免下级无所适从。

（三）一请一复　批复必须有针对性的一请示一批复，请示要求解决什么问题，批复就答复什么问题。

六、例文

××省食品药品监督管理局
关于中药粉末有关问题的批复

××市食品药品监督管理局：

你局《关于中药粉末相关问题的请示》（×食药监〔2017〕45 号）收悉。经研究，现就有关问题作如下批复。

一、依据《药品管理法》第十条规定，中药饮片必须按照国家药品标准炮制；国家药品标准没有规定的，必须按照四川省食品药品监督管理局制定的炮制规范炮制。

二、依据《中国药典》（2010 年版一部）凡例，中药饮片打粉对粉末分等有明确规定，生产企业必须严格按国家药品标准和四川省中药饮片炮制规范进行打粉。同时，凡例对药典以外的其他中药国家标准具有同等效力。捣碎、碾碎与粉碎、碾细粉在药典上为不同的表述，不能等同。

三、按照《药品管理法》的规定，中药饮片的销售未限制行政区域。但是，未按照国家药品标准和各省、自治区、直辖市人民政府药品监督管理部门制定的炮制规范炮制的，不得按照中药饮片进行生产和销售。

特此批复。

××省食品药品监督管理局
2016 年 8 月 19 日

目标检测

一、选择题 （请将正确选项填写在题后的括号内。）

1. 请示应该（　　　）

　　A. 按重轻顺序排列几件事　　　　　　　B. 按急缓顺序排列几件事

　　C. 列举几件事后，询问可以办理一些什么事情　　D. 一文一事

2. 批复是针对以下哪个文种作出答复的公文（　　）

　　A. 请示　　　　　　　　B. 报告　　　　　　　C. 总结　　　　　　　D. 函

3. 下列关于请示的描述正确的一项是（　　）

　　A. 主送一个主管机关　　　　　　　　B. 直接主送领导者个人

　　C. 抄送下级机关　　　　　　　　　　D. 主送所有相关机关

4. 有时请示事项涉及几个领导机关，但主送机关只能是一个，那么其他机关可采用(　　)

　　A. 抄报形式　　　　B. 抄发形式　　　　C. 抄送形式　　　　D. 寄送形式

5. 下列有关请示的结束语，最得体的一项是（　　）

　　A. 以上事项，请尽快批准。

　　B. 以上所请，如有不同意，请来函商量。

　　C. 所请事关重大，不可延误，务必于本月 10 日前答复。

　　D. 妥否？请批复。

二、判断题（请在正确判断的括号内打"√"，错误的打"×"。）

1. 请示必须事前行文，不可以"先斩后奏"。（　　）

2. 请示要实事求是，理由充分，运用政策得当，言之有理，动之以情。在报告中有时可以夹带请示事项。（　　）

3. 请示只能写一个主送机关，不能多头请示，可以越级请示。（　　）

4. 请示的行文语气要谦恭，一般采用商请的口气。（　　）

5. 请示的内容单一，一文一事，其结构也比较固定；而报告涉及的内容较为广泛，结构也比较灵活。（　　）

三、纠错题（请指出下文中的不当之处并修改。）

市卫生计生委关于增加惠民医药有限公司为市基本药物配送企业的报告

省卫生计生委、省药监局：

　　惠民医药有限公司是我市网上药品集中配送中标企业，业务主要面向乡镇卫生院和村卫生室。由于该公司在我市公示《2017 年市基本药物集中采购配送商招标实施方案》期间，未能及时看到有关公示而错过上报申请材料的时间。近期该公司提出了申请，我委对其上报材料进行了核实并到现场进行了考察，认为该公司具备基本药物配送能力。

　　据此，特请示将惠民医药有限公司纳入市基本药物配送企业，使其能够更好地为我市基层医疗卫生机构做好基本药物配送工作。

　　另外，我委急需添置办公设备，预算经费约需 2 万元。

　　以上请示，请尽快批复为宜！

10 月 25 日

四、写作题

1. 随着社会经济的发展，以及我省食品药品行业对专业技能人才需求量的增加，学校近几年招生火爆，办学规模不断扩大，而现有宿舍远远不能满足学生住宿需要。经讨论，学校决定向省发改委申请增建约 1000 平方米的学生宿舍楼栋，请你撰写这则请示。

2. 由于业务拓展，康源医药有限公司销售部拟向公司申请增加办公电脑、打印机等设备，约需资金 47500 元左右。请你就此撰写一份请示。

任务三　报告

◆ 实训任务

一、任务情境

　　××市食品药品监督管理局对仁济大药房连锁有限公司的几个药店进行了 GSP 认证检查，发现存在不少问题，提出了限期整改的意见。公司针对问题进行了整改，准备将整改情况汇总后上报××市食品药品监督管理局。若由你来撰写这份报告，该怎么写呢？

　　根据国家、省市的安排部署，市经济贸易和信息化委员会决定开展全市医药企业安全生产大检查活动，为此召开了专题会议，进行了动员部署。根据会议要求，康源医药有限公司为了迎接上级检查，首先要求各部门自查自纠，就安全管理制度、员工培训、安全记录、安全隐患排查台账，特别是实验室、危化品储备室等方面的自查情况拟写一份报告。若由你撰写，该怎么写呢？

二、实训要求

　　根据任务情境，写作报告，进行作品评价与纠错，并分组评比。

三、评价方案

　　评价权重，建议教师约占 60%、学生约占 30%、企业或其他专家约占 10%。评价等级，建议分为五等：优秀≥90 分、良好≥80 分、中等≥70、合格≥60 分、不合格<60 分。参考标准如下：

评价项目	评价要点	分值	得分
报告写作文稿（60分）	1 标题文种使用正确，要素齐全，语言表达准确（特别是"事由"项的内容），格式规范。	10	
	2. 机关名称准确、规范，格式与标点符号符合要求。	5	
	3. 背景起因、根据目的、意义以及内容概括等清楚，语言规范，衔接过渡自然。	10	
	4. 报告事项具体清楚、有主有次，注意条理与逻辑，表达准确简洁，主题突出。	15	
	5. 结语表述准确。如有附件，应规范书写。	10	
	6. 发文机关与成文日期准确规范。	10	
语言逻辑文面处理（20分）	7. 条理清晰，逻辑性强，结构严谨；语言表达准确规范，文字简洁通畅。	10	
	8. 排版格式规范，版面整洁干净。	10	
评改纠错综合素养（20分）	9. 评改纠错者能够抓住典型，评改纠错能力强。	10	
	10. 学习态度认真，积极主动，参与热情高，责任心强；按时按质按要求完成任务。另外，具备一定的资料查阅整理、信息处理以及调研能力、独立完成任务能力及具有参与学习小组的团队合作精神等。	10	
参评对象：	评分人：	总分	

◆例文导读

【例文一】

仁济大药房连锁有限公司××分店
关于实施 GSP 认证工作及自查情况的报告

××市食品药品监督管理局：

　　根据《中华人民共和国药品管理法》、新版《药品经营质量管理规范》及《药品经营质量管理规范实施细则》的要求，对照《药品零售企业 GSP 认证检查评定标准》，我店对实施 GSP 工作高度重视，进行了认真准备和全面检查，现将实施 GSP 认证工作及自查情况报告如下：

　　一、基本概况

　　我店成立于 2013 年 10 月 20 日，位于岳麓区××科技园，营业面积 206 平方米。经营范围有处方药与非处方药、中成药、化学药物制剂、抗生素、生化药品、生物制品（除疫苗外）、生物制品（除血液药品）零售等，经营品种有近千种。负责人邓新民，质量管理负责人章文方。现有职工 12 人，全部取得上岗证，其中执业药师 1 人，从业药师 2 人。我店自成立以来，按照 GSP 要求制定了一套适合自己实际情况的药品经营质量管理文件，经营过程中，严格按照 GSP 要求执行。在营业的初期，有些制度执行不到位、存在过工作不规范的现象，经过几次整改后，制度已完全得到落实，已符合新版《药品经营质量管理规范》要求。

　　二、设施与设备

　　根据新版 GSP 要求配备了电脑及符合相关管理要求的药品进销存管理软件，在营业场所配置了检测温湿度的设备，现备有温湿度计、空调，并配置了防鼠、防虫、防火设备等。对设备能进行定期检修更换，非处方药与处方药分货架存放，非药品也另设货架。营业场所清洁、明亮，营业货架、柜台齐备。特别是计算机系统，为国内知名大公司开发，相关模块符合新版 GSP 应用要求。

　　三、药品进货与验收管理

　　根据《药品管理法》和《药品经营质量管理规范》等有关法律法规要求，对购进药品进行质量与合法资格的审核，并索取加盖企业公章的药品 GSP 认证书、药品经营许可证（批发）和营业执照复印件，委托书应明确规定授权范围和授权期限；药品销售人员的身份证复印件；购进进口药品，向供货单位索取《进口药品注册证》、《进口药品检验报告书》复印件，并加盖供货单位质量管理机构的印章；进口药品应有中文标识的说明书。建立了药品购进台账，台账真实、完整地记录药品购进情况，做到票、账、物相符，再根据相关程序录入电脑做好各项基础工作。验收管理方面，验收人员对购进的药品，根据原始凭证及税票，严格按照有关规定逐批检查验收

　　一、标题
发文单位＋事由＋文种

　　二、主送机关
一般只主送一个上级机关。

　　三、正文
1. 导语
交代报告的根据、目的以及内容概括等。

2. 主体
即报告事项，采用分条列项的方法逐层表达。分别介绍了基本情况、设施与设备、药品进货与验收管理、药品储存、养护与陈列管理、销售与售后服务等方面的自查情况。

并记录。主要检查验收的药品是否符合相应的外观质量标准规定等。

四、药品储存、养护与陈列管理

我店在始建时就严格按 GSP 要求，高标准地营造了储存及陈列环境，按市局最新标准装修了营业区，做到了营业场所宽敞明亮。购物方便，标志醒目，根据经营情况和 GSP 的要求，对药品进行了分类。做到了药品与非药品、外用药与内服药分区存放，做到了便于操作、防止差错、污染事件发生。添置了货架，温室度仪，避光设施（窗帘），防鼠设施（门缝密封）达到了"七防"（防尘、防虫、防鸟、防鼠、防潮、防霉、防污染）要求。安装了符合照明要求的照明设备。营业区都置有空调可保证合适的空气湿度和温度。在工作中按照本店的"药品储存、养护与陈列管理制度"进行管理，如药品与非药品分开陈列、非处方药品与处方药分开陈列、内服药与外用药分开陈列等"四分开原则"分类陈列，含麻黄制剂类特殊制剂专柜陈列，并标明警示标语，拆零区专柜配备相关拆零工具。另外每天上下午测量营业区及库房的温湿度，出现不符合要求的则及时采取措施进行调控；每月定时对库存及陈列药品进行养护检查，并按要求记录等等。

五、销售与售后服务

为了给消费者提供放心的药品与优质的服务，企业对从事药品零售工作的营业员，进行业务培训考核。销售药品，针对顾客要求所购药品，核对无误后将药品交与顾客，并开具销售凭证，同时详细向顾客说明药品的服用方法及禁忌等；在营业场所明示服务公约、公布监督电话和设置顾客意见簿。对顾客的评价和投诉及时加以解决，对顾客反映的药品质量问题，认真对待，详细记录，及时处理。

通过 GSP 自查，我们认为已初步达到标准要求，欢迎各位领导前来检查指导。特此报告！

3. 结语
小结并采用模式化的套语"特此报告"收结全文。

仁济大药房连锁有限公司××分店

2017 年 9 月 20 日

四、落款
署名、署时并加盖公章。

【例文二】

一、标题：发文单位+事由+文种

二、主送机关：一般只主送一个上级机关。

三、正文

1. 导语：交代报告的意义、目的和根据，概括报告内容等。

××区井湾子镇卫生院
关于大力开展免疫工作的报告

××县卫生和计划生育局：

免疫工作是预防、控制、消除危害人类健康，保障生命安全最经济、最有效的措施。为了确保我院免疫工作的规范化管理，结合县疾控中心下发的工作任务及《大力开展全国免疫工作的实施方案》，我镇在上级领导的大力支持和积极督导下，在全院职工的不懈努力下，我院 2016 年免疫工作取得了一定的成效。现将有关情况汇报如下：

一、主要做法

（一）居民健康档案管理与健康教育 我院通过集中建档、门诊建档、入户建档等方式来提高建档率，进一步提高了重点人群健康档案的建档率。目前，我院建立居民健康档案 890 份。同时，根据 2017 年健康教育工作计划，定期开展健康教育活动。通过入户发放宣传资料、举办健康知识讲座、开展街头宣传咨询等形式对辖区居民进行健康宣传教育。

（二）预防接种与传染病防治　随着新城区的建设，流动人口的迅速增加，不断加强预防接种门诊的规范化建设尤为迫切。认真落实传染病防治措施，加强疫情报告管理，强化疫情的调查与处理。今年我院围绕以提升内涵管理水平为核心的建设理念，各种免疫规划疫苗报告显示接种率均稳定保持在 85% 以上。

（三）妇幼保健与重点人群管理　在各村妇幼保健员的共同努力下，通过每月村级上报制度，加强了我院妇幼保健管理率。积极开展重点人群筛查工作，对确诊的高血压、糖尿病等重点慢性病人实施规范管理和随访。掌握辖区重性精神疾病患者的相关信息并建立管理档案。

二、存在的问题

（一）公共卫生服务队伍有待加强　随着城镇化的迅速发展，人口的逐步聚集，加之流动人口的不断增多，我院从事公共卫生服务人员比例明显不足，难以满足新城区公共卫生工作需要。

（二）项目执行水平有待提高　基本公共卫生服务项目工作的覆盖面广，专业性强。健康档案计算机管理率有待提升。在进行已建纸质档案的核查中主要存在诸如缺项、漏项，随意涂改，健康随访不及时、随访表格填写欠规范等现象。

（三）慢性病病人系统管理有待进一步规范　高血压、糖尿病、重性精神病等随访表格频繁更换，随访人员的专业水平有待提高，部分慢性病人系统管理欠规范。

三、改进的措施

（一）加强组织领导　要把建立农村居民健康档案工作作为我院工作的重点，把促进城乡公共卫生服务逐步均等化当作一项民心工程来抓。明确责任分工，细化工作措施，确保圆满完成工作目标。

（二）建立健全有效的绩效考核机制　将促进基本公共卫生服务项目作为个人绩效工资考核重要内容，充分发挥本院预防、保健对村级工作的指导、培训职能。推进紧密型社区卫生服务站建设，建立健全有效的绩效考核机制。

（三）重视人员培训　重视对相关工作人员的业务培训，使其全面掌握健康档案的建立、管理、使用等基本知识，提高健康档案的管理质量。

××区井湾子镇卫生院
2017 年 12 月 20 日

2. 主体：也就是报告事项，采用分条列项的方法逐层表达。总结了工作实绩和主要做法，列举了存在的问题，分析原因。

3. 结尾：提出改进措施和下一步的工作打算

四、落款：署名、署时并加盖公章。

◆知识要点

一、 必备知识

（一）报告的含义

《党政机关公文处理工作条例》规定：报告"适用于向上级机关汇报工作、反映情况，回复上级机关的询问。"

（二）报告的特点

1. 汇报性　报告是下级机关向上级机关或业务主管部门汇报工作，一般都是将正在进行或已经做过的工作报告给上级，让上级掌握基本情况，以利于对工作进行指导。所以，汇报性是报告同请示的根本区别。

2. 陈述性　报告是向上级汇报做了什么工作或发生了什么情况、为什么这么做、是怎样做的、做的结果成绩以及经验体会、存在的问题和今后打算等等。所以内容和语言都是陈述性的，即向上级机关或业务主管部门陈述其事，而不是像请示那样使用祈请语。

3. 单向性　报告属于典型的上行文，一般不需要受文单位批复，属于单向行文。

4. 事后性　多数报告是在工作进行或结束、情况发生后，需要向上级机关汇报。这一特征决定了报告一般是事后或事中行文。

5. 沟通性　报告虽无须批复，却是下级机关取得上级机关支持、指导的桥梁；也是上级机关获得信息、了解下情、形成决策的依据。

（三）报告的分类

按报告内容和形式可以分为以下几种类型：

1. 工作报告　向上级机关汇报正在进行或已经完成的工作情况。主要陈述工作的进展、措施与办法、成效与问题、经验与教训、意见与建议、打算与设想等。又分为综合性的报告和专题报告。综合性的报告往往有一文数事的特点，内容多范围广，详尽具体，有主有次，写作难度大。如政府工作报告、年度或月季度工作报告等。专题报告往往有一事一报、迅速及时的特点，是针对某项活动某一方面的工作、某个问题、某一事件而写的，涉及面窄，内容专一。如零售药店中秋节促销活动总结。

2. 情况报告　向上级机关汇报新情况、新问题，特别是突发事件、特殊情况、意外事故及处理情况的报告。如医疗事故、食品药品安全事故等。下级机关有责任做到"下情上达"，隐而不报是失责的表现。

3. 答复报告　答复上级机关的询问或汇报所交办事情办理结果的报告。往往是针对一些重大事项的答复，对一般性事项用"函"作答即可。内容针对性强，上级问什么就答复什么，不能答非所问，必须深入调查研究后实事求是作答。

4. 递送报告　是以报告的形式，向上级呈报其他文件、物件的说明性公文。

二、 写法指南

（一）格式与写法

报告一般包括标题、主送机关、正文和落款四个部分。

1. 标题　一般要求采用"完整式"标题，构成的三要素是"发文机关+事由+文种"，如《康源医药有限公司关于2016年度安全生产的报告》《市食品药品监督管理局关于××药品不良反应情况的报告》。

2. 主送机关　一般只送一个上级机关即可。但行政机关受双重领导的情况比较多见，因此，有时主送机关可以不止一个，那么报告应报送自己的直接上级机关，一般情况下不要越级行文。另外，要使用全称或规范化的简称、统称，且正确使用标点符号。

3. 正文 一般由导语、主体和结语组成。

导语也是发文缘由，指报告的开头部分，它起着引导全文的作用，所以称为导语。一般交代报告的背景根据、目的意义以及内容概括等。

主体也就是报告事项，一般包括基本情况、措施与办法、成效与问题、经验与教训、意见与建议、打算与设想等等。报告的形式多采用分条列项的方法逐层表达。不同报告的写法各异，常见的写法有以下几种：

（1）**总结式** 这种写法主要用于工作报告。主体部分的内容，以成绩、做法、经验、体会、打算、安排为主，在叙述基本情况的同时，有所分析、归纳，找出规律性认识，类似于工作总结。

（2）**指导式** 这种结构多用于专题建议报告。希望上级部门采纳建议，批转给有关部门执行、实施。为此，建议要针对某项工作提出系统完整的方法、措施和要求，对工作实行全面的指导。

（3）**"情况—原因—教训—措施"四步式** 这种结构多用于情况报告。先将情况叙述清楚，然后分析情况产生的原因，接着总结经验教训，最后提出下一步的行动措施。

报告的结语比较简单，可以重申意义、展望未来，也可以采用模式化的套语收结全文，如"特此报告""以上报告，请审阅""以上报告，请指正"等等。

4. 落款 正文末尾右下方另起行署名、署时并加盖公章。发文机关要写全称或规范化简称。成文日期，一般署发文机关负责人签发的日期，联合行文时，署最后签发机关负责人签发的日期。注意是阿拉伯数字书写。

（二）**写作注意事项**

1. 专题专报 围绕情况或工作进行汇报，不得在报告中夹带请示事项。

2. 真实及时 及时汇报，不拖延；实事求是、如实反映情况。不能弄虚作假、夸大虚构，也不能报喜不报忧。

3. 主旨鲜明 不可泛泛而谈，观点鲜明，材料充实，有理有据，主次分明。

4. 重点突出 报告事项较多的，应该有条有理突出重点，先主后次。主要内容应该详细又概括，尽量以数据和事实材料说话。

5. 不越级行文 向上级主管部门报告重大事项，应当经本级党委、政府同意或者授权；属于部门职权范围内的事项应当直接报送上级主管部门。受双重领导的机关向一个上级机关行文，必要时抄送另一个上级机关。

◆**拓展阅读**

报告与请示的区别

报告与请示虽然文种不同，但两者有某些相同之处，如都属于上行文，都是下级机关向上级机关呈送的报请性公文，都是下级机关处理问题、指导工作的依据。因此我们在公文实践活动中，要明辨报告和请示的区别，以免造成混乱和失误。两者的主要区别有如下几个方面：

1. 行文时机不同 报告是向上级机关汇报工作和反映情况，一般是事后或事中行文。请示是向上级机关请求指示、批准或答复，必须事前行文，不能先斩后奏；

2. 行文目的不同　报告用于向上级机关汇报工作，反映情况、提出建议，为上级提供信息和经验，上级机关收文后无须回复，是一种呈报性公文；请示用于向上级机关请求指导、批准，上级机关收文后一定要给予批复，是一种呈请性公文。

3. 内容繁简不同　报告的内容较广泛，可一文一事，也可反映多方面情况，但不能在报告中写入请示事项，也不能请求上级批复；请示的内容具体单一，要求一文一事，必须提出明确的请求事项。

4. 结束语不同　请示与报告都要在结尾处提出希望和要求，但请示是向上级机关请求批准急需得到解决的问题，行文用语应恳切谦恭，一般用"当否，请批示""以上请示如无不妥，请批准""可否，请指示"等固定结语，且结语应单独成段；而报告是向上级汇报反映情况，无须批准，常用的结语有"特此报告""以上报告，请审阅""以上报告如有不妥，请指正"等，但绝不能使用类似"请批示、批准"等结语。

5. 归档处理不同　作为收文机关，请示应该归于"批办类"，供有关领导及时批阅、审查，给予回答；报告则应归于"传阅类"，相对于请示来说，有关领导可以先办紧要事，后看报告一类的公文，主要了解下情，不用回答。

目标检测

一、选择题（请将正确选项填写在题后的括号内。）

1. 适用于向上级机关汇报工作、反映情况，回复上级机关的询问的文种是（　　）

　　A. 请示　　　　　　　B. 申请　　　　　　　C. 通报　　　　　　　D. 报告

2. 以下对"报告"这一文种的表述，正确的一项是（　　）

　　A. 报告可以要求上级领导表明态度。

　　B. 可以要求上级对某个问题作出答复。

　　C. 报告不得夹带请示事项。

　　D. 报告可以向上级提出解决某个亟待办理问题的申请。

3. 完整的综合性工作报告，其正文部分可以包括（　　）

　　A. 基本情况与成效，今后的工作安排。

　　B. 进程与成效、措施与经验（体会）、缺点与不足、打算与设想等。

　　C. 工作情况，经验体会。

　　D. 工作措施与经验（体会），工作中的缺点与不足。

4. 关于报告，下列说法错误的一项是（　　）

　　A. 报告可以分为工作报告，总结报告，调查报告和答复询问的报告。

　　B. 报告是下级机关向上级机关反馈信息，沟通上下级机关纵向联系的一种重要形式，因此，为各机关普遍经常使用。

　　C. 报告以议论为主要表达方式例如撰写总结报告。

　　D. 报告与请求不能结合使用，在报告中不得夹带请示事项。

5. 报告结尾如果是谈今后打算的，其内容一般是（　　）

　　A. 提出要求，发出号召　　　　　　　B. 表达愿景，抒写豪情

　　C. 展望未来，描绘宏图　　　　　　　D. 分析问题，找出弊端

二、判断题（请在正确判断的括号内打"√"，错误的打"×"。）

1. 情况报告是向上级机关汇报新情况、新问题，特别是突发事件、特殊情况、意外事故及

处理情况的报告。（　　　）

2. 报告可以要求上级机关及时给予回复，以便更好地开展工作。（　　　）

3. 报告和请示一样，也应遵守"一文一事"的原则，一份报告只能报告一项工作。（　　　）

4. 报告允许适当的艺术加工，以增强材料的形象性和感染力。（　　　）

5. 报告是陈述性公文，重在呈报，行文宗旨是"下情上达"，使上级机关及时了解情况，掌握动态。（　　　）

三、纠错题（请指出下文中的不当之处，并修改。）

××县疾病预防控制中心
洪灾医疗救治和卫生防疫工作的请示报告

县卫生和计划生育局，县政府：

今年暑期，长江沿岸发生了史上最严重的洪涝灾害。河湖爆满、大量动物尸体漂浮，江河井水、自来水及环境污染问题凸显。高温下病原菌繁殖加快，灾区面临着高温防疫、监测及医疗救治工作的挑战与考验。我中心及时启动了对洪涝灾区的肠道传染病以及登革热、疟疾、急性血吸虫病等重点传染病疫情的监测和风险评估工作。下面，将灾区医疗应急救治和卫生防疫工作情况报告如下：

一、成立组织，精心部署。我中心高度重视这次灾害的医疗应急救治和卫生防疫工作，切实加强领导、健全机构。成立医疗救治组、防疫组、宣传信息组、卫生监督等工作小组。拟定下发了《关于迅速开展洪灾医疗救治和卫生防疫工作的紧急通知》，对灾区医疗应急救治和卫生防疫工作做了精心部署。

二、成立应急救治队伍，明确职责和分工。选派了一批年资高、技术精、经验丰富的医护人员，成立应急救治队伍。根据职责进一步完善突发事件应急救治预案，储备足够的药品和必要的抢救设备，确保需要时能及时有效启动预案。

三、开展宣传，落实任务。制定《××县疾病预防控制中心洪灾医疗应急救治和灾后卫生防疫工作实施方案》，明确具体的医疗服务任务。开展饮用水安全检查，宣传普及"防疫防病指南""汛期急性血吸虫病防治要点""环境清理、消毒和饮用水消毒指南"等卫生防病知识，提高受灾群众自我保健意识。加强了疫情监测，最大限度地减少了灾区疾病的传播和流行。

现急需各类肠道抗菌药品、饮用水消毒杀菌漂白粉以及卫生防病宣传材料，请求上级予以支援。

以上报告如无不妥，请批准。

2017. 7. 20

四、写作题

1. 近段时间，××市第三中学部分学生出现发烧咳嗽、头昏乏力等症状，有的还出现呕吐、腹痛、腹泻。经初步认定，这是一次流感疫情，目前疫情有蔓延趋势。因此，学校一面积极救治患者、采取防治措施，一面按规定将情况向市教育局汇报。请你综合这次流感疫情及防治情况，撰写这份报告。

2. 根据食品药品监管总局《关于开展2017年全国安全用药月活动的通知》精神，市食品药品监督管理局召开了专题会议，进行了动员部署。仁济大药房连锁有限公司按照规定进行了宣传发动，制定了活动方案，高效有序地开展了系列活动，成绩显著，效果明显。上级部门充分肯定了该公司的做法和成绩，并要求其总结推广。请你撰写这份报告。

任务四 纪要

◆ 实训任务

一、 任务情境

11 月 18 日上午 9：00 仁济大药房连锁有限公司在本公司第三会议室，由李力平主持召开了零售药店新版 GSP 认证培训会议。各零售药店店长、质量管理人员及其他相关中层以上管理人员参加了会议，总经理出席。主要学习新版《药品经营质量管理规范》，针对新版 GSP 的实施要求，找出实施过程中存在的问题，研究解决方案，稳步推进零售药店 GSP 认证工作的开展。会后李力平要求秘书整理一份纪要，若是由你来撰写，该怎么写呢？

为了迎接市经济贸易和信息化委员会开展的全市医药企业安全生产大检查活动，康源医药有限公司召开了专题会议，进行了动员部署。会上还要求各部门就安全管理制度、员工培训、安全记录、安全隐患、排查台账，特别是实验室、危化品储备室等方面进行自查自纠。请你根据会议情况撰写一份纪要，该怎么写呢？

二、 实训要求

根据任务情境，写作一份纪要，并参与作品评价、纠错及分组评比活动。

三、 评价方案

评价权重，建议教师约占 60%、学生约占 30%、企业或其他专家约占 10%。评价等级，建议分为五等：优秀≥90 分、良好≥80 分、中等≥70、合格≥60 分、不合格<60 分。参考标准如下：

评价项目	评价要点	分值	得分
纪要写作文稿（60 分）	1. 文种正确，要素齐全，语言表达准确，格式规范。	10	
	2. 成文日期规范准确。	5	
	3. 导言部分即会议概况如名称、议题、成果等内容，以及组织情况如时间、地点、主持人（单位）等交代清楚，语言规范，衔接过渡自然。	15	
	4. 主体部分即会议事项（议定事项、做出的决定、讨论意见、布置的工作、提出的要求、主要观点及争鸣情况、领导的指示等）交代清楚，注意条理与逻辑，表达准确。	20	
	5. 尾部参会人员情况，如会议出席人、列席人、请假人员等。	10	
语言逻辑文面处理（20 分）	6. 条理清晰，逻辑性强，结构严谨；语言表达准确规范，文字简洁通畅。	10	
	7. 排版格式规范，版面整洁干净。	10	
评改纠错综合素养（20 分）	8. 评改纠错者能够抓住典型，评改纠错能力强。	10	
	9. 学习态度认真，积极主动，参与热情高，责任心强；按时按质按要求完成任务。另外，具备一定的资料查阅整理、信息处理以及调研能力、独立完成任务能力及具有参与学习小组的团队合作精神等。	10	
参评对象：	评分人：	总分	

◆例文导读

【例文一】

仁济大药房连锁有限公司
关于召开零售药店新版 GSP 认证实施讨论会纪要

2017 年 11 月 18 日

为了进一步贯彻实施新版《药品经营质量管理规范》，全面启动公司零售药店新版 GSP 认证工作，今天上午 9：00 整，公司在第三会议室召开了零售药店新版 GSP 认证实施讨论会。会议由副总经理李力平主持，各零售药店店长、质量管理人员及其他相关中层以上管理人员参加，总经理出席。会上广泛征求了意见，进一步明确了实施新版 GSP 的核心内容，即一项管理手段，两个重点环节和三个难点。针对新版 GSP 的实施要求，找出实施过程中存在的问题，研究解决方案，以便稳步推进零售药店 GSP 认证工作的开展。现将会议情况纪要如下：

一、建设计算机管理信息系统

即日起开始多方考察计算机管理信息系统厂家、品牌、价格及售后运维体系，及时做出预算，抓紧时间开始设计出符合新版《药品经营质量管理规范》及适合本公司运行的数据架构、质量管理流程，开通数据专线网络，争取在一个月时间内完成此项工作。

二、突出两个重点环节

第一，执业药师配备问题　执业药师配备按照各零售药店对外聘用、公司统一调配原则执行，适当调整执业药师补助。具体实施方案由公司人力资源部组织上会，研究决定后逐步落实。

第二，人员职责及质量制度的贯彻　认证工作中涉及的岗位人员必须制定出与之相符的岗位职责并遵照条例做好本岗位工作，质量制度的贯彻落实到人，岗位人员必须到位。

三、主攻三个难点问题

第一，零售财务核算及税务方面问题　此问题各家均有疑问且暂无解决方案，待向相关部门咨询了解后再进行实施。

第二，零售认证方式　经会议讨论，湖南、重庆、福建、河北、天津、辽宁等几个省的零售药店先期进行连锁认证；上海、广东、浙江、山东等省决定单体认证。

第三，配送工作"五统一"问题　讨论会上，大家针对统一管理、统一采购、统一配送、统一标识、统一服务"五统一"规范在各零售药店日常工作中存在的问题提出了意见，并对其利弊做了分析。

最后，公司领导要求连锁认证的零售药店必须在 12 月 20 日前向公司递交连锁认证申请书，并在今后的视屏学习会上加强对《GSP 认证管理实施细则》内容的深入学习、实战操作。

一、标题
单位名称+事由+文种
二、成文日期
三、正文
1. 导言：概述会议的基本情况（包括会议的名称、目的、内容、时间、地点、议题、参会人员等）

2. 主体：纪要的核心部分。采用条项式，交代议定事项、做出的决定、讨论意见、布置的工作和提出的要求、主要观点及争鸣情况等。

3. 结尾：提出要求，也可以提出意见和建议。

【例文二】

一、标题
事由+文种

关于举办共同打击涉嫌药品医疗器械违法犯罪行为
联席会议纪要

二、成文日期　　　　　2017 年 9 月 28 日

三、正文

1. 导言：概述会议的基本情况（包括会议的名称、目的、内容议题、时间、召集与参与单位等）

2. 主体：采用条项式介绍了会议事项，也是纪要的核心部分。包括议定事项、做出的决定、讨论意见、布置的工作、领导的指示等。

为严厉打击涉嫌药品医疗器械违法犯罪行为，切实保障广大人民群众的用药安全，2017 年 9 月 20 日，由县食品药品监督管理局牵头，组织召开了食品药品监管、人民法院、人民检察院、县公安局四部门联席会议。会上就我县药品稽查执法工作中遇到的有关问题进行了讨论，达成了共识。现纪要如下：

一、建立县查处涉嫌药品医疗器械犯罪行为联席会议制度　打击药械领域违法犯罪行为，维护人民群众用药用械安全有效，是食品药品监管、人民法院、人民检察院、公安等部门的共同职责。结合我县药械稽查执法工作的实际情况，决定建立以四部门成员组成的县查处涉嫌药品医疗器械犯罪行为联席会议制度，确定会议办公室设在县食品药品监督管理局稽查科。联席会议由办公室负责组织，每年召开一次，也可以根据查处涉嫌药品医疗器械犯罪行为工作需要不定期召开，沟通情况，统一认识，共同研究执法中遇到的新情况、新问题，协调解决疑难问题等。

二、建立县涉嫌药品医疗器械犯罪案件移送制度　食品药品监督管理局稽查部门应根据《刑法》《行政执法机关移送涉嫌犯罪案件的规定》等向同级公安机关治安部门及时移送涉嫌构成犯罪的涉嫌药品医疗器械犯罪案件。同时向同级人民检察院侦查监督科备案。公安机关治安部门对移送的案件，应当在犯罪案件移送书的回执上签字，按照有关规定对移送的案件进行审查并制作《审查移送案件告知书》，将是否立案的决定通知食品药品监督管理局稽查部门，并送同级人民检察院备案。

三、相互协作，调查取证　对某些性质恶劣、社会影响大、可能存在用药用械安全危害但尚不够移送标准的案件，如果继续调查存在困难，公安部门在接到药监部门请求协助调查函后，应当利用其必要的技术和强制手段，提前介入，尽力配合、支持、帮助药监部门调查取证。

四、严格执法，提高打击力度　生产、销售假药、劣药，不构成生产、销售假药罪或者生产、销售劣药罪，但是销售金额在五万元以上的，依照《刑法》第一百四十条的规定以生产、销售伪劣产品罪定罪处罚。伪劣药品尚未销售，但货值金额达到刑法第一百四十条规定的销售金额三倍（15 万元）以上的，以生产、销售伪劣产品罪（未遂）定罪处罚。

3. 结尾：补充提出具体要求

另外，货值金额应以违法生产、销售的伪劣产品的标价计算；没有标价的按照同类产品的市场中间价格计算；货值金额难以确定的，按照国家计划委员会、最高人民法院、最高人民检察院、公安部 2016 年 6 月 22 日联合发布的《扣押、追缴没收物品估价管理办

法》的规定，委托制定的估价机构进行确定。

◆知识要点

一、必备知识

（一）纪要的含义

《党政机关公文处理工作条例》规定：纪要"适用于记载会议主要情况和议定事项。"

纪要是根据会议记录、会议文件及其他有关材料加工整理而成的一种公文。记载会议主要情况和议定事项和重要精神的归纳整理，上传下达，统一认识，并要求有关单位执行。

纪要可以作为向上级机关汇报的材料，取得上级机关的指导，也可以作为本机关工作的档案记载，是进一步开展各项工作的凭证和依据，还可以作为向下级和有关单位分发的文件，以便传达和贯彻执行。

（二）纪要的特点

1. 纪实性与指导性 所谓纪实性，就是纪要根据会议记录作为原始材料整理而成，是对会议成果如实的记载，不能有所阐发或发挥，要全面、真实、准确地反映会议的主要精神和宗旨；纪要记载的会议精神或工作措施是有工作的导向性的，一经下发，便对有关单位和人员具有指导作用和约束力，起着类似于指示、决定或决议等指挥性公文的作用。

2. 概括性与简要性 纪要必须"精其髓，概其要"，以极为简洁精炼的文字高度概括会议的内容和结论。重点说明会议的主要参加者，基本议程，与会者有哪些主要观点，最后达成了什么共识，形成了什么决定或决议。同时，纪要用墨省俭，表述简要，大多是通过摘要式将会议的主要内容、议定事项写出来。

3. 发布方式的独特性 纪要没有独立行文功能，它一般是形成其他执行性文件的原始文件，所以纪要不能像其他行政公文那样单独传送：往上传送时，要写报送报告，把它作为附件；往下发送时，要有一则发文通知，也把它作为附件。

4. 格式制作的特殊性 它一般只由标题和正文组成，没有文头和主送机关，不需标落款，可以不写成文日期或将成文时间写在标题下方，无须加盖印章。

5. 备查性 一些纪要主要不是为了贯彻执行，而是向上汇报或向下通报情况，必要时可作查阅之用。

（三）纪要的分类

根据纪要的内容和作用，一般将其分为以下四种类型：

1. 决策型纪要 大多是各级党政机关的高层领导集体开会，就重大事项的工作重点、步骤、方法和措施做出安排，并要求遵守或执行，然后以会议形成的决定、决议或者议定事项为主要内容形成纪要。这种纪要有很强的工作指导性。

2. 协调型纪要 由某项工作的牵头单位召集有关各方面开会，讨论协商解决该项工作的意见，各方面应该做的工作和承担的责任。制发纪要，作为与会各方开展工作的依据和承担责任的凭据。

3. 交流型纪要 以思想沟通或情况交流为主要内容。其主要特点是：以统一思想、达成原则共识或树立学习榜样为目的，有明显的思想引导性，但没有明显的工作指导性。一些理论、经验交流会形成的纪要，大多属于这种类型。

4. 研讨型纪要 会议研究讨论主要为了交流情况，交换看法，反映各种意见，但是并没有形成统一意见，当然更谈不上确定什么议定事项，所以这种纪要并不以共识和议定事项为主要内容，而是以介绍各种不同的观点和争鸣情况为主。

二、 写法指南

（一） 格式与写法

会议纪要的内容一般包括标题和正文两部分。

1. 标题　主要有如下三种写法：

（1）会议名称+文种　如《食品药品监管安全工作会议纪要》。

（2）单位名称+事由+文种或者事由+文种　如《市食品药品监督管理局召开药品电子监管推进会纪要》《药品注册研讨会纪要》。

（3）文种即标题，或者由正标题+副标题构成的复合式标题　正标题反映会议的主要精神和内容，副标题写会议名称和文种。如：《探讨基层医疗卫生医保体制改革之路——农村医疗保险制推进会纪要》。

2. 成文日期　可以写在标题下，如属会议通过的纪要，应该注明通过日期，如"2016年10月8日第二届职代会通过"；也可以与其他公文相同，写在文尾。

3. 正文　会议纪要的正文由导言、主体和结尾三部分组成，结构如下：

$$导言+主体\begin{cases}①条项式写法\\②综合式写法\\③摘要式写法\end{cases}+结尾（可有可无）$$

（1）导言　即会议概况，包括名称、议题、成果等会议内容；以及会议的组织情况如会议时间、地点、主持人（单位）等。其中时间、地点、主持人和会议议题四者不可缺少。

（2）主体　即会议事项，是纪要的核心部分。包括议定事项、做出的决定、讨论意见、布置的工作和提出的要求、主要观点及争鸣情况、领导的指示等。主体的写法一般有三种：

条项式　大中型会议或议题较多的纪要，一般要把会议讨论和决定的事项分条分项、依主次轻重有序地写出。这种纪要一般用于需要基层全面领会、深入贯彻的会议。

综合式　把会议的基本情况，讨论研究的主要问题，与会人员的认识、议定事项等综合概括、整体阐述和说明。往往不加小标题，篇幅短小，扼要反映会议精神，适用于小型会议或内容单一的会议。

摘要式　把会上具有典型性、代表性的发言加以整理，提炼出内容要点和精神实质，按照发言顺序或内容性质，分别加以阐述说明。这种写法比较客观、具体地反映会议讨论的情况和每个发言者的意见，以此体现会议的主要精神和基本内容，适用于小型座谈会、研讨会。

（3）结尾　参会人员情况，如会议出席人、列席人、请假人员等。

（二） 写作注意事项

1. 真实、准确、客观　纪要要真实、客观地反映会议的宗旨、基本情况和主要精神，要掌握会议的真实情况，弄清楚会议的目的、任务和内容，忠实于会议的实际内容，不随意更改或增删，更不能借题发挥。

2. 抓住要点，突出中心　纪要是对会议记录的加工整理和摘要撰写，而不是照搬会议记录，所以应该围绕会议主题，抓住要点，突出重点，把会议的主要情况简明扼要地反映出来，把会议议定的事项一一叙述清楚。做到主次分明、中心突出、详略恰当。

3. 高度理论化、条理化　纪要应该对会议讨论的意见进行分析研究，给予理论上的概括与提高。对会议讨论的意见分门别类进行归纳和系统整理，使问题明确，条理清晰。

4. 语言通俗简洁　在语言表达上，尽可能语句简短、通俗，切忌长篇大论。常使用"会议认为""会议确定""会议指出""会议强调""会议听取了""会议讨论了"等惯用语。

◆拓展阅读

纪要与会议记录的区别

纪要与会议记录，二者都是会议的产物，记载会议情况和议定事项，具有很强的纪实性。两者区别主要在于：

1. 文体性质的不同　会议记录是机关内部记录发言的事务性原始文字资料，只是作为资料凭证保存，不是正式文件，也不外发；纪要则是对会议记录加工整理，摘要撰写的正式公文，外发后对有关部门具有约束力。

2. 内容的不同　会议记录是发言的原始记录，全面、客观、真实；纪要则是对会议记录的综合归纳，更为理论化和条理化。

3. 形式的不同　会议记录没有统一的格式，且正式会议必有；纪要作为正式公文则有固定的格式，且并非每次会议必有，只有当会议结果需正式行文外发时才撰写制作。

4. 保存发布方式的不同　会议记录仅作为内部资料保存，不予发布；纪要则按公文程序发文，按公文处理办法保存。

目标检测

一、选择题（请将正确选项填写在题后的括号内。）

1. 关于纪要特点的表述，正确的一项是（　　　）
   A. 纪要有交流会议信息，介绍经验的作用，但没有约束执行的效用。
   B. 撰写纪要以叙述为主要表达方式，也可叙议结合。
   C. 纪要的性质取决于会议的内容性质与印发会议纪要的目的与要求。
   D. 撰写纪要可以根据工作需要，进行各种调查，广泛选取材料。

2. 以下关于纪要标题的说法，正确的一项是（　　　）
   A. 标题可以写明会议名称与文种。
   B. 标题必须写明发文机关名称、事由与文种。
   C. 标题必须写明会议名称、事由、文种。
   D. 副标题必须简明扼要地揭示会议的主要内容。

3. 下面有关纪要或会议记录的表述不正确的一项是（　　　）
   A. 会议记录是机关内部记录发言的事务性原始文字资料，纪要则是对会议记录加工整理，摘要撰写的正式公文，外发后对有关部门具有约束力。
   B. 会议记录全面、客观、真实；纪要则是对会议记录的综合归纳，更为理论化和条理化。
   C. 会议记录没有统一的格式，纪要作为正式公文则有固定的格式。
   D. 纪要可以对外发布，也可以与会议记录一样作为内部资料保存，不予发布。

4. 要求贯彻执行的纪要是（　　　）
   A. 协调性纪要　　　B. 决策性纪要　　　C. 交流性纪要　　　D. 研讨性纪要

5. "大中型会议或议题较多的纪要，一般要把会议讨论和决定的事项分条分项、依主次轻

重有序地写出。这种纪要一般用于需要基层全面领会、深入贯彻的会议"——这种写法属于（　　　）

A. 摘要式　　　　　B. 综合式　　　　C. "总—分"式　　　D. 条项式

二、判断题（请在正确判断的括号内打"√"，错误的打"×"。）

1. 纪要在会议记录的基础上进行加工整理，更条理化理论化。（　　　）

2. 纪要的精髓在于"要"，即掌握会议要点，抓住与会人员达成的共识和议定的事项。（　　　）

3. 纪要与一般公文最大的不同是纪要不单独行文。（　　　）

4. 有些会议记录如果不完整，那么据此整理的纪要，若出现某些偏差或断章取义的现象是可以理解的，也是允许的。（　　　）

5. 写作纪要时常常使用一些习惯用语，如"会议认为""会议强调""会议要求""会议传达""会议号召"等，其目的在于突出会议主旨。（　　　）

三、纠错题（分析下文不妥之处，并作相应修改。）

康源医药有限公司上午九点在四楼会议室召开了第二季度总结会，新来的记录员欧××草拟了一份纪要，在格式规范和写作内容等方面均存在一些瑕疵或错误，请你予以指出并修改。

会议纪要

今天，副厂长陆××主持召开了会议。参加会议的有各部门正副经理、各车间正副主任及班长。会上听取了各部门经理的汇报，分析了半年来公司的生产情况，肯定了取得的成绩，指出了存在的问题，也对下半年的重点工作做了科学部署。

一、半年来，在大家齐心协力的努力下，克服了资金极度短缺的困难，确保了各项工作任务和管理目标的全面完成；成功申报了省重大科技攻关项目"连翘基地建设项目"；大孔树脂吸附法生产山楂叶总黄酮项目成功申报为国家级星火计划项目，并且已将本项目启动省专利推广资助项目的申报工作。

二、成绩的取得主要是因为采取了以下行之有效的措施，如全面加强内部管理，增强公司的核心竞争力；实施经济指标分解，推动目标责任落实制；提高服务水平，千方百计保障外部市场供应；拓宽融资渠道，全力保障公司的正常经营等。

三、本次会议，提出了今后的努力方向。首先，要采取多种机动灵活的管理监督检查方法和措施，确保各项管理工作的实效。同时，要积极引入竞争机制、激励机制和约束机制，真正将公司的管理工作纳入科学化、规范化、标准化的轨道上来。其次，是要根据公司事业发展的需求，进一步加强对公司员工队伍整体素质的提升工作。通过行之有效的教育培训方式和切合实际的教育培训内容，真正将公司的各项管理知识和各专业岗位的业务技能灌输到员工的心目当中，变成员工自觉的行为规范和行为标准。第三，进一步强化服务市场的意识，提高市场保障工作的质量和效率，当好公司市场开拓的后勤。第四，积极服从和服务于公司国家级高技术产业化示范项目工程实施的需要，加强与各金融部门的沟通与协调，加大融资工作的力度，保障公司基本运营资金的需要。

康源医药有限公司
2017. 6. 29

四、写作题

1. 请搜集某一会议材料写作一份纪要。

2. 根据以下提供的材料，撰写一份纪要。

校团委组织招生、就业、教务及各系部负责人，今天下午召开"十三五规划与大学生创新创业"会议。目的是以增强大学生创新、创意、创造、创业的意识和能力为重点，以深化大学生创业实践为导向，来凝聚各方支持大学生创新创业的力量。团委书记主持，副校长参会并指出青年大学生是最富朝气活力，最富开拓探索精神，他们必将成为创新创业的有生力量。强调一是既要重视创业，更要重视创新，不仅要关注"创业英雄"，更要关注"创新英雄"。创业要靠创新驱动，创新要靠创业引领，要形成良性互动，只有真正的新技术、新产品、新业务、新模式才是硬指标、硬道理；二是既要做好促进创新创业的"最前一公里"工作，更要做好促进创新创业的"最后一公里"工作。不仅要重视顶层政策的制定设计，更应该协同各方之力让大学生创新创业者知晓、运用这些政策，让这些政策落地。三是既要普遍激励积极创新创业，更要培育适合的苗子去实践创新创业。要在创业的意识和企业家精神、创新素养能力和创新精神、大学生的社会责任感和创新创业价值观驱动等方面的培养上普遍化，但更要遵循相关的客观规律，鼓励大学生脚踏实地、理性创业。他希望，在当今"双创"的黄金时代，在各方支持下，大学生创新创业能有更高质量、更富理性、更远追求。要求各部门激发大学生创新创业活力。要做大学生创新创业的坚定支持者，从政策、资源、服务支持等几方面为大学生创新创业提供全天候、零成本、管家式的创业帮助。也希望大家给予大学生创新创业者更多的支持、鼓励、帮助。今后还要进一步完善细化相关政策，调动和整合各方力量，并推动政策的有效落实，帮助更多大学生实现创业梦想，实现人生价值。

📊 重点小结

任务一　通知

一、通知"适用于发布、传达要求下级机关执行和有关单位周知或者执行的事项，批转、转发公文"。

二、通知的特点：使用的广泛性、功能的多样性、行文的简便性、强制的执行性。

三、通知的分类：发布、批转、转发性通知；知照性通知；指示性通知；会议通知和任免性通知。

四、通知的标题一般采用完整式标题即"发文机关+事由+文种"，有时可以加"紧急""重要""联合""补充"等词。

通知的正文一般包括缘由或根据、主要事项和执行要求三部分。

五、通知的写作注意事项：依法行文、内容具体、重点突出并注意时效。

任务二　请示

一、请示"适用于向上级机关请求指示、批准"。

二、请示的特点：呈请性、单一性、针对性、时效性

三、请示的分类：请求指示类、请求批准类。

四、请示的标题一般要求采用"完整式"，构成的三要素是"发文机关+事由

"+文种"，注意标题中不能出现"申请"、"请求"等词语，以避免与"请示"这一文种名重复。主送机关只能写一个主送机关，不能多头请示，不能越级请示。正文一般由"请示缘由+请示事项+结语"三部分组成。"请示缘由"必须阐述得具体、合情合理合规，条理清晰。"请求事项"只宜请求一件事。"结语"习惯"当否，请批示""妥否，请批复""以上请示，恳请批准"或"以上请示如无不妥，请批转各地区、各部门研究执行"等。

五、写作注意事项：必须严遵规则、一文一事、必须事前请示、实事求是、语言得体。

任务三　报告

一、报告"适用于向上级机关汇报工作、反映情况，回复上级机关的询问。"

二、报告的特点：汇报性、陈述性、单向性、事后性及沟通性等。

三、报告的分类：按报告内容和形式可以分为工作报告、情况报告、答复报告、递送报告等。

四、报告一般要求采用"完整式"标题，构成的三要素是"发文机关+事由+文种"，主送机关一般只送一个上级机关即可。正文一般由导语、主体和结语组成。主体一般包括基本情况、措施与办法、成效与问题、经验与教训、意见与建议、打算与设想等等。报告的形式多采用分条列项的方法逐层表达。

五、写作注意事项：不越级行文、主旨鲜明、重点突出和真实及时等。

任务四　纪要

一、纪要"适用于记载会议主要情况和议定事项。"

二、纪要的特点：纪实性与指导性、概括性与简要性、发布方式的独特性、格式制作的特殊性和备查性等。

三、纪要的分类：决策型纪要、协调型纪要、交流型纪要与研讨型纪要等。

四、会议纪要的标题主要有如下三种写法：会议名称+文种；单位名称+事由+文种或者事由+文种或纪要为题。成文日期可以写在标题下或文尾，如属会议通过的纪要，应该注明通过日期。正文结构如下：

$$导言+主体\begin{cases}①条项式写法\\②综合式写法+结尾（可有可无）\\③摘要式写法\end{cases}$$

五、写作注意事项：真实准确客观、抓住要点、突出中心、高度理论化、条理化并且语言通俗简洁。

项目三
生产经营管理文书

学习目标

知识要求
1. **了解** 企业经营管理常用的应用文体种类。
2. **熟悉** 总结、规章制度、招标书、合同的含义、特点、类别等。
3. **掌握** 总结、规章制度、招标书、合同的规范格式。

技能要求
1. 熟练掌握总结、规章制度、招标书和合同的写作方法。
2. 学会撰写总结、规章制度、招标书和合同等生产经营管理文书。

在日益发展的市场经济环境中，现代企业经营管理文书在人们的生活中发挥着越来越重要的作用。在现代经营活动中要科学地管理企业事务，也要做好企业之间的交流沟通和协作经营。本模块重点介绍总结、规章制度、招标书和合同这几种企业经营相关文书的含义、种类、特点、规范体式和写法，要求能正确界定各文种的适用范围，熟练掌握各类文书的写作技能，会运用应用文语言进行文书的规范撰写和纠错，力求能够达到应对今后实际工作的需要。

任务一　总结

◆ **实训任务**

一、 情境任务

仁济大药房连锁有限公司××分店，明天分部门召开年终总结会议。按照公司惯例，会上每个人都要公开述职并接受大家的评议。会后提交个人年终总结，作为个人业绩绩效考核的重要凭证。你知道述职报告与个人总结的区别吗？假如你是××分店 GSP 质量管理人员或营业员，你要怎么写这份年终总结？

康源医药公司储运部上半年圆满地完成了储运工作，作为储运部主任，周青青带领的团队表现突出。在公司召开的工作总结会上，周青青所做的上半年储运工作总结条理清晰又数据翔实，得到了公司领导的高度肯定。那么，一份总结要具备哪些方面的内容呢？

二、 实训要求

根据个人学习工作情况或以上情境任务，撰写一份总结。然后召开小组（或班级）总结活动并相互评议纠错。

三、 评价方案

评价权重，建议教师约占 60%、学生约占 30%、企业或其他专家约占 10%。评价等级，建议分为五等：优秀≥90分、良好≥80分、中等≥70、合格≥60分、不合格<60分。参考标准如下：

评价项目	评价要点	分值	得分
总结文稿 （60分）	1. 主题鲜明，重点突出，内容全面具体	20	
	2. 材料充实，数据翔实	20	
	3. 条理清晰，逻辑性强，结构严谨	10	
	4. 语句表达规范，文字简洁流畅	10	
总结发言 评议纠错 （30分）	5. 发言者精神饱满，普通话标准，吐字清晰，声音洪亮，语言表达准确流畅，熟练自然	20	
	6. 具备一定的评判和纠错能力。评议时能抓住重点，准确评议优缺点、提出合理的修改建议	10	
学习态度 综合素养 （10分）	7. 积极主动，热情参与，按时完成，责任心强。谦虚诚恳，礼貌大方，独立思考，具有一定的开拓创新精神	10	
参评对象：	评分人：　　　　　　　　　　　总分		

◆ 例文导读

【例文一】

一、标题：单位名称+时限+内容+文种

二、前言：概括指导思想和取得的主要成绩

三、主体：首先采用横式结构，分条概括主要成绩。不仅有措施，还有完成的情况，用数据说话，内容丰满，材料翔实。

××区食品药品监督管理局201×年上半年工作总结

201×年以来，在市委、市政府的正确领导下，我局深入贯彻党的十八大以来的重要文件精神，紧紧围绕服务大局、服务××的理念，始终坚持以确保食品药品安全为中心，切实履行食品药品监管职能，扎实推进各项工作。现将201×年上半年工作总结如下：

一、上半年主要开展的工作

（一）完善食品药品监管体制机制

201×年4月29日下午，××区召开201×年度全区食品药品安全监管工作会议。会议传达了201×年市食品药品安全委员会会议精神，部署201×年区食品药品安全监管工作，进一步解读和明确了食品药品安全"四员"职责，与区食安委成员单位和各街道、××社区签订了201×年区食品药品安全责任书，各责任单位、各街道食品药品安全工作均已纳入政府目标考核和领导干部综合考核评价。

（二）积极落实"一大三小"和明厨亮灶工作

1. 根据市食药局文件要求，印发了《区食品药品"一大三小"专项整治工作方案（201×-201×）》，全面推进食品及食用农产品批发市场（农贸市场）"228"、食品生产小作坊"119"、小药房"134·222"、小餐饮"353·122"治理模式。截至目前，正着手整治6个食品及食用农产品批发市场（农贸市场）和8家食品生产小作坊；开展餐饮服务食品安全示范街（××餐饮规范管理示范街）和食品药品安全示范（诚信）单位达标整治，力争年底前完成××餐饮示范街和示范店工作任务。

2. 根据《关于印发市餐饮服务明厨亮灶工程实施方案的通知》文件，采用"透明厨房"和"视频厨房"两种模式推进明厨亮灶工程。我区已在××城遴选一批基础设施较好、诚信守法的餐饮服务单位作为前期明厨亮灶推广单位。

（三）认真做好食品药品现场检查量化分级工作

我局认真落实市食药局印发的《市食品药品重点检查与随机抽查暂行办法》，已组织开展了全区 201× 年食品药品生产、经营、消费（使用）企业（单位）现场检查量化分级工作，正逐步建立起 201× 年全区统一的食品药品电子监管台账。同时，按照市食药局要求，按月公示公开动态评级结果。截至目前，已经开展量化分级食品生产经营单位 1358 户，其中食品生产企业 18 户，食品流通经营户 637 户，大中型餐饮 191 户，学校、企事业单位食堂 46 户，小×餐饮 334 户，保健食品经营户 59 户。药品生产经营单位共有 73 户，其中药品生产企业 2 户，药品流通经营户 39 户，药品使用单位 8 户，小×药房 24 户。

（四）开展食品安全宣传周系列活动

6 月 16 日上午，我局参加了市区举行的 201× 年食品安全宣传周启动仪式，并在活动现场设咨询台、放置宣传展板和发放宣传材料，现场接受群众咨询。食品安全宣传周期间，还开展食品安全宣传进村（社区）活动，发放新修订《食品安全法》图册，采取图文并茂的形式解读新法突出亮点，引导社会公众学法、懂法、用法，并持续开展食品安全科普宣传，普及食品安全科学知识，增强自我防范意识。

（五）认真做好食品药品方面举报投诉、案件查处和监督抽检工作

1. 上半年共处理食品药品举报投诉 25 起，查处案件 14 起。

2. 流通环节第一季度完成校园周边"五毛""一元"的油炸食品、豆制品、膨化食品及饮料共 10 批次抽检任务，第二季度完成 10 类食品共 50 批次抽检任务。消费环节完成辣椒、花椒 7 批次和发酵面制品 9 批次抽检任务。

（六）组织食品药品监管人员及关键人员培训

1. 承担了我局食品药品监管人员、各街道（××社区）食品药品"四员"参加市食药局业务培训的组织工作。街道方面包括管理员 8 人、宣传员 8 人、协管员 61 人、信息员 63 人，共计 140 人参加了培训。重点学习市食品药品现场检查量化分级表（201×版），进一步加强全区食品药品监管队伍建设，提高监管人员的综合业务水平。

2. 我局联合区教育局组织召开了全区中小学幼儿园食品安全培训会议，全区开办食堂的中小学、幼儿园校长园长及食品安全管理人员共 45 人参加了培训会议。在培训会议上，针对近期在学校、幼儿园食堂专项检查中发现存在的食品安全问题，提出整改措施和要求，并对学校幼儿园食堂食品安全操作规范相关要求及如何预防食物中毒等内容进行了培训讲解，进一步提高了全区中小学幼儿园负责人的食品安全意识和防控食品安全风险的能力，促进了食品安全

措施的落实。

（七）开展省、市食药局组织的各类专项检查行动

主要包括：农家乐餐饮服务食品安全专项检查、春季学校食堂食品安全检查、医疗器械"五整治"专项行动"回头看"工作、校园及周边劣质小食品整治、餐饮服务环节火锅原料底料和调味料专项整治工作、银杏叶药品召回工作。

（八）全力完成中、高考及高中学业水平测试期间食品安全保障工作。

为保障考试期间食品安全，我局成立了食品安全保障工作领导小组，印发《201×年中、高考及高中学业水平测试期间食品安全保障工作方案》，于201×年6月3日至6月25日期间，出动执法人员116人次，对考生集中住宿宾馆（含餐饮）、辖区内各考点和考生集中住宿宾馆周边餐饮服务单位和食杂店进行全面监督检查。通过定点、定岗、定人的方式，进行驻点监督、全程保障。着重以食品原料采购验收、食品储存、食品原料加工、备餐、供餐、餐饮具消毒、食品留样、从业人员个人卫生等环节为监管重点，及时排除潜在的食品安全风险，发现问题及时督导整改，切实做到餐餐监督、顿顿安全。

（九）积极落实食品安全示范区和食品药品安全城市创建工作

1. 4月29日组织召开201×年区食品药品安全委员会会议，解读了《区201×年食品安全示范县（市、区）创建评估验收标准及任务分解表》，将创建工作任务详细分解，责任到人；5月29日召开创建食品安全示范区推进会，进一步布置落实创建相关工作。

2. 对照《区201×年食品安全示范县（市、区）创建评估验收标准及任务分解表》，进行资料的补缺补差和整理装订工作，主要包括整理全区食品药品生产、经营、消费（使用）企业（单位）监管档案，对食品生产小作坊和农贸市场开展重点达标整治工作。

3. 通过食品安全宣传周和食品药品从业人员培训班等方式，深入开展食品药品安全宣传，广泛普及食品药品安全法律法规和科学知识，进一步强化食品药品生产经营者的诚信守法经营意识，提高食品药品安全管理水平，为加强食品药品监管营造良好社会氛围。

二、存在问题与下一步打算

（一）存在问题

1. 监管力量有待加强。全省食品药品监督管理机制调整后，区食品药品管理部门人员主要由原工商分局人员组成，食品药品监管人员并未增加很多，并且需要承担市级工商、质监、食品药品监管等工作职责，任务繁重。另外，全局监管人员年龄老化、执法车辆不足、专业知识不足、突发事件应急处置能力不足等方面问题难以满足现阶段食品药品监管需要，监管力量急需加强。

2. 监管对象门类齐全，任务繁重。我区处于城乡结合部，情况复杂，辖区范围内有国际会展中心、奥体中心、大学城、国家级开发区、寺庙，有众多批发市场、超市、商业综合体、企业食堂，监

其次，指出问题，并分析问题产生的原因。

围绕"监管""整治""创建"等主要目标谈打算，重点突出。

管对象数量多，监管难度大。

3. 食品生产加工小作坊、食品摊贩的监管存在难点和瓶颈。对于食品生产加工小作坊和食品摊贩，在国家立法层面上没有予以明确，在地方上也没有制定相应的地方性法规。由于食品生产加工小作坊点和食品摊贩点多面广，规模较小，生产条件差；经营者人员素质参差不齐；不具备产品检验能力，产品出厂无法检验；生产经营管理混乱，不按标准规范生产甚至无标准生产；部分小企业小作坊存在生产"三无"产品的行为，对其监管与执法中，存在监管力量不足、监管能力滞后以及缺乏法律法规支撑等问题。

（二）下一步打算

1. 完善监管机制，强化监管能力。在工作实践中不断摸索新的工作方法、工作思路，摒弃不适应现阶段监管工作需求的旧观念，掌握新技能，适应新领域，加快磨合。

2. 继续开展食品药品现场检查量化分级工作，建立起201×年全区统一的食品药品电子监管台账。

3. 扎实开展上级食品药品监管部门组织的各类专项整治活动，加大监管整治力度，严惩重处违法违规行为。

4. 以两个创建（食品药品安全城市创建、食品安全示范区创建）为抓手，继续重点推进"一大三小"和"明厨亮灶"工作，年底前完成整治达标任务。

【例文二】

<h2 style="text-align:center">质量管理部 201×年药品质量管理工作总结</h2>

今年，在公司领导的正确带领下，我们质量管理全体人员紧紧围绕 GSP 认证和商品质量中心，着力构建公司药品质量监管体系，积极认真履行 GSP 赋予的职责，努力提高监管和技术服务能力，为公司 GSP 认证和经营质量管理制度建设发挥了不可替代的作用，药品监管和服务各项工作取得了明显成效。现就一年来的主要工作总结如下：

一、主要成效

1. 积极推进 GSP 认证实施 公司启动 GSP 认证工作以来，质量管理部作为认证体系的核心部门，围绕认证大局，积极履行职责。重新调整公司质量管理领导小组，明确了质量管理职责。积极组织人员参加省、市药监局组织的 GSP 条款培训，多次实地参观、考察、学习其他企业的先进经验，同时针对 GSP 重点内容对全体员工进行了相关的培训和考试。对计算机质量控制功能进行指导设定，并根据 GSP 要求和公司实际需要设置了计算机岗位人员，明确了操作权限，对质量管理基础数据库进行了更新和维护，并制定出了计算机工作流程岗位流程图。完成了质量管理体系内审、质量风险评估资料、质量信息、质量档案、质量管理体系文件执行情况、质量查询、质量投诉及事故处理情况，以及不合格药品确认处理、药品不良反应报告等 GSP 认证检查相关资料的准备、补充、完善。指导监督验

一、标题：单位名称+时限+内容+文种

二、前言：概括工作重点和取得的主要成绩

三、主体：首先采用横式结构，分条概括主要成绩。不仅有措施，还有完成的情况，内容丰满，材料翔实。然后指出存在的问题，最后提出下一年度的重点工作。条理清楚，内容全面。

收、养护、储存、销售、退货、运输等环节质量管理工作，对购、销、存各个环节发现的问题及时协调解决，着重强调 GSP 认证检查当中容易出现差错的问题，查漏补缺，尽力改善。组织开展了四次 GSP 内审，对内审中发现的问题及时进行了整改落实。7 月份网上成功提交认证资料后，在大家的共同努力下，8 月底一次性顺利通过了省认证评审中心的验收，取得了 GSP 认证证书。

2. 强化药品经营过程监管　GSP 认证结束后，工作重心由 GSP 认证转移至日常监管能力建设上来，我部对药品采购活动、验收、储存及销售等环节实行全程质量控制。同时，开展了质量教育，培训和其他工作。印制 GSP 手册 900 本，开展员工培训 6 次，主要内容为新版 GSP 零售内容的培训、新版 GSP 经验介绍、重点岗位员工进行新的《医疗器械监督管理条例》培训等。建立了试题库，如关于特药管理试题、医疗器械管理试题、新版 GSP 试题等。完成公司、批发部、×××××连锁公司年度药监局继续教育培训工作，共计培训95 人，全部取得上岗证。参加省局、市局新版 GSP 认证、继续教育培训等会议共计 10 余次。多次到连锁公司指导相关门店资料的准备与申报，修改等工作。对连锁公司进行新版 GSP 认证工作的指导和检查，制定出内审方案两套。指导修订×××××质量管理制度执行情况检查考核表一份。就新版 GSP 认证工作准备情况、加强药品电子监管工作等召开了店长、门店质量负责人工作会议 6 次。

3. 积极配合省、市局有关检查，督促整改有效落实　从元月份至今，除 GSP 认证现场检查验收外，其余共接受市药监局、稽查局监督检查、专项检查累计 15 次，督促整改并提交整改报告 4 份。对检查中出现的问题和情况及时上报落实处理。参加药监局召开的药品质量安全风险评估会议、质量会议 8 次。参加民主测评会议 5 次。3 月份完成公司《药品流通许可证》资料的准备和验收工作。6 月份完成公司质量负责人和质量机构负责人的资料准备和网上提交工作。10 月份完成公司注册地址（门牌号码变更）资料的准备和网上提交工作，且制定质量责任追究管理办法一套。

二、存在的问题

质量管理部是公司的质量管理核心部门，GSP 明确赋予其独立的质量否决权，在质量管理体系运行中处于十分重要的地位。由于受诸多客观因素的制约，影响了其职能的充分发挥，总体表现出与GSP 的要求还相差甚远，主要表现在以下几个方面：

1. 质量监管经营过程需要发展和完善　公司刚刚通过 GSP 认证，但要真正从思想上更新传统管理的旧观念、接受和领会并牢固树立 GSP 的新理念，依然是今后长期而艰巨的任务。因为工作的标准化、程序化一方面需靠员工主动自觉性完成，另一方面需外在的管理制度来约束，规范其行为。目前质管部监管能力、技术服务水平、创新能力等与同行先进企业相比差距很大，质量管理工作仍处于不断摸索和完善的初级阶段。

2. 质量职责不明致使经营管理与质量管理相脱节　质管部并没

有和公司的其他管理部门有机地结合在一起。采供部、营销部、财务部也将和质量有关的事项全推给了质管部。这样便给质管部造成无形的负担，严重影响质管部的工作，也使得质量管理与经营管理脱节，导致有章不循，质量问题时有发生。公司对质量管理部的监管工作支持不力，偶有只考虑眼前的经济利益而放弃质量原则，使质量管理部的日常监管中存在漏洞而出现质量问题。

3. 管理权限微弱，文件贯彻执行力不够　质量管理是公司管理活动的重要内容，监管责任重大，是公司职能发挥和药品质量保障的关键部门，但担当的责任与赋予的权力不对等，明显影响部门的工作效率。同时，公司虽然花了大量的人力、财力、物力来编制质量管理体系文件，但是这些质量管理体系文件并没有被认真严格地组织实施，在具体的执行过程中并没有约束力。

三、下一年度的重点工作

1. 提高质量管理工作人员素质　①是严格制定和实行质量管理人员的专业、学历要求，人员聘用要提高门槛。②是建立定期学习培训机制，派人员外出学习、强化质量验收养护人员操作技能培训，提高药品质量管理人员的素质。③是继续稳定质量管理人员队伍，使其严把药品质量检验关，杜绝不合格商品进入公司，防止不合格商品出库销售。

2. 加强监督管理　要严格按照《药品管理法》《药品经营质量管理规范》的规定，加大对销售过程中的日常监督检查的力度，督促和监督严格按照 GSP 要求组织销售，加强采购、验收、储存和销售各环节的质量控制，把质量监管责任落到实处，确保药品质量。

3. 坚持开展 GSP 培训　GSP 培训是提升公司管理水平和挖掘内部人才的重要手段和途径，要通过各种各样的培训，促使员工掌握完成好本职工作所必须具备的知识和技能。下一年度要继续配合公司办公室开展 GSP 培训，进一步改善技术服务质量，提升服务水平。

今年是公司不平凡的一年，是难忘的一年，也是公司实现飞速发展的关键年。质量管理工作使命光荣，责任重大。让我们在公司领导和全体员工共同努力下，进一步振奋精神，团结一致，以更加良好的精神状态，更加扎实细致的工作作风，更加快捷的工作效率，把好药品质量关，为保证药品质量安全和推动公司创业发挥更大作用，做出新的贡献！

◆知识要点

一、必备知识

（一）总结的含义

总结是单位或个人对某一个时期或某一方面的工作做出系统的回顾归纳、分析评价，从中找出经验教训，得出规律性认识，用以指导今后工作和学习的事务性文书。

总结在实际工作中的作用有三方面：其一，评估得失、总结经验、把握规律；其二，汇报工作、交流情况、共同提高；其三，积累史料、形成档案、以备查询。

（二）总结的特点

1. 客观性　总结是对过去工作的回顾和评价，因而要尊重客观事实，以事实为依据。

2. 实践性　总结反映的是本地区、本单位或作者自身的实践活动，总结的对象是自身而非他人。因此，总结的材料完全来自自身的工作实践，而不是东拼西凑，到处"借用"。总结的观点完全是从自身的工作实践中概括出来的认识和规律，而不是随意套用文件、报刊上的观点。

3. 指导性　通过工作总结，深知过去工作的成绩与失误及其原因，吸取经验教训，指导将来的工作，使今后少犯错误，取得更大的成绩。

4. 理论性　总结不仅要陈述情况，摆工作成绩，找出工作中存在的问题，对整个工作做出估计和评价，更重要的是要对工作中各方面情况进行分析研究，综合概括，把零散的、肤浅的感性认识上升为全面的、本质的理性认识，找出规律性。能否进行理性分析、找出规律，是衡量一篇总结是否合格、成功的标准。

（三）总结的分类

总结从性质、内容、时间、范围等角度可划分出以下不同类型：

1. 按性质划分　可分为综合总结和专题总结。

2. 按内容划分　可分工作总结、学习总结、思想总结、科研总结、教学总结、会议总结。

3. 按时间划分　可分为年度总结、季度总结、月度总结、阶段性总结等。

4. 按范围划分　可分为全国性总结、地区性总结、部门性总结、本单位总结、班组总结、个人总结等。

总结也有各种别称，如自查性质的评估及汇报、回顾等都具有总结性质，常用的小结、体会，也属于总结的范畴。

二、写法指南

（一）格式与写法

总结一般是由标题、正文、落款几个部分构成。

1. 标题　总结的标题可分为三种。

第一种标题，一般由单位名称、时限、内容、文种组成。如《××市食品药品监督管理局××年度工作总结》。

第二种标题，以单行标题概括主要内容或基本观点，不出现总结字样，但对总结内容有提示作用。如某企业的专题总结《技术改造是振兴企业之路》。

第三种标题为双行式标题，即正副标题，正题揭示观点或概括内容，副标题点明单位、时限、性质和总结种类。如《知名教授上讲台　教书育人放异彩——××大学德育工作总结》

2. 正文　正文一般又分为三个部分：前言、主体和结尾。

（1）前言一般概述情况，总体评价，提纲挈领，总括全文。或概括说明总结的时间、指导思想、形势背景、事情的大致经过等；或总括提示总结的中心内容，如主要经验、成绩与效果等，或简要说明工作的过程、基本情况、突出的成绩等。不管以何种方式开头，都应力求简洁，开宗明义。

（2）主体　是总结的主要部分，是总结的重点和中心。内容包括基本情况、成绩和做法，经验与教训，今后的打算等几个方面。

基本情况是对自身情况和形势背景的简略介绍。如果是单位总结，自身情况包括单位性质、基本建制、主要工作任务等；形势背景包括企业发展情况、有关方针政策、指导思想等。

成绩和做法要写清具体做了哪些工作，采取了什么措施、办法和步骤，有何效果等。这是总结的主要内容之一，需要较多的事实和数据，但切忌罗列事件，记流水账。

经验教训指的是通过对实践过程进行认真的分析，总结成绩、缺点和不足之处，找出规律性的东西，使感性认识上升到理性认识，用以指导今后的工作实践。

今后的打算主要写清楚将怎样发扬成绩、纠正错误，取得更新更大的成绩。

这部分应写得条理分明，层次清楚。

主体部分常见的内在结构形态有三种。

①纵式结构　即按照事物或实践活动的过程安排内容。写作时，把总结所包括的时间划分为几个阶段，按时间顺序分别叙述每个阶段的成绩、做法、经验、体会。这种写法的好处是事物发展或社会活动的全过程清楚明白。

②横式结构　按事实性质和规律的不同，分门别类地依次展开内容，使各层之间呈现相互并列的态势。这种写法的优点是各层次的内容鲜明集中。

③纵横式结构　安排内容时，既考虑到时间的先后顺序，体现事物的发展过程，又注意内容的逻辑联系，从几个方面总结出经验教训。这种写法，多数是先采用纵式结构，写事物发展的各个阶段的情况或问题，然后用横式结构总结经验或教训。

主体部分的外部形式，有贯通式、小标题式、序数式三种情况。

①贯通式　适用于篇幅短小、内容单纯的总结。它像一篇短文，全文之中不用外部标志来显示层次。

②小标题式　小标题式将主体部分分为若干层次，每层加一个概括核心内容的小标题，重点突出，条理清楚。

③序数式　序数式也将主体分为若干层次，各层用"一、二、三……"的序号排列，层次一目了然。

（3）结尾　是总结的最后一部分，应针对前面所指出的存在的问题和教训，提出切实可行的改进措施。再根据实际情况和上级要求提出新的奋斗目标。这部分应写得简短利索。

3. 落款　落款包括单位名称和成文日期。如果总结的标题中没有写明总结者或总结单位，就要在正文右下方写明。最后还要在署名的下一行写明成文日期。

（二）写作注意事项

1. 要充分占有材料　总结就是总括事实、得出结论，没有事实就无法得出结论。所以必须花大精力去搜集、积累材料，使材料准确、典型、丰富。

2. 要实事求是　成绩不夸大，缺点不缩小，更不能弄虚作假。这是分析、得出教训的基础。

3. 要条理清楚　总结是写给别人看的，条理不清，人们就看不下去，即使看了也不知其所以然，这样就达不到总结的目的。

4. 要详略适宜　材料有本质的、有现象的，有重要的、有次要的，总结的选材不能求全贪多，要根据实际情况和总结的目的，把那些既能显示本单位、本地区特点，又具有一定普遍性的材料作为重点选用，写作时要去芜存精，讲究主次和详略。

5. 要注意共性，把握个性　反映特点、找出规律，这是撰写工作总结的重点。每个单位都有自己的特点，好的总结应当总结出那些具有典型意义的、反映自身特点的以及带规律性的经验教训。

◆拓展阅读

计划

一、计划的含义

计划是单位、部门或个人对未来一定时期内要做的工作从目标、任务、要求到步骤预先做出设计安排的事务性文书。

计划是计划类文书的统称。按内容涉及的范围大小、期限长短和实施步骤的详略不同，计划有以下不同的名称，如规划、方案、安排、设想、打算、要点等。

二、基本内容

计划的内容要素有目的（为什么做）、任务和要求（做什么）、措施与步骤（怎么做）、时限（何时做）。计划的内容虽然不同，但写法基本一致。一份完整的计划一般包括标题、前言、主体、落款四个部分。

（一）标题

计划的标题一般由计划的制定单位名称、计划时限、计划内容性质及计划名称四部分组成，如《××大学201×年人才引进工作计划》。当然，这四部分也可视情况而省略其中一到两部分。

另外，计划的稿本方式有初稿、征求意见稿、草案、送审稿、讨论稿、试行稿等。稿本方式反映文本的成熟状况，一般在标题尾部加括号注明，如《××市食品药品监督管理局201×年工作计划（讨论稿）》。

（二）正文

在标题下一行空两格起写正文，应包括以下内容：

1. 前言　主要阐明制定计划的指导思想、依据和目的，有时还需简要分析基本情况，说明编制计划的缘由。前言文字力求简明，以讲清制订本计划的必要性、执行计划的可行性为要，应力戒套话、空话。

2. 主体　如果说引言回答了"为什么做"的问题，那么主体要回答"做什么""怎样做""何时做"等问题。

（1）目标和任务　首先要明确指出总目标和基本任务，随后应根据实际内容进一步详细、具体地写出任务的数量、质量指标。必要时再将各项指标定质、定量分解，以求让总目标具体化、明确化。这部分既可以分条分项写，也可以列成表格，或将部分列成表格，作为附件处理。

（2）办法与措施　以什么方法、用什么措施确保完成任务实现目标，这是有关计划可操作性的关键一环。所谓有办法、有措施就是对完成计划须动员那些力量，创造那些条件，排除那些困难，采取哪些手段，通过哪些途径等心中有数。这既需要熟悉实际工作，又需要有预见性，而关键在于有实事求是的精神。唯有这般，制订的措施、办法才是具体的、切实可行的。在这一部分中，为了眉目清楚，一般都分条分项写。

（3）时限与步骤　工作有先后、主次、缓急之分，进程又有一定的阶段性，为此在计划中针对具体情况应事先规划好操作的步骤、各项工作的完成时限及责任人，这样才能职责明确、操作有序、执行无误。

总之，主体部分内容要写得周密详尽、具体明白。语言应力求简洁通俗、条理清晰。

（三）结束语

这是计划的辅助、补充部分。可以写一些计划正文不宜写的，如计划制定过程和修改时什么人提出好的意见等；或强调工作中的重点和主要环节；或分析实施过程中可能产生的问题；或展望计划实施的前景，还可以发出号召，激励大家为实现计划而努力。

（四）落款

在正文右下方写明制定计划的单位名称和个人姓名、制订计划的时间。如果标题中已写明单位名称的，落款则不必再写。

三、写作案例

××县食品药品监督管理局201×年工作计划

201×年，是全面建成小康社会决胜阶段的关键之年，是实施"十三五"规划开局之年，也是市场和质量监督管理局（食品药品监督管理局）新组建后全面履职的第一年。面对新形势新任务，特制订如下工作计划。

201×年工作的总体要求：以邓小平理论和"三个代表"重要思想为指导，认真贯彻党的十八大以来历次中央会议精神，以科学发展观统领食品药品监管全局，树立和实践科学监管理念，着力整顿和规范市场秩序，着力推进依法行政，着力加强监管队伍建设，着力解决食品药品领域损害群众切身利益的突出问题，着力解决制约和影响市场监管的瓶颈和难点问题，不断提升保障和服务公众饮食用药安全的水平，为建设幸福××营造良好的食品药品安全社会环境。

一、严格行政许可，把好准入关

严格食品药品行政许可审批关，防止不具备安全保障条件的企业进入市场。同时严格履行许可时限承诺服务，确保行政许可业务办结率为100%，群众满意率不低于98%。

二、加强日常监督，筑牢食品药品安全监管防线

根据企业的不同情况，制定监管计划，确定检查时间、对象、步骤、检查重点和检查标准，并结合卫生城市复审、文明城市测评等工作，实行网格化管理，对食品药品市场主体进行全方位的综合性检查。同时坚持政府监管和社会监督相结合、专业监管与社会参与相结合的原则，组织动员社会各方面力量参与食品药品安全监督，全方位构建监管防线。

三、实行部门联动，深化系列专项整治

继续保持打击违法犯罪行为的高压态势，采取行政监督和技术监督相结合的方式，组织开展食品药品各项专项整治，与公安部门保持密切联系和互动，实现行政执法与刑事司法的有机衔接，完善涉嫌违法犯罪案件的联办机制，依法从严从重查办"四品一械"违法犯罪行为。

四、强化信用建设，建立有效的信用评价机制

进一步完善信用体系建设，全面推行信用等级管理，健全食品药品信用档案，加快推进零售药店信用等级评定工作，强化自律意识；完善和推行餐饮服务量化分级管理，推进餐饮单位量化分级管理提质升级，倡导自律诚信经营。

五、关注民生实事，实施食品安全放心工程

继续创建餐饮服务食品安全示范单位工作，抓紧推进9家学校食堂"阳光厨房"视频监控系统建设；加快推进在××城区中心区范围内主要食用农产品、食品的批发市场、集贸市场、大型商场超市建设食品安全快速检测体系，开展食品安全快速检测工作。

六、加大宣传引导，强化食品安全法治建设

以"六五"普法工作及创全国先进区为契机，加大对新修订的《食品安全法》《药品管理法》《××省食品生产加工小作坊和食品摊贩管理条例》等食品药品安全法律法规的宣传培训力度，组织食品药品科普宣传志愿服务队开展食品安全"进社区"活动，动员社会力量参与食品安全公益宣传和科普工作。

七、加强学习培训，提升监管队伍综合素质

针对普遍存在专业知识薄弱、执法经验欠缺等问题，立足于打造学习型和专家型监管执法队伍的要求，加强对干部职工的思想政治教育，食品、药械、保化产品监督管理法律法规和相关理论实务知识的学习，加强调查取证、文书制作等现场执法程序、方法技巧、检验检测技能等专项培训和业务考核，提升行政监管队伍、监督执法队伍、技术支撑队伍能力素质。

目标检测

一、选择题（请将正确选项填写在题后的括号内。）

1. 总结的基本格式包括（   ）
   A. 标题　正文　结尾　　　　　　　B. 标题　正文　落款
   C. 标题　前言　正文　　　　　　　D. 前言　主体　结尾

2. 总结要说明的是（   ）
   A. 要做什么　做得怎样　　　　　　B. 要做什么　何时去做
   C. 做了什么　做得怎样　　　　　　D. 要做什么　如何去做

3. 总结主体部分常见的内在结构有（   ）
   A. 贯通式　小标题式　序数式　　　B. 纵式　横式　贯通式
   C. 横式　　贯通式　小标题式　　　D. 纵式　横式　纵横式

4. 总结的双行式标题一般是（   ）
   A. 副标题揭示观点或概括内容，正标题点明单位、时限、性质和总结种类
   B. 正标题揭示观点或概括内容，副标题点明单位、时限、性质和总结种类
   C. 一般由单位名称、时限、内容、文种组成
   D. 以单行标题概括主要内容或基本观点，不出现总结字样

5. 总结的结尾要写得（   ）
   A. 条理分明　层次清楚　　　　　　B. 条理分明　内容翔实
   C. 简洁自然　干脆利落　　　　　　D. 简明扼要　开宗明义

二、判断题（请在正确判断的括号内打"√"，错误的打"×"。）

1. 总结可以分为专题总结、个人总结、综合总结等。（   ）
2. 总结主要是对未来一段时间内要做的工作进行设计安排。（   ）
3. 总结的主体部分主要介绍具体情况和做法、成绩与经验、存在问题与教训等方面。（   ）
4. 写作总结时可以把成绩夸大点，缺点缩小点，尽量回避缺点。（   ）
5. 总结的正文包括前言、主体、结尾、落款几个部分。（   ）

三、纠错题（对照总结的写作要求，指出下面这篇文章存在的问题。）

大学一年级个人总结（节选）

新的学期，科目比上学期减少了，自由的时间也就多了。不过我并没有上学期的无所

事事的感觉，反而觉得有很多事要做，活得很充实。两星期的医院实习，让我们多了一个实践动手能力的机会，也许这也是我们所缺少的。虽然两个星期的实习很苦，但是我们很快乐。休息时，我们坐成一排有说有笑，哪像是受过"苦"的人嘛！转眼两个星期过去了，带着那份未尽的愉悦回到课堂，回到了我们已经熟悉的世界……

生活中我变得更自信，每天都给太阳一个阳光般的微笑。"卫生百分百"那是我们的口号和目标，"文明宿舍"就是我们的见证，"流动红旗"就是我们努力的回报，我们的动力是"环境造就人才，一个温馨舒适的环境有利于个人成长和个性的发扬。"团结就是力量"最适合我们，6个人不同的性格，鲜明的个性，不同的地域风俗拼成了一个和谐，默契的大家庭。当然我们也会偶尔有阵雨，也会泛起一阵涟漪，但最终还是归于融合，我们就像是一支正在上演的交响乐的乐队，作为寝室长，我出演的是指挥者的角色，我的责任便是融入其中保证交响乐的演奏达到最高境界。

我总觉得能帮助别人是我的荣幸，四月份的义务献血后，我并没有后悔过，反而觉得很开心，也许那点血对我来说并没有什么，可说不定会救活一个人呢！

学习上，也没有了上学期那种模糊的感觉，上课时的思路变得很清晰。面对计算机程序操作，困难挺多的。一开始几周根本听不懂，后来还可以，"强化"了一阵后，对讲的内容也能理解了。正常的晚自习除了看教科书，其实也可以看些别的。我总觉得我们的知识面太窄了，盲区太多了，还未达到一个标准大学生的知识水准。为了扩充知识，看了本《围城》和其他几本小说。

一年一度的春季运动会，让我目睹了大学运动会的壮观和气派。我虽不具备运动员的条件，但也荣幸地成了一名服务员。虽然我不是天生的运动员，但是我也有运动细胞。我有很多爱好，如乒乓球、篮球、足球之类。这学期"三八"节那天我们班和邻班的女生篮球赛我参加了，我体验到了一种运动的快感，当然还有最后成功的激动和喜悦的心情，还有系乒乓球赛，虽未进入决赛，但快乐的心情并不少，对它的热爱也没有减少过。运动会开幕式真的很不错，当时我就特羡慕那些运动员，我觉得成为一名运动员很光荣。虽然赛场上没有我的份，可我还是准时到场为运动员们加油，喝彩！

四、写作题

1. 根据以下内容，写一篇个人学习总结。

我校与海王生物药品公司建立了交流合作关系。学校派部分三年级的学生前往海王生物公司进行为期一个月的观摩学习。学习结束后，班级组织学生进行观摩学习交流汇报。请你将一个月的所学所闻所感，写成个人学习总结，在班级交流汇报。

2. 在上半期学习生活工作中，每位同学都取得了一定的成绩。请你结合自身实际，回顾上半期的学习生活工作情况，写一篇期中总结。

任务二　规章制度

◆ 实训任务

一、任务情境

仁济大药房连锁有限公司××分店即将开业，店长李力平为了规范药店的经营，精心设计了店员守则，张贴在即将开业的新药店的显著位置。守则起什么作用？该如何写作呢？

新的 GMP 颁布实施后，为了严格执行药品生产质量管理规范，康源制药公司制定了新的车间管理规定。规章制度的写作有哪些要求呢？

二、 实训要求

根据以上情境任务或班级寝室情况，拟写一则药店工作人员守则，或班级管理制度（寝室公约），并在全班讨论交流，将制定的班级管理制度或寝室公约在教室或寝室公开张贴。

三、 评价方案

评价权重，建议教师约占 60%、学生约占 30%、企业或其他专家约占 10%。评价等级，建议分为五等：优秀≥90 分、良好≥80 分、中等≥70、合格≥60 分、不合格<60 分。参考标准如下：

评价项目	评价要点	分值	得分
制度或公约文稿（70 分）	1. 主题突出，观点鲜明	10	
	2. 内容简洁	15	
	3. 条理清晰，结构严谨	15	
	4. 表述准确，文字精练流畅	15	
	5. 文种正确，格式规范	15	
综合素养展示效果（30 分）	6. 能够抓住主要错误，修改意见中肯	10	
	7. 积极主动，热情参与，按时完成，责任心强。团结协作，开拓创新精神好	10	
	8. 排版合理、制作美观、色彩和谐	10	
参评对象：	评分人：	总分	

◆ 例文导读

【例文一】

一、标题：
事由+文种

二、前言：
制定目的与依据

三、正文：
分条说明规定的具体内容

并补充说明解释权属

非处方药专有标识管理规定

为规范非处方药药品的管理，根据《处方药与非处方药分类管理办法（试行）》，规定如下：

一、非处方药专有标识是用于已列入《国家非处方药目录》，并通过药品监督管理部门审核登记的非处方药药品标签、使用说明书、内包装、外包装的专有标识，也可用作经营非处方药药品的企业指南性标志。

二、国家药品监督管理局负责制定、公布非处方药专有标识及其管理规定。

三、非处方药药品自药品监督管理部门核发《非处方药药品审核登记证书》之日起，可以使用非处方药专有标识。非处方药药品自药品监督管理部门核发《非处方药药品审核登记证书》之日起 12 个月后，其药品标签、使用说明书、内包装、外包装上必须印有非处方药专有标识。未印有非处方药专有标识的非处方药药品一律不准出厂。

四、经营非处方药药品的企业自 2000 年 1 月 1 日起可以使用非处方药专有标识。经营非处方药药品的企业在使用非处方药专有标识时，必须按照国家药品监督管理局公布的坐标比例和色标要求使用。

五、非处方药专有标识图案分为红色和绿色，红色专有标识用于甲类非处方药药品，绿色专有标识用于乙类非处方药药品和用作指南性标志。

六、使用非处方药专有标识时，药品的使用说明书和大包装可以单色印刷，标签和其他包装必须按照国家药品监督管理局公布的色标要求印刷。单色印刷时，非处方药专有标识下方必须标示"甲类"或"乙类"字样。

非处方药专有标识应与药品标签、使用说明书、内包装、外包装一体化印刷，其大小可根据实际需要设定，但必须醒目、清晰，并按照国家药品监督管理局公布的坐标比例使用。

非处方药药品标签、使用说明书和每个销售单元包装印有中文药品通用名称（商品名称）的一面（侧），其右上角是非处方药专有标识的固定位置。

七、违反本规定，按《药品管理法》及相关法律规定进行处罚。

八、本规定由国家药品监督管理局负责解释。

【例文二】
中华人民共和国医务人员医德规范及实施办法

（1988 年 12 月 15 日中华人民共和国卫生部颁布）

第一条　为加强卫生系统社会主义精神文明建设，提高文明医务人员的职业道德素质，改善和提高医疗服务质量，全心全意为人民服务，特制定医德规范及实施办法（以下简称"规范"）。

第二条　医德，即医务人员的职业道德，是医务人员应具备的思想品质，是医务人员与病人、社会以及医务人员之间关系的总和。医德规范是指导医务人员进行医疗活动的思想和行为的准则。

第三条　医德规范如下：

（一）救死扶伤，实行社会主义的人道主义，时刻为病人着想，千方百计为病人解除病痛。

（二）尊重病人的人格与权利，对待病人不分民族、性别、职业、地位、财产状况，都一视同仁。

（三）文明礼貌服务，举止端庄，语言文明，态度和蔼，同情、关心和体贴病人。

（四）廉洁奉公，自觉遵纪守法，不以医谋私。

（五）为病人保守医密，实行保护性医疗，不泄露病人隐私与秘密。

（六）互学互尊，团结协作，正确处理同行同事间的关系。

（七）严谨求实，奋发进取，钻研医术，精益求精，不断更新知

一、标题
单位+事由+文种
二、颁布时间和单位

三、制定目的
解释医德和医德规范
四、分条说明规范的内容
实施办法
适用范围
实行时间

识，提高技术水平。

第四条 为使本规范切实得到贯彻落实，必须坚持进行医德教育，加强医德医风建设，认真进行医德考核与评价。

第五条 各医疗单位都必须把医德教育和医德医风建设作为目标管理的重要内容，作为衡量和评价一个单位工作好坏的重要标准。

第六条 医德教育应以正面教育为主，理论联系实际，注重实效，长期坚持不懈。要实行医院新成员的上岗前教育，使之形成制度。未经上岗前培训不得上岗。

第七条 各医疗单位都应建立医德考核与评价制度，制定医德考核标准与考核办法，定期或者随时进行考核，并建立医德考核档案。

第八条 医德考核与评价方法可分为自我评价、社会评价、科室考核和上级考核。特别要注意社会评价，经常听取患者和社会各界的意见，接受人民群众的监督。

第九条 对医务人员医德考核结果，要作为应聘、提薪、晋升以及评先进工作者的首要条件。

第十条 实行奖优罚劣。对严格遵守医德规范、医德高尚的个人，应予表彰和奖励。对于不认真遵守医德规范者，应进行批评教育。对于严重违反医德规范，经教育不改者，应分别情况给予处分。

第十一条 本规范适用于全国各级各类医院、诊所的医务人员，包括医生、护士、医技科室人员和工勤人员也要参照本规范的精神执行。

第十二条 各省、自治区、直辖市卫生厅局和各医疗单位可遵照本规范精神和要求，制定医德规范实施细则及具体办法。

第十三条 本规范自公布之日起实行。

◆知识要点

一、 必备知识

（一）规章制度的含义

规章制度是国家机关、社会团体、企事业单位，为了维护正常的工作、劳动、学习、生活的秩序，保证各项政策的顺利执行和各项工作的正常开展，依照法律、法令、政策而制订的具有法规性或指导性与约束力的应用文，是各种行政法规、章程、制度、公约的总称。

规章制度的使用范围极其广泛，大至国家机关、社会团体、各行业、各系统，小至单位、部门、班组。它是国家法律、法令、政策的具体化，是人们行动的准则和依据，因此，规章制度对社会经济、科学技术、文化教育事业的发展，对社会公共秩序的维护，都有着十分重要的作用。现代企业注重科学规范的管理，规章制度的制定尤其重要。

（二）规章制度的特点

1. 约束性 规章制度明确规定了应该做什么，不应该做什么。它是人们的行为准则，一经生效，有关单位或个人就必须严格遵守或遵照执行。如果违反有关条例，就要受到相应的处罚。

2. 权威性 规章制度的权威性来源于机关单位的权威性。规章制度的作者是法定的，即依法能以自己的名义行使权力与承担义务的组织。规章制度是这些法定作者根据自己的职责和权限制订，是本级机关权力意志的反映。

3. 稳定性 规章制度既然是人们的行为准则，就不宜经常变动和修改，应具有相对稳定性。因此，不能将脱离实际的条文，属于临时性的、个别性的问题，暂还没有条件实行的问题引入规章制度。但并不是说规章制度是一成不变的，在条件成熟的时候或环境发生了变化，我们应该及时修改并使之完善。

（三）规章制度的分类

规章制度包括行政法规、章程、制度、公约四大类。不同的类别，反映不同的需要，适用于不同的范围，起着不同的作用。现代企业管理中经常使用到的规章制度有如下几种：

1. 规定 规定是机关或职能部门为贯彻某一政策或开展某项管理工作、活动，而提出原则要求、执行标准与实施措施的规范性公文。它是法律、政策、方针的具体化形式，是处理问题的法则依据。它内容细致，可操作性较强。例如：《关于制止低价倾销工业品的不正当价格行为的规定》《关于出版物上数字用法的试行规定》。

2. 办法 办法是对有关法令、条例、规章提出的具体可行的实施措施，是对国家或某一地区政治、经济和社会发展的有关工作、有关事项的具体办理、实施提出切实可行的措施。办法重在可操作性。它的制发者是国务院各部委、各级人民政府及所属机构。例如：《××工业学校班主任工作考核办法》《广东省普及九年制义务教育实施办法》。

3. 制度 制度是党政机关、社会团体、企事业单位为加强对某项工作的管理而制定的要求有关人员共同遵守的规范性文书。它的制发者是机关团体、企事业单位及其部门。例如：《安全生产制度》《××地区环保局廉政制度》。

4. 守则 守则是党政机关、社会团体、企事业单位为维护公共利益和工作秩序，向所属成员发布的行为准则和道德规范。守则的制定有三个依据：一是党和国家的方针、政策，二是有关法律、法规，三是全社会共同遵守的道德规范。它的制发者是机关团体、企事业单位及其部门。例如《汽车驾驶员守则》《高等学校学生守则》。

二、 写法指南

（一）格式与写法

1. 标题 规章制度的标题有两种情况，一种是由适用范围、基本事项、文种组成，如《银海医药公司固定资产管理制度》。另一种由事由和文种组成，必要时可以在文种前加"试行"或"暂行"，也可在标题后加括号标明"试行"。如《医疗器械说明书、标签和包装标识管理规定》《季度奖金发放办法（试行）》。

规章制度可以将制发的时间和依据加括号标注于标题之下正中位置，如"（国家税务总局1999年9月23日印发）"。

2. 正文 正文内容通常由三部分组成：规定缘由，规定内容，施行说明。大多采用条款式，这是区别于其他文体的重要特征之一。

正文的写作有下面两种形式：

（1）通篇分条式写法 这种写法直接分条，把规定缘由作为规定的第一条，来阐述缘由或法律依据；然后逐条分述规定的具体内容；最后写施行说明。

（2）引言加条款式写法 这种写法跟通篇分条式写法比较相似，只是引言不列入条款，而是为了强调，单独放在文章的开头，用来交代根据、目的、意义，然后再逐条分述规定的内容和施行说明。结语补充说明其他未尽事宜的处理办法及执行时间。

内容较为单一的守则、须知等规章制度往往前无引言后无结语，以条目开篇，以条目结尾。

3. 落款 落款写制定机关单位和日期。如果标题已经反映了这方面内容，末尾则不必重复出现。

（二）写作注意事项

1. 内容要有针对性　内容是规章制度的内核和基础，除了必须真实准确之外，还必须有明确的指向性。同样一种规章制度，在不同的部门和单位里往往有不同的侧重点和不同的内容要求。

2. 内容要有依据性　任何规章制度都必须有法律依据或政策依据，必须符合党和国家的政策、法令，不允许与之相抵触或违背。要符合本单位或部门的实际情况，只有依据实际情况制定的规章制度才是切实可行的。

3. 内容要有协调性　为确保规章制度的可行性，写作时必须十分注重与同类规章制度的联系与协调。如规章制度从什么时间开始执行，各级有什么权限，衡量的标准是什么等等。标准要统一，口径要一致，步调要协调，避免出现矛盾或混乱。

4. 讲求体式结构的规范性　规章制度属于法规性文书，具有一定的约束力，因而其文字表述必须严谨、周密、规范。既要体现严肃性，又要考虑稳定性。

◆拓展阅读

仁济大药房连锁有限公司××分店药店员工工作守则

1. 坚持"便民，高效，廉洁，规范"的服务宗旨，为顾客提供优良服务。

2. 班组之间、同志之间相互尊重，团结友爱，维护药店人员良好形象。不得无理取闹、打架斗殴、造谣生事。

3. 牢固树立诚信观念，强化信用意识。真诚对待顾客，务必信守承诺。

4. 严格遵守国家法律法规，严格遵守药店各项规章制度，严格施行岗位责任制，按照规定的职责权限和工作程序履行职责，严格、公正、文明服务。

5. 尽职尽责做好本职工作。工作时间不消极怠工、不迟到、不早退，不干私活、不串岗、不玩游戏、不吸烟、不打瞌睡、不吃零食、不打闹嬉戏，不大声说笑、喧哗等。

6. 主动热情接待顾客，态度谦和，语言文明。认真对待顾客的每个需求，做到热情招呼，微笑待客，礼貌谢别。对用户正确介绍药品的性能、用途和注意事项，说话诚恳，实事求是，不夸大其词。销售药品时，不得亲疏有别，以貌取人，假公济私。

7. 受了委屈，要冷静处理，不能感情用事、顶撞和训斥顾客，更不能与顾客发生争执。遇到问题不回避，应及时向负责人汇报。

8. 服从药店合法合理的正常调动和工作安排，服从上级指挥，如有不同意见应婉转相告或以书面陈述，一经上级主管决定应立即遵照执行。

9. 勤奋学习，刻苦钻研，精通本职工作，熟练掌握与岗位职责相关的业务知识。

10. 爱护公物，小心取放药品，不得盗窃、贪污或故意损坏药店财物。

11. 提倡增收节支，开源节流，节约用水、用电，严禁浪费公物和公物私用。

12. 注意自身品德修养，切戒不良嗜好。做到仪容、仪表整洁、仪态规范，穿着得体，佩证上岗。

13. 廉洁自律，秉公办事，不谋私利，不损害顾客利益。严谨操守，不得收受与业务有关人士的馈赠贿赂，不得将店内药品挪为私用。

14. 平时养成良好健康的卫生习惯，不随地吐痰，不乱丢烟头杂物，保持环境卫生清洁。做到每天打扫，每个星期一次小扫除、每个月一次大扫除。

15. 关心药店，保守公司机密，维护药店形象，不做任何有损信誉的事情，敢于同有损药店形象和利益的行为做斗争。

目标检测

一、选择题（请将正确选项填写在题后的括号内。）

1. 规章制度正文部分一般有下列哪三部分组成（　　）

　　A. 规定缘由、规定条款、施行时间　　　　B. 规定缘由、规定内容、施行时间

　　C. 规定缘由、规定条款、落款单位　　　　D. 规定缘由、规定内容、施行说明

2. 规章制度结构一般为（　　）

　　A. 标题、规定条款、施行时间　　　　　　B. 标题、正文、施行时间

　　C. 标题、正文、落款　　　　　　　　　　D. 标题、条款、施行说明

3. 规章制度写作，要讲究内容的（　　）

　　A. 针对性、协调性、规范性　　　　　　　B. 针对性、依据性、协调性

　　C. 针对性、客观性、协调性　　　　　　　D. 针对性、客观性、依据性

4. 规章制度必须对（　　）做出明确规定。

　　A. 原因　　　　　　　　　　　　　　　　B. 依据

　　C. 规定内容和实施说明　　　　　　　　　D. 起草日期

5. 规章制度包括的四类是指（　　）

　　A. 行政法规、章程、制度、规定　　　　　B. 守则、规定、章程、公约

　　C. 制度、规定、守则、公约　　　　　　　D. 行政法规、章程、制度、公约

二、判断题（请在正确判断的括号内打"√"，错误的打"×"。）

1. 规章制度明确规定了应该做什么，不应该做什么。它是人们的行为准则，一经生效，有关单位或个人就必须严格遵守或遵照执行。如果违反有关条例，就要受到相应的处罚。（　　）

2. 任何规章制度都必须有法律依据或政策依据，必须符合党和国家的政策、法令，不允许与之相抵触或违背。（　　）

3. 规章制度的落款写制定机关单位和日期。如果标题已经反映了这方面内容，末尾则不必重复出现。（　　）

4. 守则的制定有三个依据：一是党和国家的方针、政策，二是有关法律、法规，三是个人必须遵守的道德规范。（　　）

5. 规章制度一经制订，便一成不变。（　　）

三、纠错题（分析下面这则规定，指出在形式和内容方面存在哪些问题，并作相应修改。）

公司规定

　　为严明纪律，奖惩分明，提高员工工作积极性，提高工作效率和经济效率，特制订本制度。员工有以下行为将给予警告处分并扣发奖金。

　　（1）在上班时间不认真工作。

　　（2）工作时间内擅离工作岗位者或无故迟到、早退、旷工。

　　（3）因过失以致发生工作错误造成恶劣影响者。

　　（4）无故不参加公司安排的培训课程。

（5）浪费公物给公司造成损失者。

（6）遗失员工证及未按要求穿戴整洁工作服和佩戴厂牌者。

四、写作题

1. 根据你所在寝室的具体情况，制订一份寝室人员公约。

2. 学校周一至周五早晨和七八节课、晚自习前、双休日下午向学生开放田径运动场。为规范田径运动场管理，请你以学校学生处体育部的名义写一则田径运动场管理规定。

任务三　招标书

◆ 实训任务

一、　情境任务

康源制药公司将在原有仓库的基础上进行扩建，在设计方案确定后，决定通过面向社会公开招标的方式选择一家资质高、质量好、重信用的建设工程公司承建。你知道招标书的基本内容要求和写作方法吗？

仁德医院准备采购一批医疗设备，预算约 300 万元，拟发布一则招标书，要求按照《中华人民共和国政府采购法》第二十二条规定的条件，并具备以下条件：投标人须具有独立法人资格；投标人具有符合投标设备经营范围的医疗器械经营企业许可证；所投产品属于医疗器械管理的必须提供所有产品的医疗器械注册证或进口医疗器械注册证；经销商投标的须取得所有产品的销售授权证书或代理证明；投标人具有符合本项目安装、调试、维修、培训等要求的能力；本地或周边地区的售后服务机构且拥有较强专业技术人员的证明材料等。请你代写这份招标书。

二、　实训要求

写作一份招标书，参与作品评价与纠错，分组评比。

三、　评价方案

评价权重，建议教师约占 60%、学生约占 30%、企业或其他专家约占 10%。评价等级，建议分为五等：优秀≥90 分、良好≥80 分、中等≥70 分、合格≥60 分、不合格<60 分。参考标准如下：

评价项目	评价要点	分值	得分
招标书文稿（70 分）	1. 标题准确、精炼、概括性强	10	
	2. 引言内容正确，要素齐全清楚	10	
	3. 主体部分所列项目齐全，符合招标要求，内容具体明确	30	
	4. 条理清晰，结构严谨	10	
	5. 语言表述周密严谨，简洁清晰；格式规范，无错别字	10	
作品评改综合素养（20 分）	6. 评改纠错者能够抓住文稿的典型错误，并提出中肯的修改意见	15	
	7. 学习态度认真，积极主动，参与热情高，责任心强；按时按质按要求完成任务，具有团队合作和创新精神等	15	
参评对象：	评分人：	总分	

◆ 例文导读

【例文一】

××医院关于住院部物业委托管理招标书

为进一步做好医院住院部物业管理工作，提高服务质量，经研究决定，我院进行住院部物业委托管理外包招标工作，欢迎从事过物业管理、有丰富的管理经验、有资金实力、有良好业绩信誉的专业公司报名参加投标。现就有关招标事宜告知如下：

一、招标项目

××医院住院部物业委托管理服务。

二、招标方式

公开招标。

三、对投标人的资格要求

1. 2017 年 12 月底之前在工商注册具有独立法人资质的物业公司或企业，注册资金在 50 万元（低于 50 万视为无资质）人民币及以上，有承包 3 家（现正经营的）及以上相关物业管理经历与业绩；

2. 营业执照；

3. 税务登记证；

4. 企业组织机构代码证；

5. 法人身份证原件及复印件；

6. 法人授权书（法人亲自到场不必授权）；

7. 经营方案、经营理念和思路；

8. 公司经营业绩（提供三家以上经营过相关物业管理服务单位的证明材料及合同，材料需涵盖经营时间、经营规模或经营面积等内容）。

四、报名及获取招标文件时间、地点及其他

1. 时间：2017 年 11 月 10 日 ~12 月 15 日止，每天上午 8：30 ~11：00，法定公休日、法定节假日除外。逾期不候。

2. 地点：本医院住院部三楼 705 室。

3. 注意事项：如对招标文件有疑义的，在提交技术标书截止时间前可向招标方提出释疑要求。

五、递交标书和报价表时间

投标单位须于 2017 年 12 月 25 日 12：00 前递交标书和报价单，逾时不交者视为自动放弃。具体开标时间招标单位会提前电话通知。

六、联系人

徐主任：135×××××；邓主任：159×××××。

××医院（公章）

2017 年×月×日

【例文二】

××医院复健中心装饰工程招标书

××医院复健中心已经相关部门批准建设，现将对中心装饰工程

一、标题

招标单位名称、招标项目名称和文种

二、引言，招标目的、项目名称

三、主体：

招标项目、招标方式、对投标人的资格要求、报名及获取招标文件时间、地点、递交时间、联系人信息等。内容具体细致，结构完整，条理清晰，具有典型性和可操作性。

三、落款

写明招标单位的名称、联系人、联系电话和成文时间。

一、标题：

单位名称、项目名称和文种

项目进行公开招标，具体情况如下：

二、引言，
项目名称

三、主体
以逐条罗列的方式
将有关事项一一陈
述清楚。

事项全面具体，表
达明确简洁

一、项目基本情况及招标范围

1. 项目名称：××医院复健中心装饰工程
2. 招标人名称：××医院
3. 本项目投资：约＊＊＊万元；
4. 建筑面积、层次/结构：详见施工图纸；
5. 建设地点：××医院内；
6. 招标范围：详见施工图纸范围及工程量清单；
7. 标段划分：一个标段；
8. 是否接受联合体投标：不接受。

二、投标（申请）人应具备的资格条件

1. 具有独立法人资格，并提供具备被授予合同资格和具有履行合同能力的相关材料。
2. 具备建筑装修装饰工程专业承包二级（及以上）资质；
3. 项目经理须具有建筑工程二级（及以上）注册建造师证书（不含临时）；
4. 具有有效的安全生产许可证；
5. 五大员（施工员、质检员、材料员、安全员、造价员）持证上岗。

三、报名须提供的证件

1. 营业执照；
2. 资质证书；
3. 安全生产许可证；
4. 注册建造师证书；
5. 五大员岗位证书；
6. 法定代表人证书或法人授权委托书及本人身份证；
7. 授权委托人、注册建造师、五大员社保证明原件。

投标（申请）人须同时提供以上证书原件查验，并同时留存一份加盖公章的复印件。

四、报名时间和地点

1. 报名及购买招标文件时间：2016年×月×日至×月×日，每天工作时间。
2. 地点：××医院（长雅路58号）。
3. 联系人：许先生158×××××。

四、结尾：
署名和联系方法。

××医院（公章）

2016年×月×日

◆知识要点

一、 必备知识

（一）招标书的含义

招标书是招标人为了征召承包者或合作者而对招标项目的有关事项和要求做出解释和

说明，利用投标竞争达到优选买主或承包者的目的而制作的一种告知性文书。

招标是指企业为建设工程项目、进行大宗商品交易或合作经营某项业务，公布有关要求和条件，公开邀请承包者、承办者，从中选择最有利于自己的合作伙伴的经营方式。

招标书一般会采用广告、通知、公告等形式在广播、报纸、电视等媒体上发布出来。

（二）招标书的特点

1. 公开性　招标书是吸引竞争者投标的一种文书，它是为了寻找最理想的合作伙伴而制订，只有公之于社会，才会引起大家的关注，从而参与竞争。

2. 时效性　招标书是招标单位为了完成工程项目、买卖商品，优选投标人而制作的，招标单位都希望在短时间内获得结果，因此，又具有时间的紧迫性。

3. 明确性　招标书是一种专业色彩比较重的应用文书，因此，它的语言和内容都要求必须准确、鲜明、具体。比如，对涉及的招标项目的基本情况、质量要求和工程工期等内容都必须清楚、仔细地进行表述，不能似是而非，模棱两可，更不能产生歧义。

（三）招标书的分类

1. 按招标的内容及性质来划分　可分为企业承包招标书、工程招标书和大宗商品交易招标书等。

2. 按招标的范围来划分　可分为国际招标书和国内招标书。

3. 按招标的时间来划分　可分为长期招标书和短期招标书。

4. 按招标的方式来划分　可分为公开招标书和邀请招标书。

二、写法指南

（一）格式与写法

招标书通常有表格式、条款式和表格、条款综合式这三种。但是无论采用哪种形式，招标书一般都由标题、正文和落款三个部分组成。

1. 标题　招标书的标题一般由招标单位名称、招标项目名称和文种三部分组成，也可只其中两项或只写文种。如《××医院中药房原材料供应招标公告》《招标公告》。

2. 正文

（1）前言又称为引言，一般用来简单交代工程项目名称或产品名称及招标的原因或目的。若是招标通知书，则需要先在标题的下方顶格书写被通知单位的名称，然后再另起一行写前言。

（2）主体该部分是招标书的核心部分，包括以下内容：①招标项目的性质、数量、技术规格或技术要求；②招标价格的要求及其计算方式；③评标的标准和方法；④交货、竣工或提供服务的时间；⑤投标人应当提供的有关资格和资信证明文件；⑥投标保证金的数额或其他形式的担保；⑦投标文件的编制要求；⑧提供投标文件的方式、地点和截止日期；⑨开标、评标、定标的日程安排；⑩合同格式及主要合同条款。

3. 落款　结尾要写明招标单位的名称、地址、联系人、联系电话和成文时间。

（二）写作注意事项

1. 内容必须合法　招标书的内容，首先要符合国家法律政策的规定。另外，招标书中涉及的技术质量标准，要符合相关规定，要清楚注明国际标准、国家标准或者是企业标准。

2. 表述要周密严谨　招标书不但是一种广告，用来向投标单位说明有关项目的基本情况，而且也是以后招标单位和中标单位签订合同的依据。因而，它是一种具有法律效力的文件，内容和措辞都要求周密谨慎，切忌模棱两可。

3. 语言应简洁明晰　招标书不需要长篇大论，只要把有关项目的内容简要进行介绍，突出重点即可，切忌没完没了地叙述、堆砌。

4. 前期准备要充足　招标书之前，撰写人必须充分做好市场调查研究工作，了解市场的信息，明确招标项目的标准和条件。一般先把招标目的、图样、材料、技术要求、货样等对外公布，印成文件，以备投标人索取或购买。

◆拓展阅读

投标书

一、投标书的含义

投标书是投标人为了中标，按照招标书中提出的标准和要求而制作的，在招标单位规定的时间内报送说明自己企业状况，申请参加投标的文书。它又被称为投标说明书、投标申请书和投标答辩书。

投标是比实力、比技术、比信誉、比策略、比价格的市场竞争行为，对投标来说，投标书就是投标单位提供给招标人的备选方案。

二、特点

1. 针对性　投标书的内容主要是根据招标项目的情况和要求来写，所以有较强的针对性。

2. 真实性　投标书对自身单位竞争优势的阐述，对招标项目的分析与承诺，都应求真务实。

3. 竞争性　书写投标书最终目的是为了让投标者能从众多参与投标的单位中脱颖而出，顺利中标。所以，投标书通常要在阐述自身单位的内部和外部优势的情况下，清晰地描绘出企业的竞争地位。

4. 保密性　为公平竞争和保护自己的合法权益起见，投标书在开标之前要保密，在规定的开标时间之前不得启封。未密封、未盖印及过期的投标书无效。

三、写法

投标书一般由标题、主送单位、正文和结尾四个部分组成。

1. 标题　标题一般有两种写法。一是只写文种。这是一种比较常见的方式，可直接写上《投标申请书》《投标书》。另外也可以是投标方+投标事由+文种形式。如：《××集团租赁××厂房的投标书》。

2. 主送单位　在标题下面居左顶格写上招标单位的名称。

3. 正文　正文首先要表达自己投标的愿望，并阐述单位的技术力量和设备条件，针对投标项目提出实施方案。应充分展示投标方的实力，以引起招标方的重视。内容主要包括：

（1）投标的具体指标，即明确质量承诺和应标经营措施，拟定的标的，提出标价，完成项目的时间等。

（2）说明投标有效期限。

（3）说明投标方的保证，即保证按照招标书的要求提交银行担保书与履行保证金。

4. 结尾　对主体部分进行补充说明，如再次表明态度或请求评标组织审核评议等。

注明投标单位全称、成文日期、地址、联系人和电话等，并加盖单位公章。如果是国际投标还要将投标书译成外文，并写明国别和约定支付的货币单位。有时，根据需要，还应在最后附上图纸和单位有关资格证明文件的复印件。

四、写作例文

投标书

××集团：

我方对贵方的 JEXW—DQ0058 号招标书作了详细的研究论证，认为我方能提供贵方所需的货物，因此决定投标。现正式授权×××为签字人，代表我方提交下述文件正本一份和副本一式两份：

1. 开标一览表；
2. 投标价格表；
3. 货物简要说明一览表；
4. 按投标须知第 14、15 条要求提供的全部文件；
5. 资格证明文件；
6. 投标保证金，金额为人民币××元。

据此函，签字代表宣布同意如下：

1. 所附投标报价表规定的应提供和交付的货物投标总价为人民币××元。
2. 投标人将按照招标文件的规定履行合同责任和义务。
3. 投标人已详细审查全部招标文件，包括修改文件（如需修改）以及全部参考资料和有关附件。完全理解并同意放弃对这方面有不明及误解的权利。
4. 投标有效期为自开标日期后××个工作日内。
5. 如果在规定的开标日期后，投标人在投标有效期内撤回投标，其投标保证金将被贵方没收。
6. 投标人同意提供按照贵方可能要求的与投标有关的一切数据或资料，完全理解不一定要接受最低价格的投标或收到的任何投标。
7. 与本投标有关的一切正式往来通讯请寄：

地址：××××　邮编：××××

电话：××××　传真：××××

投标人代表姓名、职务：××××

投标人名称（公章）：

2017 年×月×日

> 一、这是一份竞标货物采购项目的投标书。
>
> 二、引言部分陈述投标依据、投标意愿及提供的投标文件。
>
> 三、主体主要除说明标价、标期、责任和义务外，还承诺完全理解招标文件的含义，不对招标结果有任何异议。
>
> 四、结尾部分标明署名、联系方法。这份标书条理清楚、行文严谨。

目标检测

一、选择题（请将正确选项填写在题后的括号内。）

1. 在投标过程中，单位或个人按照招标文件提出的标准和条件，向招标单位递送的书面材料是（　　　）

　A. 合同条款　　　　B. 投标书　　　　C. 技术规格　　　　D. 合同格式

2. 下列哪一项不是投标书的特点（　　　）

　A. 针对性　　　　B. 真实性　　　　C. 保密性　　　　D. 权威性

3. 下列哪一项不是招标书的特点（　　　）

A. 时效性　　　　　B. 明确性　　　　　C. 公开性　　　　　D. 知照性

4. 招标通告不能叫作（　　　）

A. 招标公告　　　　B. 招标规则　　　　C. 招标广告　　　　D. 招标通知

5. 下列哪一项不是招标书标题组成部分（　　　）

A. 招标单位　　　　B. 约首　　　　　　C. 事由　　　　　　D. 文种

二、判断题（请在正确判断的括号内打"√"，错误的打"×"。）

1. 投标书介绍己方的优势可以适当拔高。（　　　）

2. 投标书常用表格文字综合式表述。（　　　）

3. 无限竞争招标公告一般应在社会公共媒体登载，以体现其公开、公正。（　　　）

4. 招标书尽可能篇幅长，内容越详细越好。（　　　）

5. 投标书需在阐述自身单位的内部和外部优势的情况下，清晰地描绘出企业的竞争地位。
（　　　）

三、纠错题（分析下面这篇招标书不妥之处，并作相应修改。）

医疗设备招标公告

1. 招标编号：JXZBYQ-2004-06

2. 招标内容：

标段一：全身 CT 扫描仪

标段二：全自动生化分析仪

标段三：动态心电分析系统

产品执行标准、规格及主要配件见招标书。

3. 投标时间：2017 年×月×日上午 9：30～10：30。

4. 投标截止及开标时间：2017 年×月×日上午 10：30。

5. 投标及开标地点：××市人民医院会议室。

招标代理机构：××国际贸易有限责任公司

地址：××市胜利路国际贸易大厦 18 楼 A、B 座

电话：88226695

四、写作题

1. 仁德医院需购买 10 台 CT 机，向社会公开招标，请你写作一份招标书。

2. 我校新增的两个电子阅览室需购置 120 台电脑，向社会公开招标。请大家分别以招标方
和投标方的身份研究如何拟制相关文书，最后每组推选出一位代表讲讲文书制作的思路。

任务四　合同

◆ 实训任务

一、情境任务

仁济大药房有限公司××分公司需要订购一批夏季防暑药，店长李力平与康源制药厂的

地区代理刘经理经过多次协商，达成了一项购销意向，确定了购货数量、供应价格、供货日期及付款时间。那么双方的购销合同该如何签订呢？

康源制药厂与中青药品原料辅料厂，经过周密磋商，达成了药品原料辅料的购销意向，准备签订一份购销合同。那么，这份合同该怎么草拟呢？

二、 实训要求

拟写订购合同，参与作品评价与纠错，分组评比。

三、 评价方案

评价权重，建议教师约占 60%、学生约占 30%、企业或其他专家约占 10%。评价等级，建议分为五等：优秀≥90 分、良好≥80 分、中等≥70、合格≥60 分、不合格<60 分。参考标准如下：

评价项目	评价要点	分值	得分
合同文稿 （70 分）	1. 标题准确、精炼、概括性强	10	
	2. 当事人双方、编号、时间、地点、尾部、附件等要素齐全清楚	10	
	3. 合同签订的依据、目的明确	10	
	4. 合同条款所列内容齐全，符合要求，具体明确	20	
	5. 条理清晰，结构严谨	10	
	6. 语言表述周密严谨，简洁清晰；格式规范，无错别字	10	
作品评改 综合素养 （30 分）	7. 具备一定的评判和纠错能力	10	
	8. 评改纠错者能够抓住文稿的典型错误	10	
	9. 学习态度认真，积极主动，参与热情高，责任心强；按时按质按要求完成任务，具有团队合作和创新精神等	10	
参评对象：	评分人： 总分		

◆ 例文导读

【例文一】

一、首部：
1. 标题：合同内容+文种
2. 当事人双方信息
3. 合同编号及时间地点
二、正文
1. 引言：合同依据
2. 合同条款

医疗设备器械购销合同

甲方（买方）：××医院   合同编号：××××

签约地点：××××

乙方（卖方）：××医疗仪器有限公司   时间：201×年×月×日

甲、乙双方根据《中华人民共和国合同法》规定，合同双方在平等互利、协商一致的基础上，自愿签订本合同。

一、合同标的

甲方同意向乙方购买以下设备器械（以下均简称为设备）：

这是一份条款和表格结合式合同。分项罗列，一目了然。

行文具体、详细，着重强调设备的运输、安装、验收、售后服务、索赔等有关条款。

合同制定可以避免不必要的纠纷和损失。

设备名称	规模型号	品牌	原产地	数量	单位	报价	全额
床边监护仪	PM-9000 Express	迈瑞	中国深圳	4	台	***	**
合计成交全额（大写）：							

本合同若有详细的双方签字的配置清单，请详见附件。

二、设备的交付期

乙方在合同生效的_____天内向甲方交付上述设备，逾期将按照第 7 条规定执行。

三、设备运输、安装和验收

1. 乙方确保设备安全无损地运抵甲方指定现场，并承担设备的装卸、运输、保险等费用。

2. 甲、乙双方对设备进行开箱清点检查验收，如果发现数量不足或有质量、技术等问题，乙方应在_____天内，按照甲方的要求，采取补足、更换或退货等处理措施，并承担由此发生的一切损失和费用。

3. 设备到货后，乙方应在接到甲方通知后_____天内完成安装调试。

4. 甲、乙双方在符合国家相关技术标准的基础上，根据合同的技术标准（见附件）进行技术验收，验收合格后，双方在甲方《验收合格单》上签字确认。

四、付款方式

甲方在合同生效后_____内先以_____方式预付货款_____% 总计_____；安装调试验收合格正常使用后以_____方式付货款的_____% 共计_____，在两个月后、三个月内全部付清余款。

五、伴随服务

1. 乙方应提供设备的技术文件，包括相应的图纸、操作手册、维护手册、质量保证文件、服务指南等，这些文件应随同设备一起发运至甲方。

2. 乙方还应免费提供下列服务：

（1）设备的现场安装和调试

（2）提供设备安装和维修所需的专用工具和辅助材料

（3）乙方应派专业技术人员在项目现场对甲方使用人员进行培训或指导，在使用一段时间后可根据甲方的要求另行安排培训计划。

六、质量保证及售后服务

1. 乙方应保证所供设备是在_____（年月）后生产的全新的、未使用过的，并符合国家有关标准、制造厂标准及合同技术标准要求。如果设备的质量或规格与合同不符，或证实设备是有缺陷的，包括潜在的缺陷或使用不符合要求的材料等，乙方应在接到甲方通知后 7 天内负责采用符合合同规定的规格、质量和性能要求的新零件、部件或设备来更换有缺陷的部分或修补缺陷部分，其费用由乙方负担。同时，乙方应按本合同规定，相应延长修补或更换件的质量保证期。

2. 乙方应提供保修期_____月，保修期的期限应以甲乙双方的验收合格之日起计算，保修期内免费更换零配件。乙方在保修期内应确保开机率为 95% 以上，如达不到此要求，即相应延长保修期。

3. 保修期满后，人工费为单次故障不高于_____元，年度定期预防性维护保养次数不少于_____次。

4. 乙方负责设备的终身维修并应继续提供优质的服务，储备足够的零配件备库，保修期满后，以_____的优惠价供应维修零配件，消耗品的供应由双方另设协议决定。

七、索赔条款

1. 如经国家食品药品监督管理局检验确认货物不符合本合同约定，买方有权选择下列方式之一要求卖方进行补救：

（1）同意甲方退货，并将全额货款偿还甲方，并负担因退货而发生的一切直接损失和费用。

（2）按照货物的疵劣程度、损坏的范围和甲方所遭受的损失，将货物贬值。

（3）调换有瑕疵的货物，换货必须全新并符合本合同规定的规格、质量和性能，乙方并负责因此而产生的一切费用和买方的一切直接损失。

2. 如果乙方没有按照合同规定的时间交货和提供服务，甲方应从货款中扣除误期赔偿费而不影响合同项下的其他补救办法，延期交货和延期服务的赔偿费均按每周迟交仪器的合同价的百分之零点五（0.5%）计收，直至交货或提供服务为止。但误期赔偿费的最高限额不超过合同价的百分之五（5%）。一周按 7 天计算，不足 7 天按一周计算。一旦达到误期赔偿的最高限额，甲方有权终止合同。

3. 乙方应保证甲方在使用该设备或其任何一部分时免受第三方提出侵犯其专利权、商标权或工业产权的起诉。

八、争端的解决

双方如在履行合同中发生纠纷，首先应友好协商，协商不成，双方均应向合同签订地法院起诉。

九、合同生效

1. 本合同在甲、乙双方签字盖章后生效。

2. 本合同一式_____份，甲方执_____份、乙方执_____份，具有相同的法律效应。

十、合同附件

合同附件是合同的不可分割的组成部分，与合同具有同等法律效力。

1. 配置清单   设备的配置清单
2. 技术标准   投标文件   设备技术说明等

三、尾部
落款

十一、特别约定

_____

甲方：   乙方：
（盖章）   （盖章）
甲方法定代表人或授权委托人   乙方法定代表人或授权委托人
_____   _____
日期：_____   日期：_____

【例文二】

一、首部：

1. 标题：合同内容+文种

2. 当事人双方信息

二、正文

1. 引言：合同依据与目的

2. 合同条款

对租赁方（乙方）的责任规定明确细致。分项罗列，一目了然。行文具体、详细。格式完整，条理清楚。

房屋租赁合同

甲方（出租方）：××医药学院商业街201商铺

乙方（承租方）：××××

为明确双方在合同中的权利义务关系，甲、乙双方现就房屋租赁事宜，经平等、自愿协商，达成如下条款，以资共同遵守：

一、甲方将其所有的位于（地址）_____、面积_____ m^2 的房屋出租给乙方（用途）_____使用，不得挪作他用。

二、租赁期限：_____年_____月_____日至_____年_____月_____日。

三、租金及交纳时间：租金为每月_____元，乙方应每_____月付一次。乙方在签订本合同时应将首期租金给付甲方，甲方在收到乙方首期租金后的当天将房屋及附属设施交付乙方使用。

房屋租金按月结算，乙方应在每月的_____日付清下月的租金，否则甲方有权收回租赁房屋。

四、甲方应向乙方出示真实有效的房屋产权证明、乙方应向甲方出示身份证件。

五、甲方应提供完好的房屋、设施、设备及告知有关使用注意事项，乙方应注意爱护，不得破坏房屋装修、结构及设施、设备。

六、乙方未经甲方允许不得改变现状，不得破坏房屋原有结构，否则应予以赔偿。

七、乙方在使用租赁房屋期间产生的水、电、煤气、电话、网络、有线电视等所有费用都由乙方支付，需要甲方协助办理的，甲方应予协助。

八、房屋只限乙方使用并不得改变约定用途。未经甲方允许，乙方不得擅自转租他人。

九、乙方不得利用租赁房屋从事违法活动，甲方一经发现，有权解除合同。

十、房屋租赁期限内，如遇不可抗力因素导致无法继续履行本合同的，本合同自然终止，双方互不承担违约责任。

十一、其他约定事项：

十二、违约责任：

倘若一方违反本合同上述内容的应承担违约责任，违约方须向守约方支付违约金，违约金为＿＿＿＿＿元。损失超过违约金时，须另行按照实际损失赔偿。

十三、争议的解决方式：

若双方在履行本合同中发生争议，甲、乙双方应尽量友好协商、妥善解决，协商不成，可向房屋所在地的人民法院提起民事诉讼。

十四、本合同未尽事宜，双方可另行协商签订补充协议，补充协议与本合同具有同等法律效力。

十五、本合同一式两份，甲、乙双方各执一份，签字后发生法律效力。

甲方（签字）：　　　　　　　　乙方：（签字）：　　　　三、尾部：

年　　月　　日　　　　　　　年　　月　　日　　　　落款

◆知识要点

一、必备知识

（一）合同的含义

合同是平等主体的自然人、法人、其他组织之间设立、变更、终止民事权利义务关系的协议。即合同是自然人、法人、其他组织之间为实现一定的目的，明确彼此权利义务关系而订立的书面协议。它是社会发展的产物，在古代就有"质、契、券"之说。

（二）合同的特点

1. 平等性　合同当事人地位平等，公民之间、组织之间、公民与组织之间不存在命令与服从关系；协商平等，合同当事人根据公平的原则协商各方的权利和义务。

2. 合意性　合同的本质是合意。合同当事人在从事合同活动时能充分、自主地表示自己的意志，可以自愿协议订立、变更、终止合同，一方不得把自己的意志强加给对方，任何单位和个人不得非法干预。

3. 约束性　依法成立的合同，受法律保护，具有法律约束力，当事人应按条约履行自己的义务，不得擅自变更或者解除合同。否则，应当承担违约责任。

（三）合同的分类

根据《中华人民共和国合同法》的规定，合同可以分为买卖合同，建设工程合同，承揽合同，供应水、电、气、热力合同，融资合同，仓储合同，借款合同，行居合同，居间合同，保管合同，技术合同，委托合同，租赁合同，保管合同，运输合同，赠予合同等15类。

二、写法指南

（一）格式与写法

1. 首部

（1）标题　在确定标题时可以将合同的种类作为合同的名称；也可以将合同执行的内容与合同种类结合起来作为合同名称；还可以把签约单位的名称加入合同的题目作为合同的名称。

（2）当事人　指具有法人资格的法人单位和具有公民资格的自然人。在合同标题的左下方，分行并列写明签订合同当事人的单位名称及法定代表人或自然人姓名，并在名称或姓名前面注明谁是甲方，谁是乙方。也可在名称或姓名后面用括号注明"甲方"和"乙方"

（3）合同编号与签订地点、时间　在合同标题的右下方，分行并列写明该合同的编号、签订地点及时间。

2. 正文

（1）引言　交代双方签订合同的依据和目的。

（2）合同条款　《合同法》第 12 条规定："合同内容由当事人约定，一般包括以下条款：当事人的姓名和住所；标的；数量，质量；价款或者报酬；履行期限、地点和方式；违约责任；解决争议的方法。当事人可以参照各类合同的示范文本订立合同。"

①标的：标的是指合同当事人的权利义务所共同指向的对象，即合同的基本条款。如购销合同卖方交付的出卖物。标的必须合法，违禁物品不能作为标的物。

②数量、质量要求：数量是标的的具体指标。必须规定得明确具体。数字要准确，计量单位必须精确。质量含使用材料、质地、性能、用途、甚至保质期等。

③价款或报酬：要明确标的的总价、单价、货币种类及计算标准、付款方式、程序、结算方式。

④合同履行的期限、地点和方式：履约期限就是合同的有效期限，过时属违约。日期用公元纪年，年、月、日书写齐全。地点要写具体、准确。履行方式是当事人履约的具体办法，如借贷合同的出资方要以提供一定的货币来履约等。

⑤违约责任：应考虑周全，需逐一估计其可能发生的事，写明如何处理等。写明如出现不能预料、无法躲避且不可抗拒的因素，如何对待条款。

⑥解决争议的方法：《合同法》第 128 条的规定："当事人可以通过和解或者调解解决合同争议。当事人不愿和解、调解或者和解、调解不成的，可以根据仲裁协议向仲裁机构申请仲裁。当事人没有订立仲裁协议或者仲裁协议无效的，可以向人民法院起诉。当事人应当履行发生法律效力的判决、仲裁裁决、调解书；拒不履行的，对方可以请求人民法院执行。"

3. 尾部

（1）写有关必要的说明。合同的份数、保管及有效期。附件：表格、图纸、实物等。

（2）落款。双方单位全称和代表姓名，并签名盖章。包括有效地址、邮政编码、电子邮箱、电话、开户银行、账号等。

（二）写作注意事项

各类合同格式上都有可依照的范本，但具体签订与写作时还需掌握一些技巧。

1. 条款要完备、具体　合同的基本要素一定要考虑全面并一一写入合同。涉及质量标准、数量等可能发生争议的内容要在合同中规定得一清二楚。

2. 语言要准确、周密　不少合同纠纷都是因语言的疏漏所致，如价款与酬金混淆，定金与订金不分。

3. 行文要符合规范　金额、份数宜大写，单位名称不能简写或缩写，格式要合乎规定。常用的合同用语有兹、该、拟、未、经等单音节词，逾期、变更、权利、义务、违约、赔偿、协商等双音节词。

4. 合同签订时需注意　全面弄清对方当事人的情况，包括是否有签约主体资格、是否有经营权、是否受委托及委托代理的事项（权限）、是否有履约能力等。同时要依序办事。签订合同一般要经过两个阶段——要约和承诺。要约又叫报价、发价或者发盘。承诺是受要约人同意要约的意思表示。为防止日后一旦发生纠纷，当事人难以举证，一般来说，经过要约、承诺后，要将条款用书面形式确定下来。且不超越自己的经营范围；不随意选择和委托经办人；不代签相关合同。

◆拓展阅读

协议书

一、协议书的含义

协议书有广义和狭义之分。广义的协议书是指社会集团或个人处理各种社会关系、事务时常用的"契约"类文书，包括合同、议定书、条约、公约、联合宣言、联合声明、条据等。狭义的协议书指国家、政党、企业、团体或个人就某个问题经过谈判或共同协商，取得一致意见后，订立的一种具有经济或其他关系的契约性文书。

二、作用

（一）作为正式合同的"前奏" 有些初次建立的或较为复杂的经济关系，需要经过反复多次的谈判、协商才能取得最后的结果。这时，为了表明双方合作的意向，肯定初步洽谈的结果，便于实际工作的开展，往往在正式合同前先签订纲要性的协议书。

（二）作为已订合同的补充或修订 合同签订后，有可能出现下列情况：发现合同某些规定欠妥；出现预料不到的影响合同履行的情况；一方出现履行合同不当的情况，但经过协商对解决办法取得了一致意见，原合同仍可继续执行。在这些情况下，就可以订立协议书，作为原合同的补充或修订。

（三）当作合同使用 随着社会的发展，改革开放的深入，经济事业日益繁荣，经济关系日趋复杂，需要订立合同的地方越来越多。我国的《合同法》只对经济生活中常见的15种合同关系作了明确具体的规定，凡《合同法》未作规定的领域，都可以用协议书替代。

无论哪一种情况，协议书都具有一定的法律效力，对当事人双方有约束力。就这一点说，它与合同一致。因此，协议书也具有合法性、制约性、对等性、一致性等特点。

三、写法

协议书的结构一般由标题、立协议人、正文、落款几部分组成。

（一）标题

协议书的标题由"当事人名称+事由+文种"组成，如《医药商品质量保证协议书》。在大多数情况下，往往省略当事人名称或事由，如《质量保证协议书》。标题位于协议书的上部，居中来写。

（二）立协议人

立协议人要具体写明协议双方（或多方）当事人的名称（或姓名）、身份，无论单位名称还是个人姓名，都应写全称。立协议人位于标题左下方，开头空两格写"立协议人"，然后并列当事人名称，加括号注明其各自身份。

（三）正文

协议书的正文包括前言、主体、结尾几部分。

1. 前言 说明签订协议书的依据、原因、目的等。如"双方经平等协商，订立协议（或以下条款），共同遵守。"

2. 主体 主体是协议书的中心、主干。这部分应该交代清楚以下内容：协议要实现的共同目标、标的；双方（或多方）当事人的权利与义务；具体实施办法、步骤；违约责任；协议的监督执行等。

3. 结尾 这部分主要说明协议书的生效日期和有效期限、协议书的份数及其保管、协议书的附注事项等内容。

4. 落款　协议书的落款签署有两项内容，一是协议书当事人、监证人的签名、盖章；一是协议书的签订日期，年、月、日应俱全。

四、写作注意事项

1. 平等协商原则　协议书必须出自双方自愿，订立协议的双方是完全平等的，应该相互尊重。任何一方不得把自己的意志强加于对方。

2. 合法原则　协议书的内容、形式和签订程序，均须遵守国家相关的法律条例及国家的政策要求。违法的协议是无效的，不受法律保护的。

3. 等价有偿原则　协议一经签订，即具备了法律效应，由于故意或者过失使相关约定被违背，就要承担赔偿责任。赔偿要尊重价值规律，在双方协商的基础上实行等价有偿的原则。

五、写作例文

学生顶岗实习协议书

甲方：××医院

乙方（学生）：××

根据学校实习教学要求及教学工作的安排，经过学校和教学系部审核，共同推荐学生
_____到_____医院实习。为保证教学工作的正常进行，兼顾学生、学校和医院的共同利益，甲乙双方签订如下协议：

1. 乙方在实习期间，必须遵守该医院的各种规章制度，缺勤等同旷课，按学生学籍管理规定处理。

2. 乙方应提高安全意识，注意人身安全。由于违规操作等个人原因，乙方出现人身安全问题，后果自负。

3. 乙方要有吃苦耐劳的思想准备。乙方在实习期间，不得中途退出（身体确实有病，不能坚持实习者除外），否则，甲方将给予乙方纪律处分，并取消乙方一次就业推荐机会。

4. 乙方要遵守甲方的教学安排与规定，以便保证乙方完成在校期间的学习任务。甲方对教学计划进行必要的调整，采用各种灵活有效的方式安排好乙方学习以及成绩考核。

5. 学生未通过学校而自行与其他单位进行顶岗实习联系时，学生应事先对企业情况详尽了解，方可与单位签订有关合同（或协议）。否则，出现意外情况，后果自负。

6. 学校推荐乙方参加顶岗实习，要求乙方在校期间，未受过纪律处分，不欠交学费，学习成绩没有挂科情况。

7. 乙方在实习期间如果出现重大问题，可向甲方反映，由甲方和学校一起，共同与该公司协商解决，学校有义务维护学生的合法权益。

8. 本协议一式两份，甲乙双方各执一份。

甲方（盖章）：_____　　　　　　乙方（签字）：_____

代表人（签字）：_____

年　月　日　　　　　　　　年　月　日

目标检测

一、选择题（请将正确选项填写在题后的括号内。）

1. 与合同书类似的文书还有（　　　）

　A. 市场调查报告　　　　B. 倡议书　　　　C. 协议书　　　　D. 公约守则

2. 在合同书中，立合同的双方或多方共同指向的对象称作（　　　）

A. 价款 B. 酬金 C. 标的 D. 违约责任

3. 《中华人民共和国合同法》规定，目前我国的合同共有（　　）类。

A. 10 类 B. 15 类 C. 19 类 D. 8 类

4. 下列不符合合同语言要求的一项是（　　）

A. 甲方要求乙方于 2015 年 8 月 10 日前完成全部加工物件

B. 货物包装标准：100 千克麻袋装

C. 交货地点：北京

D. 违约责任：乙方不能按期交货，每延期一天，应偿付甲方 5% 的违约金

5. 合同签订后即具有法律效力，指的是（　　）

A. 合法性 B. 约束性 C. 一致性 D. 双向性

二、判断题（正确的打"√"，错误的打"×"。）

1. 合同的标的物只能是有形物。（　　）

2. 合同是平等主体的自然人、法人、其他经济组织之间设定、变更终止民事权利义务关系的文书。（　　）

3. 意向书可以表现出我方对关键问题的具体要求。（　　）

4. 用留有余地而不具体地表达数量的词语，恰恰是意向书语言准确性的体现。（　　）

5. 某个体户和他的朋友签订的协议属于合同（　　）

三、纠错题（试指出下面这份合同存在的问题，并提出应如何修改才能符合经济合同的写作要求。）

中药品买卖合同

一、需方购买供方黄芪 500 千克，40 元/千克；党参 300 千克，85 元/千克；枸杞 200 千克，30 元/千克。总金额 5.15 万元。

二、供方自 5 月开始三个月分三批交货，由供方负责包装并将货物运抵郑州东站，包装费及运费由需方负责。

三、需方过秤验收后，一次性通过银行托收承付方式将全部货款及包装费、运费结清。

四、乙方拒绝收货，应处以货款总额 20% 违约罚金；甲方交货量不足，应处以货款总额 20% 违约罚金。如因不可抗力不能按时履行合同时，供方应提前 1 个月通知需方。

五、供、需双方任何一方如要求变更或解除合同时，应及时通知对方，并采用书面形式由双方达成协议。未达成协议前，原合同仍然有效。当事人一方接到另一方要求变更或解除合同的建议后，应在收到通知之日起十五天内做出答复，逾期不做答复的，即视为默认。

六、违约金或赔偿金，应在供、需双方商定的日期内或由有关部门确定责任后十天内偿付，否则按逾期付款处理。

本合同一式三份，供需双方各执一份，鉴证机关一份。本合同自签订之日起生效，至双方义务履行完毕之日失效。

甲方：　　　　乙方：

法人代表：马××

开户银行：

银行帐号：

电话：

地址：

四、写作题

1. 根据下面的材料写一份合同。

仁德医院于201×年×月×日向××医疗器械公司采购5000只注射器，单价每只×元，甲方预付定金×万元，在×月×日前凭定金收据到公司提货××只，其余部分在×月×日以前如数交货。货经医院验收后，凭收货单结算，做到货清款结。除定金外，其余款项汇至××银行××分行××账户。如因无货跑空车，运输费由医疗器械公司负责。如医院不按期取货，超过10天，公司不予保留，责任由医院承担。在合同执行期内，一方因某些原因要求修改合同，必须提前五天书面通知对方，经对方同意，共同参与修改，否则造成的损失由违约方支付违约金×%。合同执行中，如双方发生争议，先由双方协商解决，协商不成交××工商行政管理局调解，如调解不成，则由法院仲裁。正本×份，副本×份。

2. 校学生会组织部分学生代表，于暑假期间深入全省各大医药企业进行为期一周的大型调研活动。因人数多、各企业的地区分布较广，组织难度较大。为安全起见，学校准备将食宿、交通等事项承包给一家旅行社。请你草拟这份与旅行社签订的合同书。

📊 重点小结

任务一　总结

一、总结是总结是单位或个人对某一个时期或某一方面的工作做出系统的回顾归纳、分析评价，从中找出经验教训，得出规律性认识，用以指导今后工作和学习的事务性文书。

二、总结的特点：客观性、实践性、指导性、理论性

三、总结从性质、内容、时间、范围等角度可划分出以下不同类型。总结一般由标题、正文、落款几个部分组成，其中正文部分又包括前言、主体和结尾。

四、总结写作注意事项：要充分占有材料；要实事求是；要条理清楚；要剪裁得体，要详略适宜；要注意共性，把握个性。

任务二　规章制度

一、规章制度是国家机关、社会团体、企事业单位，为了维护正常的工作、劳动、学习、生活的秩序，保证各项政策的顺利执行和各项工作的正常开展，依照法律、法令、政策而制订的具有法规性或指导性与约束力的应用文，是各种行政法规、章程、制度、公约的总称。

二、规章制度的特点：约束性、权威性、稳定性

三、规章制度包括行政法规、章程、制度、公约四大类。规章制度一般由标题、正文和落款三个部分组成，正文内容通常包括规定缘由、规定内容、施行说明三部分。

四、规章制度写作注意事项：内容要有针对性；内容要有依据性；内容要有协调性；讲求体式结构的规范性。

任务三　招标书

一、招标书是招标人为了征召承包者或合作者而对招标项目的有关事项和要

求做出解释和说明，利用投标竞争达到优选买主或承包者的目的而制作的一种告知性文书。

二、招标书的特点：公开性、时效性、明确性。

三、招标书通常有表格式、条款式和表格、条款综合式这三种。但是无论采用哪种形式，招标书一般都由标题、正文和落款三个部分组成，其中正文部分包括前言和主体。

四、招标书写作注意事项：内容必须合法；表述要周密严谨；语言应简洁明晰；前期准备要充足。

任务四　合同

一、合同是平等主体的自然人、法人、其他组织之间设立、变更、终止民事权利义务关系的协议。即合同是自然人、法人、其他组织之间为实现一定的目的，明确彼此权利义务关系而订立的书面协议。

二、合同的特点：平等性；合意性；约束性。

三、合同通常由约首、正文和尾部三部分组成，其中正文部分包括引言和合同条款两部分。

四、合同写作注意事项：条款要完备、具体；语言要准确、周密；行文要符合规范。

项目四

业务开发拓展文书

学习目标

知识要求

1. **掌握** 业务开发拓展类文书的结构和内容要求。
2. **熟悉** 业务开发拓展类文书的适用范围。
3. **了解** 业务开发拓展类文书的含义、特点和作用。

技能要求

1. 熟练掌握市场调查报告、可行性研究报告、活动策划案和广告文案的写作。
2. 学会业务开发拓展类文书的写作格式和要求；能够在市场开发、业务拓展方面运用相关文书解决实际问题。

企业经营达到一定规模之后，自然要面临扩大经营的问题。业务的开发和拓展首先要做好市场的调查和研究，分析其可行性，为经营决策提供依据。企业在激烈的市场竞争中要善于运用经济手段，在法律允许的范围内扩大影响，提升企业的知名度。有意识地组织一些活动，利用各种传媒手段进行广告宣传无疑都是行之有效方法。本模块学习的重点是调查报告、可行性研究报告、活动策划案和广告文案的写作知识和技能。可行性研究报告牵涉面广，广告文案的语言要求较高，是学习的难点。

任务一 市场调查报告

◆ 实训任务

一、 情境任务

康源制药集团××分公司，经研究决定开发特效抗生素产品，以填补公司的业务空白。经了解，恰好有一个专利配方正在寻求合作单位。为了全面深入了解抗生素产品市场情况，公司决定让副厂长杨云麓负责协调做一次较大规模的市场调查。你知道市场调查该如何进行、调查报告应该如何写作吗？

仁济大药房连锁有限公司××分店的店长李力平分析了本药店的经营情况后认为，药店所在的区域人口众多，市场潜力很大，建议总公司增加投入，扩大经营规模。总公司领导研究后要求李力平认真组织一次市场调查，然后再决定是扩大该药店的经营规模还是另在附近增设分店。你知道市场调查的方法吗？市场调查报告应该如何完成呢？

二、 实训要求

制作调查问卷，了解市场调查的方法并撰写市场调查报告；分组讨论并互相点评，评选出优秀作品。

三、 评价方案

评价权重，建议教师约占60%、学生约占30%、企业或其他专家约占10%。评价等级，建议分为五等：优秀≥90分、良好≥80分、中等≥70、合格≥60分、不合格<60分。参考标准如下：

评价项目	评价要点	分值	得分
市场调查报告的撰写（80分）	1. 标题准确、精炼，概括性强	5	
	2. 格式规范，逻辑性强，语句通顺，文字清楚，无错别字	15	
	3. 调查对象明确，结构合理，层次清楚；对项目信息的进行收集和详细的了解，如市场需求、顾客细分、竞争者分析及自身定位、销售策略、环境分析（政策、法律、经济、行业）等	15	
	4. 调查方法和分析方法正确，数据丰富可靠	10	
	5. 调查结论精炼明确，专业性强，有现实意义，能提出切实可行有实际意义的调查分析结论，能根据环境分析得出市场定位、顾客细分、销售策略、竞争优势、广告宣传策略等	15	
	6. 调查问卷结构完整，重点突出，合理有效	10	
	7. 提问方式合理，能激发被调查者的兴趣，避免出现反感问题；问卷结果便于统计	10	
学习态度综合素养（20分）	8. 评改纠错者能够抓住文稿的典型错误，纠错能力强	10	
	9. 学习态度认真，积极主动，参与热情高，责任心强；按时按质按要求完成任务。另外，具备一定的资料查阅整理、信息处理以及调研能力、独立完成任务能力及具有参与学习小组的团队合作精神等	10	
参评对象：	评分人： 总分		

◆ 例文导读

【例文一】

2016年皮肤病用药市场调查报告

2016年，包括治疗遗传性过敏性皮炎、风疹及银屑病在内的全球皮肤病用药市场增长8%，其中银屑病药物市场的增长最为强劲，其次是遗传性过敏性皮炎药物市场，整个皮肤病用药市场的容量在全球药物市场中排名升至第九。继Enbrel被FDA批准用于治疗中重度慢性斑块性银屑病后，Amgen将逐渐成为皮肤病用药市场的主导者之一，20××年Enbrel成为皮肤病用药市场的第三大占有者。预测过敏性皮炎患者数将从20××年的1840万人增至2016年的2200万人，目前七大市场上述处方药的销售额为5.64亿美元，局部用免疫调节剂或许是未来十年唯一能对该市场产生显著影响的主要药物类别。

我国居民比较常见的皮肤病包括真菌感染（足癣、体癣、灰指甲、妇科真菌感染等）、湿疹、细菌感染、痤疮、牛皮癣等类别。在诊疗药品方面，国内皮肤病抗真菌药是目前最主要的一个用药类别，

一、标题：
调查时间、内容和文种；

二、前言：
阐述调查的基本情况，如时间、对象、范围等；

三、正文：
以大量充分确凿的事实和数据作为依据，说服力强；

约占皮肤病用药整体市场的一半以上。其中辉瑞公司的氟康系列产品，西安杨森的施皮仁诺（伊曲康唑）、派瑞松（硝酸益康唑/曲安奈德）、达克宁（硝酸咪康唑）、采乐（酮康唑），以及北京诺华、山东齐鲁制药、中美天津史克的特比萘芬、联苯苄唑等相关品牌产品占了较大市场份额。其他重要的皮肤病药物还包括皮质激素（丁酸氢化可的松、莫米松）及其复方，目前的新治疗药研发多集中于维生素 D 类药物，外用抗生素（莫匹罗星、克林霉素）等等。

在我国，皮肤病的发病率很高，是一种常见病、多发病。据有关资料统计，国内皮肤病总患病率为 1.23%，即约有 0.16 亿人患有不同程度的皮肤病，如此庞大的患病人群，无疑带来了巨大的皮肤病用药市场空间。近年来，一批实力型医药企业正在加快进军皮肤病用药市场的步伐。一方面，外资医药企业陆续将已在国外上市的皮肤病药品引入国内，自 201×年以来，皮肤病用药在我国医院市场当中的使用率除 201×年和 201×年基本持平外，其他年份一直处于高速增长态势，尤其是 201×年的市场增长率一度达到 56.5%。从国内医院皮肤病用药品种上看，销售额位居前 5 位的品种所占份额为 30.57%，与其他用药品种相比，皮肤病用药市场的集中度相对较低。从各药厂的市场份额上看，在医院用药市场份额位居前 20 位的药厂中，国外企业和合资企业占有 11 个席位，市场份额合计占有率约为 36.9%；国内医药企业占有 9 个席位，市场份额合计占有率约为 28.1%。在当前形势下，我国皮肤病药物行业的投资潜力如何？存在哪些投资机会？前十大优秀企业又有哪些经验值得借鉴呢？

四、结尾：
调查依据和作用。

《201×～201×年中国皮肤病药物行业市场调查报告》在大量周密的市场调研基础上，主要依据了国家统计局、国家商务部、国家海关总署、国家卫计委、国家食品药品监督管理局、中国医药商业协会、SFDA 南方医药经济研究所、中国医药商业协会、中国轻工业联合会、全国商业信息中心、中国经济景气监测中心、国内外相关报刊杂志的基础信息、皮肤病药物行业研究单位等公布和提供的大量资料以及对行业内企业调研访察所获得的大量第一手数据，对我国皮肤病药物市场的发展状况、供需状况、竞争格局、赢利水平、发展趋势等进行了分析。报告重点分析了皮肤病药物前十大企业的研发、产销、战略、经营状况等。报告还对皮肤病药物市场风险进行了预测，为皮肤病药物生产厂家、流通企业以及零售商提供了新的投资机会和可借鉴的操作模式，对欲在皮肤病药物行业从事资本运作的经济实体等单位准确了解目前中国皮肤病药物行业发展动态，把握企业定位和发展方向有重要参考价值。

【例文二】

一、标题：
由调查的时间段、内容、范围、文种构成。

2016-2022 年中国抗生素市场需求调研及"十三五" 竞争策略分析报告（目录）

××制药公司

本研究报告数据主要采用国家统计数据、海关总署问卷调查数据、商务部采集数据等数据库。其中宏观经济数据主要来自国家统计局，部分行业统计数据主要来自国家统计局及市场调研数据，企业数据主要来自于国家统计局规模企业统计数据库及证券交易所等，价格数据主要来自于各类市场监测数据库。

二、正文目录：

专业、翔实，主要内容包括：行业发展分析市场环境分析行业竞争分析行业市场分析行业领先企业经营分析投资与前景预测等。

◆知识要点

一、必备知识

（一）市场调查报告的含义

市场调查报告是经济调查报告的一个重要种类，它是以科学的方法对市场的供求关系、购销状况以及消费情况等进行深入细致地调查研究后所写成的书面报告。其作用在于帮助企业了解掌握市场的现状和趋势，增强企业在市场经济大潮中的应变能力和竞争能力，从而有效地促进经营管理水平的提高。

市场调查报告是领导决策和指导工作的重要依据，能及时准确地提供市场供求、商品价格、消费心理等多方面的信息，提高企业的经济效益和社会效益，帮助消费者理性消费。

（二）市场调查报告的特点

1. 真实性　市场调查报告是为解决实际问题撰写的，因此客观事实是调查报告赖以存在的基础。写调查报告，从调查对象的确定，到开展调查活动，从对问题的分析研究，到提出解决问题的途径，都要以大量的充分确凿的事实作为依据，真实性是调查报告的生命。

2. 针对性　市场调查报告一般有比较明确的意向，相关的调查取证都是针对和围绕某一综合性或是专题性问题展开的，所以调查报告反映的问题集中而有针对性。

3. 逻辑性　市场调查报告离不开确凿的事实，但又不是材料的机械堆砌，而是对核实无误的数据和事实进行严密的逻辑论证，探明事物发展变化的原因，预测事物发展变化的趋势，提示本质性和规律性的东西，得出科学的结论。

4. 时效性　要顺应瞬息万变的市场形势，市场调查报告必须讲究时间效益，做到及时反馈，只有及时到达使用者手中，使决策跟上市场形势的发展变化，才能发挥市场调查报告的作用。

5. 目的性　市场调查报告应根据社会的实际需要而产生。在党和国家的各项方针、政策贯彻执行中，常常会出现新情况、新问题需要研究解决，也常常有好的经验需要推广。调查报告正是从这一客观需要出发，就现实工作急需解决的各种问题，有针对性地进行调查研究之后所做的书面回答。

6. 典型性　市场调查报告的典型性表现在两个方面：一是调查对象典型；二是文章所运用的材料典型。好的调查报告不仅对调查对象总结工作、提高认识具有指导意义，更重要的是对全局性工作具有现实意义和普遍的指导意义。

（三）市场调查报告的分类

根据市场调查报告目的不同、调查对象不同，调查报告可以有不同类型的分类。

1. 市场需求调查报告　主要内容包括产品销售对象的数量与构成，消费者家庭收入水平，实际购买力，潜在需求量及其购买意向，消费者收入增加额度，需求层次变化情况，消费者对商品需求程度的变化、消费心理等。

2. 市场供给调查报告　主要内容包括商品资源总量及构成，商品生产厂家有关情况，产品更新换代情况，不同商品市场生命周期的阶段，商品供给前景等。

3. 商品销售渠道调查报告　主要内容包括商品销售渠道种类与各渠道销售商品的数量、潜力，商品流转的环节、路线、仓储情况等。

4. 商品价格调查报告　主要内容包括商品成本、税金、市场价格变动情况，消费者对价格变动情况的反映等。

5. 市场竞争情况调查报告 主要内容包括竞争对手情况，竞争手段，竞争产品的质量、性能、价格等。

二、 写法指南

（一）格式与写法

市场调查报告一般由标题、目录、前言、正文、结论与建议、附件组成。公开发布的市场调查报告通常只发表标题、前言、正文、结论四个部分。

1. 标题 市场调查报告的标题比较灵活，通常有两种构成形式：

（1）公文式标题由调查单位、内容、范围和文种构成，例如《2016 年河北省食品安全公众满意度评价调查报告》《中国布洛芬药品行业市场调查研究报告》。

（2）新闻式标题将调查的结论或主题作为主标题，将调查单位、内容、范围、文种作为副标题，例如《机会与市场并存——银杏叶制剂市场调查》《为了造福子孙后代--××县封山育林调查报告》。

内容较多，篇幅较长的调查报告，可以把标题和报告日期、委托方、调查方写在扉页上。

2. 目录 如果市场调查报告的内容较多，篇幅较长，为了方便阅读，可以使用目录的形式列出章节、标题和页码。内容简单的调查报告则不需要。

3. 前言 前言的写作特点是高度概括、简明扼要，这部分主要阐述调查的基本情况，它主要包括四个方面的内容：

（1）调查的目的 简要地说明调查的由来。

（2）调查对象和调查内容 简要说明调查的时间、地点、对象、范围。

（3）调查方法和分析方法 简要介绍调查方法和分析方法，有助于人们相信调查数据和结论的可靠性。

（4）提示调查研究的结论 概述主要问题或调查研究的主要结论，对引出下文起到提纲挈领的作用。

4. 正文 正文是市场调查报告的核心内容，也是对调查研究结果的具体引证、论说部分。其结构形式分为纵式结构、横式结构和综合性结构三种。

（1）横式结构 对调查的内容进行分析归纳，提炼出主旨，然后紧紧围绕着主旨，按照不同的类别分别归纳成几个问题来写。每个问题可用小标题或观点句另起，小标题和观点句多由动宾结构的短语来充当，力求凝练、醒目、富于表现力。这种结构形式观点鲜明，中心突出，使人一目了然。

（2）纵式结构 按照事物发生、发展的脉络来写。优点是便于读者阅读，对事情的前因后果能清楚了解。

（3）综合式 纵式和横式穿插配合。一般叙述和议论采用纵式结构，而写收获、认识和经验教训时采用横式结构。

5. 结尾 市场调查报告的结尾一般是根据调查结果提出相应的建议或决策，也就是准备采取的措施。这一部分要与正文的论述紧密对应，不可以提出无证据的结论，也不要做没有结论性意见的论证。有的调查报告结论已经在正文中出现，不再需要单独结尾。

6. 附件 附件是指市场调查报告正文包含不了或没有提及，但与正文有关，必须附加说明的部分。它是对正文报告的补充，包括数据汇总表及原始背景资料和必要的工作技术报告，例如为调查选定样本的有关细节资料及调查期间所使用的文件副本等。

7. 落款 如果标题单列一页的，署名可以与标题同页；如果是单位署名，可将单位名称放于标题中；如果是个人署名，可署在文尾右下方；如若要在报刊上发表，就应该放在标题下面。

日期一般署在正文末尾的右下方。

（二）写作注意事项

1. 要有针对性 一份市场调查报告不可能解决所有问题，市场调查报告的针对性越强，其价值也就越大。市场调查就是针对市场某一问题进行深入调查研究，提出具有指导意义的意见和建议。

2. 要注重真实性 真实性是市场调查报告的生命，必须以实事求是的态度如实地反映情况，掌握多种调查方法，充分占有材料，不能在调查中掺入个人的偏见。对材料和数据要反复核查，去伪存真，确保市场调查报告的真实性。

3. 要体现叙述性 市场调查报告的重点在于表述调查所得的材料和结果，同时得出结论和意见，这就决定了写作时要夹叙夹议，以叙为主，必须从事实中概括理论，用材料说话，做到材料和观点高度统一。

三、 医药市场调查的常用方法和步骤

（一）医药市场调查的常用方法

1. 观察法 观察法是指调查人员根据所要研究的市场问题，直接、客观地观察有关对象和事物获取所需信息的方法。比如，某药店想了解一段时间客流的变化情况，就可以安排调查人员在药店的入口处和停车场观察不同时间顾客人数变化情况；想了解顾客进入药店后的行进方向，就可以在店内天花板上安装摄像机，记录顾客行进路线。观察法包括人员观察法、机器观察法、痕迹观察法等。

观察法的优点是由于调查人员不直接向调查对象提问和正面接触，被调查者的言行不受外界因素的影响，行为比较自然、客观，取得的信息真实可靠；缺点是调查的是一些表面的可直接观测的现象，无法说明其行为的内在原因。

2. 询问法 指用提出问题征求答案的方式，向消费者和有关人员搜集市场资料的方法。

（1）面谈法 调查人员直接面对被调查者，经过提问获得资料。优点是提问的方式和深度可以灵活掌握，所得资料比较准确，搜集率高；缺点是调查成本高，对调查者的素质要求高，调查效果不稳定。

（2）电话访谈法 通过电话向被调查者征求意见，优势是搜集资料快。

（3）邮寄调查法 将设计好的调查表或问卷通过邮寄的方式，送到被调查者手中，被调查者填写后在规定的日期内寄回。优点是调查面广，调查成本低，调查结果较为客观；缺点是回收率低，回收时间也较长，由于无人解释调查问卷，容易产生理解偏差，从而造成信息的不准确。

3. 实验法 起源于自然科学的实践法，指在给定的实验条件下，在一定的市场范围内观察经济现象中自变量与因变量之间的变动关系，并做出相应的分析判断，为预测和决策提供依据的一种方法。实施观察时，注意观察手段、观察技术、观察程序和记录方式标准化。

以上的市场调查方法各有优缺点，在实际应用中可以同时选择其中的几种，所获得的数据和信息才更为准确、全面。

（二）医药市场调查的步骤

1. 确定调查问题与目的 这是提出问题和解决问题的前提，是明确整个市场调查活动的第一步，决定着市场调查的内容、方法、对象和范围，是企业发起市场调查的第一阶段，主要明确为什么要进行此项调查。

2. 确定调查项目 就是要明确选择调查的具体问题。

3. 设计调查方案　设计调查方案就是要明确市场调查的目的，设计市场调查的项目，规定市场调查的空间与时间，规定市场调查的对象和确定市场调查的方法，这些内容都是在正式实地市场调查进行之前必须明确的。

4. 信息收集与实地调查　在整个市场调查工作中，资料和信息搜集工作是调查的基础工作，是一个现场的实施过程，工作量大，接触面广，情况复杂，问题多，这就对市场调查小组的成员提出了要求：要在克服现有困难的基础上，通过实地调查，力求获得真实、准确、可靠的第一手资料。

5. 资料的整理与分析　这是整个调查工作的关键环节，在这个环节中要将搜集来的零散、杂乱的资料和数据进行整理、统计、分析，将原始资料中不真实、不完整的资料消除，将保留下来的第一手资料进行统计和分析，找出问题原因，提出解决问题的方法、改进建议或措施。这个阶段是出成果的阶段，也是需要细致认真工作的阶段。

6. 撰写市场调查报告　在经历了之前大量的工作之后，将所有资料加以分析、概括和总结，写出市场调查报告。撰写市场调查报告时，注意内容要紧扣调查主题，观点明确，分析透彻，重点突出信息的分析结果，避免罗列事实，空洞无力。

◆拓展阅读

调查问卷的制作方法

一、标题　调查问卷的标题一般包括调查内容和文种，例如：《儿童祛痰止咳类药品调查问卷》。

二、称呼和问候语　应针对调查群体，使用尊称，例如：尊敬的用户，您好！

三、引言　主要说明调查的主题、目的、意义，以及向被调查者表示感谢，如有涉及个人资料，应该有隐私保护说明。例如："我们受儿童健康促进会委托，正在进行儿童祛痰止咳类药品的问卷调查，您的意见将对儿童祛痰止咳类药品的发展及策略制定起着重要的参考作用！为了您和您孩子的健康，请您抽出宝贵的5分钟，配合填写以下的问卷内容，谢谢！"

四、主体　这是调查问卷的主体部分，一般设计若干问题要求被调查者回答。问题可以分为开放式、封闭式和半封闭式。

1. 封闭式问题　每个问题后面给出若干个选择答案，被调查者只能在这些被选答案中选择自己的答案。例如：您服用过藿香正气胶囊吗？□是，□否。

2. 开放式提问　允许被调查者用自己的话来回答问题。由于采取这种方式提问会得到各种不同的答案，不利于资料统计分析，因此在调查问卷中不宜过多。例如：您认为该药品的价格居高不下的原因是什么？

3. 半封闭式提问　在封闭式问句后面加上一个选择项目"其他"，给被调查者自由回答的余地。例如：您服用蜂王浆的主要原因是：① 增加食欲；② 延缓衰老；③ 增加抵抗力；④ 改善睡眠；⑤ 朋友推荐；⑥ 其他。

五、调查问卷应注意的问题

在设计调查问卷时，设计者应该遵循以下基本要求：

1. 问卷不宜过长，问题不能过多，避免与调查目的无关的问题，使问题偏离中心。

2. 能够得到被调查者的密切合作，充分考虑被调查者的身份背景，不要提出对方不感兴趣的问题。

3. 要有利于使被调查者做出真实的选择，因此答案切忌模棱两可，使对方难以选择。

也不能将两个问题合并为一个，以至于得不到明确的答案。

4. 问题的排列顺序要合理，先易后难。封闭式问题放前面，开放式问题放后面。一般先提出事实性的问题，逐步启发被调查者，做到循序渐进，将比较难回答的问题和可能涉及被调查者个人隐私的问题放在最后。

5. 提问不能有任何暗示性，措辞要恰当。

6. 为了有利于数据统计和处理，调查问卷最好能直接被计算机读入，以节省时间，提高统计的准确性。

六、写作案例

中药使用情况与发展现状调查问卷

尊敬的顾客，您好！

我是石家庄某医药学校的学生，现正在进行一项关于中药使用情况的调查研究。希望您能够在百忙之中抽出一点时间，协助我们完成以下的调查问卷。本问卷非商业用途，只用于相关学术研究。对于您的个人信息我们会做保密处理，请您放心填写。对于您的支持我们表示由衷的感谢，祝您万事如意，身体健康！

1. 您生病后第一选择是什么？

　　□A. 中药　　　　□B. 西药　　　　□C. 不用药

2. 您知道多少种中药？

　　□A. 很多　　　　□B. 就几种　　　　□C. 一种也不知

3. 您认为中药价格合理吗？

　　□A. 非常合理　　□B. 还好吧　　　□C. 无所谓　　　□D. 非常贵

4. 家人或自己会用中药煲汤吗？

　　□A. 每天　　　　□B. 经常　　　　□C. 偶尔　　　　□D. 从不

5. 若有学习中药养生知识的机会（讲座或宣传册），您会参加吗？

　　□A. 会　　　　　□B. 不会

6. 您认为中药对你日常生活有影响吗？

　　□A. 影响很大　　□B. 有一点影响　□C. 没有影响

7. 您有打算把家里买一些中药备用吗？

　　□A. 有　　　　　□B. 没有

8. 您或者您生边的人是否从事有关中药行业？

　　□A. 有，很多　　□B. 有，较多　　□C. 有，较少　　□D. 没有

9. 您是否愿意让你或您的孩子从事中药相关行业？

　　□A. 愿意，中医事业很有前途　　　　□B. 不愿意，中医事业没有前途

　　□C. 无所谓，看孩子选　　　　　　　□D. 不清楚，没考虑过

10. 面对社会上出现的反对中药的言论，您对中药持什么样态度？

　　□A. 赞同　　　　□B. 反对　　　　□C. 无所谓

11. 在您看来，制约中药发展的因素有哪些？（可多选）

　　□A. 中药缺乏科学性　　　　　　　　□B. 政府投入不够

　　□C. 中药人才缺乏　　　　　　　　　□D. 中药的经济效益低

　　□E. 科研缺乏创新

　　□F. 中医师片面追求经济效益，忽视百姓利益

12. 简要谈谈您对中药的发展现状有何评价？

目标检测

一、选择题（请将正确选项填写在题后的括号内。）

1. 市场调查报告的生命是（　　）

　　A. 针对性　　　　　　B. 真实性　　　　　　C. 叙述性　　　　　　D. 时效性

2. 市场调查报告的落款是单位署名的，一般将单位名称放在（　　）

　　A. 标题　　　　　　　B. 文尾右下方　　　　C. 结尾　　　　　　　D. 正文

3. 市场调查报告的核心部分是（　　）

　　A. 标题　　　　　　　B. 目录　　　　　　　C. 前言　　　　　　　D. 正文

4. 市场调查的第一步是（　　）

　　A. 确定调查项目　　　　　　　　　　B. 设计调查方案

　　C. 确定调查问题与目的　　　　　　　D. 信息收集与实地调查

5. 医药市场调查方法中，调查面广，调查成本低，调查结果较为客观的调查方法是（　　）

　　A. 邮寄调查法　　　　B. 电话访谈法　　　　C. 面谈法　　　　　　D. 观察法

二、判断题（请在正确判断的括号内打"√"，错误的打"×"。）

1. 公开发表的市场调查报告通常包括标题、前言、正文、结论四部分。（　　）

2. 所有市场调查报告都需要使用目录列出章节。（　　）

3. 市场需求调查报告主要调查产品销售对象的数量与构成，消费者家庭收入水平，实际购买力，潜在需求量及其购买意向，消费者收入增加额度、需求层次变化情况，消费者对商品需求程度的变化、消费心理等。（　　）

4. 市场调查报告的标题一般由调查单位、内容、范围和文种构成。（　　）

5. 一份市场调查报告可以解决所有问题，市场调查报告的针对性越强，其价值也就越大。

　　（　　）

三、纠错题（下面是一则调查报告的部分内容，试指出其存在的问题并提出修改意见。）

微信使用情况调查

伴随着智能手机在大学生群体中的普及，微信作为社交 APP，已经走进所有大学生的生活，成为他们生活的重要组成部分，为了解在校大学生的微信使用情况，在校园内进行调查，目的是了解有多少大学生在使用手机微信，一天登陆几次，用微信做什么。

微信号拥有率高达 100%：

我们对 15 药剂班和 15 中药班的全体学生进行调查，15 药剂班学生共 52 名，全部有手机微信号，15 中药班 54 名学生中，有 52 人有手机，2 人没有手机，但是所同学都有微信号。

多数人使用微信聊天，每天至少登录一次：

调查的两个班 106 名同学都在使用微信进行聊天，每天至少登录一次，此外还使用微信进行小额支付、发红包等。

经调查显示微信 APP 使用市场前景广阔，其相关 APP 蕴含着巨大的商机。

四、写作题

利用周末或假期进行实地调查，结合文献资料，就下列问题制作调查问卷并拟写调查报告提纲。

1. 本市零售药店经销情况调查报告
2. 本省医药企业对药学类人才的需求情况调查报告

任务二　可行性研究报告

◆ 实训任务

一、 情境任务

　　康源制药有限公司××分厂副厂长杨云麓负责协调进行了一次较大规模的市场调查后发现，建立生物医药产业园、开发医药产品来填补公司的业务空白、扩大公司的生产规模等，基本是切实可行的。他根据调查资料完成了一份可行性研究报告，你知道市场可行性研究报告应该如何写作吗？

　　仁济大药房连锁有限公司市场部经理蒋健认真进行了市场调查后，认为在××地区开立分店、扩大经营规模的设想是可行的。他准备写一份可行性研究报告，这份报告应该包含哪些内容，该如何写作呢？

二、 实训要求

　　分组讨论如何撰写可行性研究报告，总结出可行性研究报告的基本内容和写作要求。

三、 评价方案

　　以下是一般建设项目可行性研究报告质量等级评分参考标准。评价权重，建议教师约占60%、学生约占30%、企业或其他专家约占10%。评价等级，建议分为五等：优秀≥90分、良好≥80分、中等≥70分、合格≥60分、不合格<60分。评分标准建议按等级实行差额评分，具体内容如下：

评价项目	评价要点	分值	得分
可行性研究报告的撰写（80分）	1. 贯彻宏观调控政策综合评价：对建设项目的必要性、可能性、经济规模、优化结构、提高技术水平、合理布局等论证详细充分	15	
	2. 市场调查综合分析评价：项目齐全、结构合理，分析论证科学全面。如产品原材料供求历史现状调查分析、市场影响因素调查分析、产品规模合理性论证、营销策略情况等	20	
	3. 建设方案：进行多方案比较评价，项目齐全、合理、可行性强，如厂址和外部配套条件论证、技术方案比选、经济效益、风险分析等	10	
	4. 经济分析综合评价：准确可靠，如投资估算、产品成本估算、销售收入估算、效益估算、资金筹措情况等	15	
	5. 项目风险分析全面，并提出有效应对措施，如经营风险分析、管理风险分析、财务、金融风险分析、政策风险等	10	
	6. 生态环境影响分析全面，措施可行，符合国家相关环保和环境政策与法规，如环境影响分析、环境治理措施、节能节水、节约土地情况、安全消防、卫生情况等	10	

续表

评价项目	评价要点	分值	得分
评议纠错综合素养（20分）	7. 评议时能抓住重点，准确评议优缺点、提出合理的修改建议	10	
	8. 积极主动，热情参与，按时完成，责任心强；且内容或形式体现了创新精神；鼓励以小组团队形式参赛，周密组织，合理分工，人人参与，合作完成效果好	10	
参评对象：	评分人：	总分	

◆例文导读

【例文一】

××药业公司药品配送中心建设
可行性研究报告

一、总论

　　1. 概论

　　××药业公司 2012 年改制组建而成。公司拥有固定资产 3000 多万元，注册资本 908 万元，是集正规化、规模化、连锁化为一体的大型医药经营批发企业。

　　1.1 项目名称及承办单位

　　项目名称：药品配送中心建设

　　承办单位：××集团有限责任公司

　　企业性质：股份制

　　1.2 项目提出的背景、目的和意义

　　市委、市政府历来对发展地方医药产业十分重视，为迎接西部大开发和"一带一路"这个千载难逢的历史机遇，战略性提出以扶贫攻坚总揽全局，把医药化工、农副产品、建筑建材、矿产冶金四大支柱产业发展放在突出位置，重点加强对医药产业的投入，以此带动相关行业的互动性发展，有利推动地区产业结构、商业流通等区域的调整，大胆改革和规范流通体制，加快促进经济发展和脱贫致富的步伐，增加就业机会，保障社会稳定和人民群众用药安全，建设经济强市具有重要的现实意义。

　　1.3 建设规模及项目方案

　　本项目包括符合 GSP 规范要求的医药配送中心。在××市经济中心的××区建设符合国家 GSP 要求的医药配送中心，包括新建 1300m² 的仓储建筑和相配套的设施、设备，在各县设建一个医药配送站，实现对全市的医药批发、零售的集中配送。

　　1.4 项目实施的条件

　　a、医药公司有几十年的医药经营经验，并拥有一批药学专业技术人员和熟悉业务的员工；

　　b、有一年左右实施连锁经营的基础和经验，连锁店的形象和品

一、标题：
项目内容+项目主办单位+文种

二、前言：
项目和企业基本情况介绍
基本设想
基本结论

牌在区内有一定的影响，人民群众已认可、信赖连锁经营；

c、医药公司与一百多个厂家建立了良好的供需关系，采购渠道通畅、质量保证，合作良好；

d、具有建设医药配送中心的充足建设厂地和满足 GSP 要求的环境条件；

e、医药公司在全省首家申请了连锁经营许可证，具备连锁经营的资格；

f、水、电、交通满足项目要求，不需另行投资。

1.5 研究结论

本项目不仅有良好的社会效益，而且经济效益很好。计划固定资产投资4000万元，达产达效后年可实现医药销售额1.8亿元，医药配送额3.0亿元，利税3800万元，其中利润2300万元，投资回收期3年。

此项目建设具有巨大的社会效益和经济效益，建议加快建设步伐，抓紧资金筹措，请求政府相关部门加大对本项目的支持，集中资金，力争使本项早实施、早见效。

二、项目需求与预测

实施市场经济后，我国医药流通领域普遍存在着企业多、规模小、机制僵化、效率低、费用高、效益差、秩序乱等主要问题，国家也一直限制外资进入国内医药流通领域，所以医药流通企业普遍缺乏与外资企业竞争的能力和准备。国家在"十三五"规划中明确指出医药产业发展方向和政策鼓励，全面积极推进医药流通体制改革，逐步实现批发企业组织结构集团化、经营方式规模化、销售市场多元化，批发企业推行代理配送制，并鼓励现有零售企业逐步实现连锁化经营，并向农村延伸，完善农村药品供应网络，规范医药流通的经营行为。积极推进流通企业实施 GSP 认证，确保药品质量，让老百姓用上放心药。

××医药公司立足本市、辐射十县发展现代医药连锁，成立医药配送中心，以品牌为依托，强强联合，资产重组，优势互补，发展壮大"朝阳产业"，势必带来的不仅是自身的发展，同时会创造可观的社会效益（上缴税金1500万元），解决520名下岗人员就业，带动 XX 市经济的整体前进。

三、项目方案及拟建规模

3.1 项目方案

经过多方面调研和比较，该项目的初步方案为：

（1）发展医药大药房连锁经营为重点，成立医药配送中心，零售连锁到各县及主要乡镇，实行"六统一"（统一进货、统一配送、统一价格、统一核算、统一策划、统一服务）；

（2）发展新、特品种或销售批量大的品种的全国代理或区域代理，提升企业经营优势（即被代理的品种要有一定的市场潜力）；

3.2 拟建规模

在初步已建的××个连锁店的基础上建设覆盖全市的医药物流配

三、主体：
项目需求与预测

项目方案及规模

建筑及配套设施

投资预算与资金筹措

送网络（包括一个市级配送中心和十个县级配送站）。

四、项目建筑及配套设施

配送中心应建设与业务相适应的管理场所和仓储设施，库区地面平整、无积水、无杂草、无污染源，按 GSP 标准要求建设储存区和辅助作业区，严格执行药品分类管理制度，分别设立药品，药械及药材区，各区在细化为冷藏区、毒性区及危险区，非处方药和处方药分开，西药和中药分开、新特和普药分开等等。配备相应的其他设施（例如：自动分拣系统、自动化立体仓库、sql. server. 2000 管理系统等），建立药品检验系统，配备相适应的质检化验设备和标本室。

项目建设均配备和设置消防设施，符合消防要求，便函于物料运输。

五、项目投资估算和资金筹措

拟定投资金 550 万元再发展商洛市辖区内"大药房"连锁直营店 50 家，其中县级中心店 10 家，县（区）连锁店 18 家，区（乡）连锁店 22 家，并严格遵循《药品经营质量管理规范》（GSP）标准进行组建，努力做到高标准、高起点、高要求。

投资 2700 万元改造、维修并设置物流配送中心，实现连锁企业物流的有力保障，最终实现齐全、高效、快捷、准确的经营目标。

以上项目实施共需资金 4000 余万元，其中流动资金 750 万元，项目固定资产投资 3250 万元，企业自筹 1000 万元，银行贷款 2000 尚有资金缺口 1000 万元，急待财政扶持。

六、项目实施进度安排

项目在实施过程中安排分阶段进行，首先进行各是中心连锁店和普通店的建设，同时交叉进行配送中心、各县配送站的建设，然后再逐步向乡村、镇设置连锁店，这样能尽快地发挥连锁经营和配送中心的最佳效益，为解决农村购买放心药、建立连锁店打下基础，便于充分发挥社会效益。项目进度安排详见附表。

本项目从资金落实之日起两年内完成全部建设，关键抓好资金筹措这项工作。

七、财务经济效益分析

以上工程项目将在短期内完工，最大限度地激发企业实现区域内医药经营龙头地位，进而实现辐射周边省区的能力，届时"大药房"连锁企业年可实现销售收入 18000 万元，并可为社会解决就业 520 余名，有效降低药品价格。

公司采购配送中心业务的拓展，力争可实现年配送额 30000 万元（连同零售连锁企业在 2 年内占领××市医药市场份额的 50% ~ 60%，即 25000 ~ 30000 万元），实现经营利润 2000 万元以上，实现税收 1500 万元以上。

八、结论

综合以上项目建设投资估算和财务效益分析，该项目是一个短平快项目，不但有着重要的社会效益，经济效益也很可观，年实现税金 1500 万元，财政能支持此项目约两年所增税金就可收回，项目

[右侧边栏批注：]
项目进度安排

经济效益分析

结论

四、附件
附表
运用数据，说服力强

五、落款
报告人和报告完成时间

建成达产达效后年可实现利润 2000 万元以上，投资回收期 2 年，总之本项目投资小、回报高、风险低、见效快，有能力确保扶持资金保值增值，并能够借助于扶持资金促进商洛医药商业规范、有序、稳健地发展，建议尽快实施。

附表（部分）

投资估算汇总表

单位：万元			
序号	项目	金额	备注
一	流动资金	750	
二	固定资产	3250	
三	连锁经营	550	未计算房租包括 10 个县级配送店
四	医药配送	2700	
合计		4000	

其他附表（略）

××药业公司项目办公室

2017 年×月×日

【例文二】

一、标题：
项目内容+文种

二、前言
基本情况
基本设想
基本结论

三、主体：
项目规模和前瞻市
场分析

×××生物医药产业园项目可行性研究报告

【报告目录】

项目建设条件和选址

规划设计方案

项目实施进度与监督

投资估算和资金筹措

效益分析

综合评价

其他方面（风险评价）

第 10 章：生物医药产业园项目投资预算与融资方案

10.1 生物医药产业园项目投资预算

10.2 生物医药产业园项目融资方案

第 11 章：生物医药产业园项目财务评价分析

11.1 财务评价依据及范围

11.2 前瞻生物医药产业园项目销售收入估算

11.3 前瞻生物医药产业园项目经营成本和总成本费用估算

11.4 财务盈利能力分析

11.5 财务清偿能力分析

11.6 财务生存能力分析

11.7 不确定性分析

11.8 财务评价主要数据及指标

第 12 章：前瞻生物医药产业园项目社会效益与风险评价分析

12.1 社会效益前瞻

12.2 生物医药产业园项目风险前瞻

四、附件：
可单独设计成一个
封面写在封面中

第 13 章：附件

　　附件包括项目建议书 批准书 协作意向书 可行性研究委托书 试验数据 论证材料　计算附表附图 选址报告 环境调查报告 市场预测资料 工程项目时间表 工作程设备材料一览表　工程进度表　上级主管部门的有关文件批复等。

五、落款
报告人和报告完成
时间

　　　　　　　　　　　××制药有限公司生物医药产业园项目办公室
　　　　　　　　　　　　　　　　　20××年×月×日

◆知识要点

一、必备知识

（一）可行性研究报告的含义

可行性研究报告是对拟建的工程项目、经济活动项目或科学实验项目，在调查研究的基础上，进行技术上、财务上、经济效益上的可行性分析研究，并反映研究结果的书面报告。

（二）可行性研究报告的特点

1. 科学性　可行性研究报告的科学性具体体现在两个方面：一是运用的数据是在调查研究的基础上得出的，依据的理论和原理是经得起实践检验的；二是研究的方法是科学的，而不是陈旧的经验主义的方法。

2. 综合性　可行性研究报告不仅要论证拟建项目或拟订方案在经济上是否有效益，还要论证在技术上是否切实可行，此外还要论证是否符合现行的法律和政策，因而其内容往往要涉及各个方面，具有综合性。

3. 系统性　可行性研究报告要围绕拟建项目或拟订方案的各种因素进行全面、系统的分析，既有定性的，也有定量的；既有宏观的，也有微观的；既有正面的，也有负面的；既有近期的，也有远期的，力求能够从全局出发，找到最佳方案。

（三）可行性研究报告的分类

按研究的内容来划分，可行性研究报告主要有以下三种：

1. 政策性可行性研究报告　主要对经济、技术的政策和措施的必要性、有效性以及实施的可行性进行分析、论证，为科学决策提供依据。

2. 项目建设可行性研究报告　主要指国家制定的《关于建设项目进行可行性研究的试行管理办法》中规定的那些项目以及利用外资、技术改造、技术引进和进口设备等项目的可行性分析报告。

3. 市场开发可行性研究报告　主要是指开辟和拓展新市场，开发新产品和新技术，采用新的管理方法的可行性研究报告。

二、 写法指南

（一） 格式与写法

1. 标题　标题由拟建项目内容、项目主办单位和文种组成，例如：《××制药厂技术改造的可行性研究报告》。

2. 前言　前言部分要简要概括地说明项目的基本内容与结论，使读者对项目可行性有个基本了解。这部分的主要内容有：

（1）基本情况　包括项目名称、项目主办单位、可行性研究技术负责人、项目的背景、经济意义、项目建议书审批文件等。

（2）基本设想　包括产品名称、规格、技术性能、国内外市场需求，产品成本、价格、利润、产量、销售计划等。

（3）基本结论　通过几个可供选择方案的比较论证，提出结论性的建议与理由，研究工作的依据、范围和方法等。

3. 主体　主体即市场可行性研究报告的主要内容，要求以系统分析的方法，围绕产生效益和影响项目投资的各种因素，运用各种数据资料加以论证，具体包括以下几个方面：

（1）承办单位简介　包括企业现状，如生产能力、技术力量、劳动力情况、财务状况，以及企业发展规划等。

（2）拟建项目规模和需求预测　对拟建项目规模设定的依据和项目投产后面向市场需求情况和发展方向做详尽的阐述和分析，这一部分是研究报告写作的重点之一。

（3）项目建设条件和选址理由　主要说明拟建项目目前可以充分估计到的优势和劣势，其优势如何得到保证，其劣势如何克服解决，以及对选址方案的详细论证。

（4）规划设计方案　主要说明项目的构成设置和选择怎样的工艺流程以及技术等级，这既解决了项目建成后处于何种工艺水平，也决定了投产后面向消费市场的哪类层次，更决定了项目本身的生命周期。

（5）项目实施进度与监督　主要说明项目建设的工作量和工程进度，对工作量和工程进度的核定和质量监督如何进行，如何予以保障，同时还要编出项目实施计划时间表。

（6）投资估算和资金筹措　这是研究报告写作的重点，不仅要详实地估算出项目所需总资金，也要估算出项目实施的各个部分和不同时间段所需资金的具体比例；不仅要正确估算固定资产和流动资金，还要有针对性地分析项目的资金来源、筹措方式及贷款偿付方式。

（7）效益分析　投资是为了回报，一切投资者都毫无例外地追求投资效益，但是在讲究经济效益的同时，也要顾及社会效益。不仅要计算项目本身的经济效益，而且还要衡量项目是否具有社会效益，使两种效益有机地相互统一。

（8）综合评价　综合以上技术、经济、风险情况进行总概括。

（9）其他方面　研究课题有关的其他说明。

4. 附件　主要包括：项目建议书、批准书、有关协作意向书、可行性研究委托书、试验数据、论证材料、计算附表附图、选址报告、环境调查报告、市场预测资料、工程项目时间表、工程设备材料一览表、上级主管部门的有关文件批复等。

5. 落款 市场可行性研究的报告人和报告完成的时间。

（二）可行性研究报告的内容

由于行业和项目的不同，具体项目的可行性研究报告的差别很大，但一般的可行性研究报告至少应该有以下内容：

1. 投资必要性 这方面主要是依据市场调查及分析预测的结果，以及相关的产业政策等因素，论证项目投资建设的必要性。

2. 技术的可行性 主要从实施项目的技术角度，合理设计技术方案，并进行比选和评价。

3. 财务可行性 主要从项目及投资者的角度，设计合理财务方案，从企业理财的角度进行资本预算，评价项目的财务盈利能力，进行投资决策，并从融资主体（企业）的角度评价股东投资收益，现金流量计划及债务清偿能力。

4. 组织可行性 制定合理的项目实施进度计划，设计合理的组织机构，选择经验丰富的管理人员，建立良好的协作关系，制定合适的培训计划等，保证项目顺利执行。

5. 经济可行性 主要从资源配置的角度衡量项目的价值，评价项目在实现区域经济发展目标、有效配置经济资源、增加供应、创造就业、改善环境、提高人民生活等方面的效益。

6. 社会可行性 主要分析项目对社会的影响，包括政治体制、方针政策、经济结构、法律道德、宗教民族、妇女儿童及社会稳定性等。

7. 风险因素及对策 主要是对项目的市场风险、技术风险、财务风险、组织风险、法律风险、经济及社会风险等因素进行评价，制定规避风险的对策，为项目全过程的风险管理提供依据。

（三）写作注意事项

1. 尊重客观事实 可行性研究报告的质量直接关系到项目能否成立以及项目实施的成败，因此，撰写可行性分析报告时，必须从实际出发，尊重客观事实，摆脱个人偏见，集思广益，注意研究内容的全面性、完整性和准确性。报告中涉及的各种数据和有关内容必须绝对真实可靠，否则，将会给投资决策带来不可挽回的损失。

2. 论证充分有力 撰写可行性研究报告要进行大量的数据核算以及理论与事实的论证，要按系统性原则，把项目分解为若干个部分，按步骤进行分析论证，做到既有精细的分析研究，又有综合的论证和评定，最终得出项目是否可行的结论。这样，才能保证论据充足，论证严密，使可行性分析报告的具体内容建立在科学的基础之上，具有充分的说服力。

3. 行文格式规范 可行性研究报告同其他经济文书的写作一样，具有相对固定的模式，写作时，必须严格遵守，同时又要注意根据项目的具体内容和行文要求，合理安排写作结构，既遵循规范，又不拘于规范，做到结构严谨、逻辑严密，表述简洁有序、条理清晰，使报告的内容更加确凿可信。

目标检测

一、选择题（请将正确选项填写在题后的括号内。）

1. 下列哪项不是可行性研究报告的特点（　　　）

A. 科学性　　　　B. 综合性　　　　C. 系统性　　　　D. 针对性

2. 可行研究报告的标题《××制药厂技术改造的可行性研究报告》中"技术改造"是(　　　)

    A. 项目负责人　　　　B. 项目内容　　　　C. 项目主办单位　　D. 文种

3. 可行性研究报告前言部分的主要内容有：基本情况、基本设想和（　　　）

    A. 项目内容　　　　　B. 单位简介　　　　C. 需求预测　　　　D. 基本结论

4. 既解决了项目建成后处于何种工艺水平，也决定了投产后面向消费市场的哪类层次，更决定了项目本身的生命周期的是（　　　）

    A. 项目规模　　　　　　　　　　　　B. 项目效益分析

    C. 项目的规划设计方案　　　　　　　D. 项目需求预测

5. （　　　）是研究报告写作的重点，不仅要详实地估算出项目所需总资金，也要估算出项目实施的各自部分和不同时间中所需资金的具体比例。

    A. 投资估算和资金筹措　　　　　　　B. 项目的规划设计方案

    C. 项目需求预测　　　D. 项目效益分析

二、判断题（请在正确判断的括号内打"√"，错误的打"×"。）

1. 可行性研究报告是建立调查研究的基础上进行的技术上、财务上、经济效益上的可行性分析研究。（　　　）

2. 可行性研究报告不仅要论证拟建项目或拟订方案在经济上是否有效益，而且要论证在技术上是否切实可行，此外还要论证是否符合现行的法律和政策。（　　　）

3. 可行性研究报告的落款写上报告人即可。（　　　）

4. 可行性研究报告的质量直接关系到项目能否成立以及项目实施的成败。（　　　）

5. 撰写可行性分析报告时，必须从实际出发，尊重客观事实，摆脱个人偏见，集思广益，注意研究内容的全面性、完整性和准确性。报告中涉及的各种数据和有关内容必须绝对真实可靠，否则，将会给投资决策带来不可挽回的损失。（　　　）

三、纠错题（下面是《××市大学城园区内开设医疗社区卫生服务中心的可行性分析报告》的部分内容，阅读后回答问题。）

医疗社区卫生服务中心选址

    ××市大学城园区绿化系统因地制宜，以现有凤河两侧植被作为生态绿化的核心，沿河道绿色走廊与园区主要街道两侧布置绿植形成绿化网络，凤河两侧的小区景观作为绿脉贯穿整个园区，形成科学完整的绿化系统。在这里有着得天独厚的优越条件，一是位于××市开发区，地理位置优越，距离市中心15公里，北依首都北京，紧临京沪高速，距离北京核心区不足四十公里，二是园区有着十多所大学入驻，在校生总人数近5万人，三是园区有凤凰城等多个小区，但无一家医疗社区服务中心。医疗社区卫生服务中心的选址一定是要在常住人口和流动人口较多，消费者多，地理位置优越，交通发达，具有开发潜力的地方。大学城园区一期北侧是新加坡佛莱士教育集团的公共服务中心，集商业、饮食业等于一体，人口流动性较大，且位于大学城中心位置，××市21路、12路和北京的805路公交枢纽站经过此处，具体选址为联华超市附近。

    1. 根据应用写作语言应该简洁明确的要求，该段文字哪些语句可以删除或修改？说说理由。

    2. 这段文字的中心句应该是哪一句，调整到哪个位置更合适？

    3. 本段文字的结论是什么？请作规范表述。

四、写作题

利用周末或假期进行实地调查，结合文献资料，就下列问题拟写可行性研究报告的前言和内容提纲。

1. 本省拟选址开发建设中药材种植基地项目的可行性。
2. 本院与仁济大药房连锁有限公司合作开设连锁零售分店的可行性。

任务三　活动策划书

◆ **实训任务**

一、情境任务

康源医药有限公司准备在国庆、中秋双节来临之际策划"奉献爱心，购药促销"活动，以扩大企业在本市乃至全省的影响力，提升企业的知名度。活动策划书该怎么写呢？

又是一年毕业季，我校准备举办一台丰富多彩的文艺晚会，送别并祝贺即将走上人生新起点的大学生们。学院将制定活动策划方案的任务交给了院学生会，你作为组织本次活动的院学生会成员之一，准备如何拟写这份活动策划方案呢？

二、实训要求

根据情境任务撰写活动策划书提纲，并且分组进行交流评比，每组选代表发言。

三、评价方案

评价权重，建议教师约占60%、学生约占30%、企业或其他专家约占10%。评价等级，建议分为五等：优秀≥90分、良好≥80分、中等≥70、合格≥60分、不合格<60分。参考标准如下：

评价项目	评分项目	分值	得分
活动策划书文稿（70分）	1. 活动策划方案的基本框架是否完整；活动内容是否齐全	20分	
	2. 活动内容与活动目的是否吻合	10分	
	3. 活动安排是否有可行性分析；活动安排是否有明确的分工	15分	
	4. 活动安排是否有预备或应急方案	10分	
	5. 活动是否有新颖的形式，能很好地调动参与者的热情；策划书的排版是否符合要求	15分	
评议纠错综合素养（30分）	6. 演说方式或者PPT、策划书制作新颖、有吸引力；答辩流畅、合理	10分	
	7. 评议时能抓住重点，准确评议优缺点、提出合理的修改建议	10分	
	8. 学习态度认真，积极主动，参与热情高，责任心强；按时按质按要求完成任务。另外，具备一定的资料查阅整理、信息处理以及调研能力、独立完成任务能力及具有参与学习小组的团队合作精神等	10分	
参评对象：	评分人：	总分	

◆例文导读

【例文一】

"凤水依依、 海棠花开"

××卫生职业学院毕业文艺晚会策划书

凤水依依，海棠花开，××届毕业生即将离校。为了留下美好的青春印记，为了自己的梦想圆梦起航，院团委、学生处、学生会特举办"青春印象 圆梦起航"的主题晚会，以纪念毕业生浓墨重彩的在校生涯。

一、活动形式和要求

1. 节目形式：晚会设 4 名主持人，以班为单位出节目，邀请嘉宾表演，鼓励同学们自由组合表演。以大合唱，群舞等灵活新颖的形式为主。

2. 节目要求：有代表性，有较强的感染力，主题突出，保证节目质量。届时由文艺部审核和培训，所有节目需要提前彩排，最后经过院团委学生会及相关领导审查、筛选之后，合格的节目方可在文艺晚会上表演。

3. 报名对象：以班级为单位每班限报两个节目。且每班派出一支表演队伍（最少 16 人，最多 25 人），每个节目长度 6 分钟以内。建立节目严格审查制，保证节目水平和欣赏性。

4. 体现创意：本次晚会暂定 16 个节目，主要采用大众型舞蹈和合唱形式为主，加强互动性，设置游戏环节，观众参与互动。分发荧光棒，统一挥舞手型，观众上台和主持人做游戏等。

二、活动时间、地点及其他相关事宜

1. 时间：20××年×月×日下午 18：00 开始。

2. 地点：学院主教学楼南侧篮球场。

3. 特邀嘉宾：院团委、学生处、学生会主办，特邀院领导、各部门负责人，赞助单位负责人等。

4. 人员分工：全体学生会成员根据任务要求分为策划总控组、节目组、宣传组、外联组、舞台组、机动组、主持人组共计七个组，每个组设组长一名，负责本组任务的协调、完成。

三、具体组织安排及分工

1. 策划及晚会总控组：负责人：×××。主要负责晚会策划分配工作，协调监督各小组的工作并处理紧急情况等。

2. 节目组：负责人：××，主要任务是负责节目的收集、筛选、排练、彩排及晚会全流程的安排。

3. 宣传组：负责人：×××，主要任务是利用海报（包括手绘和喷绘海报），横幅、网络、广播、传单等方式开展宣传，进行现场摄影等。

4. 外联组：负责人：×××，主要任务是确定晚会邀请的嘉宾并且及时送出请柬；演出服装的租借工作，晚会前一天下午 3：00 前

一、标题：单位名称+活动内容+文种

二、正文
1. 前言
晚会的主题、背景与目的。
2. 主体：
①活动形式和要求

②活动时间、地点等相关事宜

③具体安排

④奖励措施

租借到位；确定礼仪队人数人选并购买演出等物品。

5. 舞台组：负责人：×××，主要任务如下：于晚会当天下午6：00前将会场布置完毕，划分好各系，班级的入座区域；准备话筒，催场，道具，碟片，磁带管理，音响设置并监督并确保舞台的质量。

6. 机动组：负责人：×××，主要任务是负责会场纪律维持，会场后勤保障以及处理紧急情况；各班到场人数统计以及音乐制作：按照节目单上的节目所需配乐，将所需光碟汇总表按排序整理好配乐（团委宣传部）。组织师生进入会场以及晚会前中期的卫生，计分，记录等。

7. 主持人组：负责人：×××，主要任务是择优选拔形象气质佳，表达能力，组织能力，应变能力和责任心都强的学生主持人4—6名，组成风格和组成方式不限；另外负责主持人服装及化妆等。

四、奖励措施

晚会将以评奖形式评出一等奖一名，二等奖两名，三等奖三名，优胜奖若干。

五、应急方案

⑤应急措施晚会突发情况预案

1. 停电应急方案

（1）若晚会前停电，晚会最多推迟1小时即19：00举行，此间观众自由处理自己的时间；如果19：00仍没有正常供电，则由主持人宣布晚会改天举办。

⑥预算方案

（2）在晚会前半部分之间停电超过10分钟后由主持人宣布晚会改天重新举行；在晚会后半部分之间停电超过10分钟后由主持人宣布晚会闭幕。

（3）在停电期间，由节目组负责演员的组织与服装道具的看管工作；由礼仪组负责领导及来宾的服务工作；由机动组负责现场秩序的维持；由舞台组负责舞台、音箱设备、灯光设备等的看管。

三、附件及落款

（4）由主持人宣布晚会改天举办或闭幕。

2. 灯光应急方案：

（1）四个照灯两个以内无法正常使用时，正常使用剩余照灯。

（2）四个照灯两个以上无法正常使用时，关闭所有照灯，打开使用教室第一排日光灯。

3. 节目应急方案：

（1）台上一个节目演出时，其后的两个节目在后台准备，前一节目由于各种原因无法按时出演时，下一个节目即时跟进。

（2）任一节目在演出过程中发生失误或无法顺利进行的情况时，由节目的领演人迅速组织演员重演此节目；若重演仍出现问题，则该节目立即退场，视具体情况决定其再次重演或取消。

4. 其他紧急情况发生时，由机动组负责处理。

六、所需物品及预算（见附件）。

附件：预算表

××卫生职业学院学生会

20××年×月×日

【例文二】

2017 年××市机关事业单位工人技师考核策划方案

2017 年××市机关事业单位工人技师考核确定在 5 月 9 日进行，考核地点设在××食品药品职业学院。为了严明考试纪律，确保考试顺利有序进行，特制定本方案，具体内容如下：

一、组织机构

成立××市机关事业单位工人技师考核工作领导小组。

1. 考点主任：×××

2. 考点副主任：×××

3. 成员：×××　×××　×××等。

二、考核相关工作安排及分工

1. ××市人社局：×××　负责，早 7：30 到学院大门口。

（1）考核的总体安排、工作流程安排。

（2）宣传条幅、校门口考场指示牌、考试试卷、评分表、抽签表、桌牌、考场标志牌、候考室、工作人员和评委佩戴的标志牌、考场规则、应试人员违纪行为处理规定、笔等考核相关物品的准备。

（3）考生考试时间的安排及考试期间突发情况的处理。

（4）考核前评委、工作人员的培训，考务部署协调会，考区及各考场的巡查。

（5）上级巡视人员的接待及考试相关事项的协调处理。

2. 学院：×××负责，早 7：30 到学院大门口。

（1）保卫：由保卫科长×××负责，负责考试期间考场所在楼的清场及开门锁门、考生车辆管理、考生引导、校园内外安全。

①考试用楼：图书馆楼，2、3、4、5 号实验楼。

②开、锁门时间：考试当天早 7：40 开考试所在楼门，下午 4：30 清楼锁门。

③安排 4 名保安负责考生车辆的引导和管理，2 名保安负责校园内部的巡视及开门、锁门。

（2）图书馆：由×××负责，所有人员 7：40 到位。

①负责图书仓储员和图书发行员技师技能考核考场的安排、布置；考评员的选拔、培训。

②负责图书仓储员和图书发行员技师技能考核具体方案的制定及相关考核物品的准备。

③图书仓储员和图书发行员技师技能考核期间相关事项的协调处理。

（3）实验中心：由×××负责，所有人员 7：40 到位。

①负责护理员、特岗护理工、仓库保管工、商品营业员、西药药剂员、保育员、妇幼保健员、防疫员技师技能考核考场的安排、布置；相关考评员的选拔、培训。

②负责护理员、特岗护理工、仓库保管工、商品营业员、西药药剂员、保育员、妇幼保健员、防疫员技师技能考核具体方案的制

一、标题：
单位名称+活动内容+文种

二、正文

1. 前言：
活动的地点、时间、背景

2. 主体：
策划内容
措施保障
具体包括：
①组织机构
②工作安排及分工

定及相关考核物品的准备。

　　③负责护理员、特岗护理工、仓库保管工、商品营业员、西药药剂员、保育员、妇幼保健员、防疫员技师技能考核期间相关事项的协调处理。

　　（4）教务处：由×××负责，所有人员 7：40 到位。

　　①负责××市机关事业单位工人技师考核××学院考点考核策划方案的制定，考评员、工作人员的选拔、分工。

　　②负责考核预算的汇总及考务相关费用的发放。

　　③各考核工种考试场地的检查，考场分布图、学院平面图的制作。

　　④考试期间的组织协调，突发情况的处理，考试情况的汇总及上报工作。

　　⑤其他相关事项的处理。

　　⑥考务办设在二号实验楼一楼东头会议室。

　　（5）医务室：×××负责，负责考试期间急救等医务工作，安排救护车一部，司机一人，医务一人，7：40 到图书馆门口。

三、落款

××市人力资源和社会保障局
××食品药品职业学院
2017 年×月×日

◆知识要点

一、必备知识

（一）活动策划书的含义

　　策划书是针对各种商务活动、社会活动、工作安排等，为了达到一定目的所制定的具有创意性、可行性的行动计划书。

　　策划又称企划，是人们为了实现预定目标而事先进行的设想及其创造性思维的过程，是确保活动决策和计划的实现而进行的有科学运作程序的谋划、构思和设计的过程。反映策划过程及其结果的文书就是策划书或企划书。

　　对企业来说，活动策划是企业营销活动中的一个重要组成部分，良好的活动策划对企业品牌建设和产品销售都将起到推波助澜的作用。一份创意突出，具有良好的可执行性和可操作性的活动策划案，无论对于企业的知名度，还是对于品牌的美誉度，都将起到积极的提高作用。

（二）活动策划书的特点

　　1. 创意性　创意是活动能否成功的关键，是整个活动策划中的画龙点睛之笔，一个有独特创意的策划，能够吸引和感染公众，使活动取得良好的效果，达到预期的目的。

　　2. 可行性　创意再好也必须落实到行动中才能实现。策划书就是活动的具体行动计划，是在实际调研、综合考虑各种主客观条件后形成的，应当具有可行性和可能性。

　　3. 公益性　在活动策划中，不能只顾追求自身的利益，而不顾公众利益甚至损害公众利益，应该始终把公众利益放在首位，在此前提下达到双方的互惠互利。

（三）活动策划书的分类

活动策划书在现实生活中使用较多。按活动内容来分，主要有以下几种：

1. 商务活动策划书　为了实现一定的商业目的，对开展的商务活动进行筹划与安排的应用文书，如各类型盈利销售活动、品牌宣传活动等。这类活动策划方案是短期内提高销售额和市场占有率的有效行为。

2. 公关活动策划书　为了与相关的社会群体发展和谐关系而展开的对公共关系活动进行筹划与安排的应用文书。这类活动的目的在于对举办活动的机构进行宣传，以期确立良好的形象，沟通各种关系，获得理解和支持。

3. 文化娱乐活动策划书　不以营利为目的，通常是响应国家、省（市）、学校的各类文件号召，受文件指示或执行政策而进行的活动策划，或是为增强人们之间的感情联络而开展的文化娱乐活动策划。活动形式以歌舞、朗诵、征文、书画、知识竞赛、体育活动为主，企业内部的文化活动和各种校园文化活动都属于这一类型。

4. 工作策划书　现在很多企业和公司乃至国家行政事业单位都有专门的策划部门和策划人员，这是市场研究、工作策划、营销策划、品牌推广工作等方面决策创新和创新决策的职能参谋部门。其主要工作职责包括企业活动方案的提案、策划、执行和效果评估，跟踪和反馈方案的推广执行情况，以及进行企业、公司、行政事业单位形象体系的规划与建设，使公司、企业、行政事业单位的服务品质和形象战略方向清晰，同时也负责企业、公司、行政事业单位文化的建设和推广工作。

二、写法指南

（一）格式与写法

活动策划书的文体结构一般包括标题、正文、落款三个部分。

1. 标题　活动策划书的标题通常有两种构成形式：

（1）公文式标题　一般由单位名称、活动内容、文种三部分组成，例如《××大学"校园文艺晚会"策划书》《××药店店庆促销活动策划书》。

（2）新闻式标题　通常以活动主题为正题，由单位名称、活动内容、文种构成副题，例如《"艾"在端午——2016 瑞来春堂端午节主题活动策划案》。

2. 正文　活动策划书的正文一般由以下几个方面构成：

（1）前言　前言一般概括地介绍策划的目的、背景、方法、依据、重要性等内容。

（2）主体　主体是策划内容的详细、具体而明了的说明。通常包括：

①策划目标　策划目标是指活动所要达到的目的，可以是经济利益、社会利益、媒体效应。群众文化活动的策划目标可以是营造氛围、增强感情、宣传理念；商务活动的策划目标主要包括销售目标、市场目标、竞争目标等；公关活动的策划目标主要是形象目标等。

②策划内容　具体内容的构想，如活动事项、时间地点、任务安排、经费开支和要求。作为策划的主要部分，表现方式要简洁明了，使人容易理解，表述要力求详尽，写出每一点能设想到的东西，没有遗漏。在此部分中，不仅仅局限于用文字表述，也可适当加入统计图表等。

③应急措施　内外环境的变化，不可避免地会给方案的执行带来一些不确定性因素，活动策划要充分考虑到可能发生的问题，会发生什么意外，损失的概率是多少，造成的损失多大，如何补救，事先考虑越充分，损失就越小。

④策划预算　活动的各项费用在根据实际情况进行具体、周密的计算后，用清晰明了的形式列出。

⑤预期效果　准确地评估活动效果有助于组织者了解策划的实现程度，衡量活动的实际效果，调动活动成员的积极性。

3. 落款　落款主要包括策划者名称和完成时间两方面，一般在正文右下方写明，如在标题中已经写清策划者名称，可不再署名，只写时间。

（二）写作注意事项

1. 调研要充分　策划前期要进行充分的调研工作，掌握实际情况，了解问题所在，找出解决之道，忌主观臆测。

2. 目标要明确　有明确具体的目标可以防止策划的盲目性、片面性，活动要围绕明确的主题展开，主题要突出、单一，才能达到预期效果。

3. 方案要具体　活动策划书的方案越清楚、具体，就越有助于指导和规范活动的开展。

4. 措施应可行　策划对活动起到了导向性的作用，是活动开展成功与否的重要保障，因而在活动时间、地点、任务等安排上必须科学合理，尽量周全，还要考虑到天气、民俗、环境的影响。

目标检测

一、选择题（请将正确选项填写在题后的括号内。）

1. 活动策划书的标题《××大学"校园文艺晚会"策划书》中"校园文艺晚会"是(　　　)。

　　A. 单位名称　　　　　　B. 活动内容　　　　　　C. 文种　　　　　　D. 落款

2. 活动策划书的结构一般包括标题、正文、(　　　)三个部分。

　　A. 单位名称　　　　　　B. 活动内容　　　　　　C. 文种　　　　　　D. 落款

3. (　　　)是活动能否成功的关键，是整个活动策划中的画龙点睛之笔。

　　A. 创意　　　　　　　　B. 调研　　　　　　　　C. 方案　　　　　　D. 可行性

4. 衡量一份策划书是否具有可操作性，关键考虑策划书的(　　　)。

　　A. 主题　　　　　　B. 可行性和可能性　　　　C. 新颖性　　　　D. 活动流程

5. 下列哪项一般不在策划书主体部分阐述(　　　)。

　　A. 目标内容　　　　B. 人员安排缘由依据　　C. 缘由依据　　　D. 步骤方法

二、判断题（请在正确判断的括号内打"√"，错误的打"×"。）

1. 策划书是针对各种商务活动、社会活动等，为了达到一定目的所制定的具有创意性、可行性的行动计划书。(　　　)

2. 活动策划后期要进行充分的调研工作，掌握实际情况，了解问题所在，找出解决之道，忌主观臆测。(　　　)

3. 策划书对活动起了导向性的作用，是活动开展成功与否的重要保障。(　　　)

4. 活动策划书的方案越概括，就越有助于指导和规范活动的开展。(　　　)

5. 落款主要包括策划者名称和地点两方面。(　　　)

6. 一份创意突出，具有良好的可执行性和可操作性的活动策划案，无论对于企业的知名度，还是对于品牌的美誉度，都将起到积极的提高作用。(　　　)

三、纠错题（指出下文中的不妥之处，并修改。）

　　××卫生职业学院组织康复治疗系的同学们参观了××市社会福利院的"儿童脑瘫康复中心"，参观结束后，李××作为康复治疗系的大二学生，他深受感动，觉得可以利用自己系学生会干部的身份和自己的专业知识为这些残疾的孩子们做些什么，于是他连夜起草了一份活动策划案，这份策划案存在哪些问题？

彩虹行动　奉献爱心

活动目的：奉献爱心 感化心灵

活动对象：康复治疗系全体学生

活动组织：康复治疗系学生会

活动内容：

一、爱心募捐活动：

活动时间：4 月 20～4 月 30 日

募捐物质：

1、现金、衣物、文具、书籍、玩具

2、各种可供义卖之物品

二、爱心义卖活动：

活动时间地点：

5 月 10 日～13 日 下午　学院主教学楼南侧篮球场

三、爱心志愿者行动：

活动时间：5 月中旬

活动内容：走进福利院，与孩子们进行各种爱心互动活动，运用所学技能为病儿做康复诊疗指导。

四、爱心签名活动：6 月 3 日下午

五、爱心的见证：本系列活动图片展示

××卫生职业学院康复治疗系学生会
2017 年 4 月 10 日

四、写作题

1. 仁济大药房连锁有限公司××分店准备"元旦"佳节举办大型优惠促销活动，请你写作这则活动策划书。

2. 大学生"三下乡"系列活动之"常见慢性病防治知识讲座活动"，请拟写活动策划书。

任务四　医药广告文案

◆ **实训任务**

一、　任务情境

康源制药有限公司新推出了一款外用药品"皮肤康洗液"，采用纯中药成分，如金银花、蒲公英、马齿苋、土茯苓、大黄、赤芍、蛇床子等独特配方，主治清热解毒，凉血除湿，杀虫止痒。为了扩大市场影响力，公司设置重奖征集有创意的广告文案。你愿意投稿去试一试吗？

仁济大药房××分店装修后重新开业，为吸引消费者，正在进行门店宣传的广告策划。请你参与策划，自选角度创作一则广告文案。

二、 实训要求

撰写医药广告文案或搜集经典医药广告文案案例，分组进行展示和讲解，评比竞赛。

三、 评价方案

评价权重，建议教师约占60%、学生约占30%、企业或其他专家约占10%。评价等级，建议分为五等：优秀≥90分、良好≥80分、中等≥70分、合格≥60分、不合格<60分。参考标准如下：

评价项目	评价要点	分值	得分
广告文案 （60分）	1. 主题鲜明，突出特点，合法合规	15	
	2. 典型新颖，有创新性	10	
	3. 有的放矢，体现广告的宣传性	15	
	4. 表达手法多样，如采用多种修辞手法等	10	
	5. 语言表达规范，简洁精炼；	10	
广告设计展示讲解综合素养 （40分）	6. 广告设计或制作的PPT具有的艺术性：如色彩搭配协调，视觉效果好；文字、图片、音、视频、动画切合主题，和谐协调，配合适当	10	
	7. 解说内容突出重点，条理清晰；解说时语言精练，有感染力，普通话标准；大方得体，仪态自然	10	
	8. 能合理运用多媒体技术手段，如PPT制作和播放运行环境好，操作方便灵活，交互性强。界面布局合理、新颖、活泼、有创意，整体风格统一，导航清晰简捷	10	
	9. 具备一定的评判和纠错能力。评议时能抓住重点，准确评议优缺点、提出合理的修改建议。积极主动，热情参与，按时完成，责任心强；且内容或形式体现了创新精神；鼓励以小组团队形式参赛，周密组织，合理分工，人人参与，合作完成效果好	10	
参评对象：	评分人：　　　　　　　　　　总分		

◆ 例文导读

【例文一】

<table>
<tr><td>一、复合式标题：正标题标示品牌名称，副标题点明产品地位。
富有情趣，吸引读者兴趣。</td><td>胃病特效药"护胃乐"
——争霸中国胃药市场的护胃先锋

你还在用传统的治疗方法治疗肠胃病吗？还在饱受肠胃病反复发作的折磨吗？你想彻底告别折磨你的肠胃病吗？××制药有限公司采用独家配方和特殊工艺流程秘制的胃肠道病特效药——"护胃乐"诞生了！</td></tr>
</table>

　　"护胃乐"精选多种名贵纯中药制成，副作用低，是老胃病人真正的福音，现已申报国家发明专利！

　　它在保护胃肠黏膜的基础上着重全面调节心肝脾肺肾，使其各项机能能够协调发挥作用；改善血液循环，快速修复受损的细胞因子；增强自身的免疫力等。它是一个能够真正帮助解除胃疼痛苦的好产品，彻底打破了老胃病人终身服药的历史，填补了胃病难治易反复的医学空白，对浅表性、糜烂性、萎缩性、溃疡性等各种急慢性胃炎以及肠炎，腹泻、便秘等肠胃病有明显的疗效！

　　"护胃乐"一经问世，傲视群雄，独占鳌头，创造了胃药市场的辉煌业绩！

　　名贵药材，天然养护！贴心卫士，用心呵护您的肠胃。

公司名称：××制药有限公司
公司地址：××市劳动西路×号
联系人：杨经理158×××

【例文二】

舒痕胶驾到，宫廷御品，小主请快！

　　她从袖中摸出一个小小的珐琅描花圆钵，说："此物以鱼骨胶、琥珀、珍珠粉、白獭髓、玉屑和蜂蜜兑了淘澄净了的桃花汁子调制成。桃花和珍珠粉悦泽人面，令人好颜色；鱼骨胶、蜂蜜使肌肤光滑；玉屑、琥珀能愈合伤口，平复疤痕，尤以白獭髓最为珍贵，使疤痕褪色，光复如新。"

　　全球整形医师，皮肤科医师首推产品，别看小小一支膏，效果神奇，让疤痕去无踪。

　　朝晖舒痕胶，最牛祛疤膏！

经销点：××大药房××分店
地址：××市学士路含浦科技园××号
联系人：李经理186×××

◆知识要点

一、必备知识

（一）医药广告文案的含义

　　广告一词首先来源于拉丁文 Adverture，意思是吸引人注意。广告，顾名思义，就是广而告之的意思，是向大众传播信息的一种手段。商品经营者或服务提供者有计划地通过一定媒介，公开广泛地向大众传递信息的宣传手段。广告有广义和狭义之分。广义的广告包括经济型和非经济型，意在推广和告知；狭义的广告仅指经济广告，意在盈利。

　　广告文案是广告策略和广告创意的文字表达。医药广告文案就是公开而广泛地向社会和公众介绍医药知识，报道医药生产信息，宣传医药生产和销售企业的形象、拓展医药产

（右栏批注）

二、正文：
1. 引言：设问、排比等手法，引出药品名称，吸引读者往下阅读。
2. 主体：突出药品副作用低的特点和药品的功能主治。
3. 结尾：升华拓展，提升消费者的信心。
三、结尾，广告口号：响亮，简短易记。
四、附文：介绍企业名称等信息。

一、直接式广告标题
二、正文：
1. 引言：用描述的方式，引出圆钵中的物品。让读者不禁好奇：这到底是什么？
2. 主体：用说明、描述的方式介绍产品，最后暗示读者这是祛疤膏。
3. 结尾：点题。煽动、鼓励读者购买。
三、广告口号：响亮简短易记。
四、附文：介绍经销点等信息。

品的销售，以获取利润的一种实用文体。

（二）医药广告文案的特点

1. 真实可靠 广告内容的真实性是广告的基石和生命，广告内容必须真实且准确。医药广告切忌夸大其词，弄虚作假，误导和欺骗不仅不能提高经济收益，而且还会带来无法挽回的后果。医药产品广告是特殊的信息传播，它关系到大众的身体健康和生命安全。

2. 传播推广 广告本身就是一种信息，通过媒介的发布来引起人们的注意，其目的就是传播。用不同的媒介手段，进行广而告之，使之家喻户晓，引导大众分析选择，最后达到促成购买的目的。此外，医药广告还应承担介绍产品或企业相关情况，指导消费者合理科学用药等功能。

3. 简明扼要 广告词应当尽量简短、容易记忆，最好还能突出个性、朗朗上口，跟其他广告区别开来。通过反复播放、宣传，在有限的时间里引起大众关注，并对商品留下深刻的印象。

4. 艺术审美 应商业社会、市场经济的需求，广告还应该具有艺术性：以审美价值为中心，形象化的表述和传递信息。广告必须凭借其艺术性给人以美的享受、形象生动，从而在人们心里激起波澜，形成一种生气勃勃、富于情趣的意境，刺激大众消费。

（三）医药广告文案的类别

广告文案的类别有多种划分方式，如行业、媒体、文体等，划分方式不同，类别不同。

1. 按照医药广告媒体划分 报纸医药广告文案、杂志医药广告文案、广播医药广告文案、电视医药广告文案、网络医药广告文案、户外医药广告文案、其他媒体医药广告文案等。

2. 按照医药广告目标划分 品牌形象医药广告文案、商品医药广告文案、公益医药广告文案等。

3. 按照医药广告文体划分 记叙体医药广告文案、论说体医药广告文案、说明体医药广告文案、文艺体医药广告文案、描写体医药广告文案等。

4. 按照医药广告诉求划分 理性医药广告文案、情感医药广告文案、情理交融医药广告文案等。

药品是特殊商品，药品广告从大类分，包括处方药和非处方药广告。处方药只可以在专业杂志上做广告，而 OTC 品种可以在公众媒体上广告宣传，但是需要提前申报药监局审批，取得药品广告批文方可。

二、写法指南

（一）格式与写法

广告文案由四个部分组成：广告标题、广告正文、广告口号和广告附文。

1. 广告标题 广告标题是整个广告文案的总题目，是广告文案中最重要的部分。标题是广告给人的第一印象，将广告中最重要的信息赋予创意表现，以吸引读者的注意力，使他们关注正文。标题往往放在最显著的位置，语言醒目、字体突出、题目短小、新颖别致，可以是一句，也可以多句。

（1）广告标题的类型：主要有如下几类。

①直接式：在标题中直接表明广告内容，让读者一目了然地看到广告产品的名称、品牌、企业等基本信息。例如："牙好，胃口就好！吃嘛嘛香，身体倍儿棒！""今年过节不收礼，收礼只收脑白金""岁岁平安，三九胃泰的承诺"。

②间接式：标题中没有直接的基本信息，也不直接点明其主要内容，而是采用暗示、

含蓄、诱导等表现形式引起读者注意。例如：立即下"斑"，禁止"痘"留！无悔的承诺，无"炎"的关怀。无"痒"世界，宁静宜人。

③复合式：这种标题是将直接标题与间标题综合使用，它兼具直接式和间接式的特点，既能让读者清楚明白广告产品，又能吸引读者注意，富有情趣。这类广告标题常于前两种标题不易表达广告内容时用。

复合标题通常由两个或两个以上标题组成，除了有一个主标题外，还有一个或两个副标题，位于主标题的上下左右，依次称为引题、正题、副题。引题位于最前面，引起读者注意，为主题埋下伏笔，通常不含有重要信息。位于其后的是正题，也是广告的核心内容，承担了广告的最重要信息。副题位于最后，对正题进行补充和扩展。因此，一则复合标题有三种结构，即"引题+正题""正题+副题""引题+正题+副题"。例如："孩子不吃饭怎么办？用江中牌口服液"。"拉肚子，选好药，选药也得有诀窍""九芝堂驴胶补血颗粒，治身体虚弱，善补女人血"。

（2）广告标题的表现形式　标题的表现形式有很多种，常用的标题有以下四种。

①陈述式：这类标题是陈述客观事实，将广告正文的要点如实直接地向读者点明。例如："胃痛，胃酸，胃胀。就用斯达舒！"

②问题式：这类标题是用提问的方式来表现广告内容，用问题引起读者的注意和思考，加深对广告的印象。例如："肠胃不好，容易拉肚子，怎么办？用康恩贝牌肠炎宁片。孩子不吃饭怎么办？用江中牌口服液。"

③诉求式：这类标题是用祈求、劝导、叮咛等言词来敦促读者行动。例如："治疗感冒，黑白分明。"

④炫耀式：这类标题是广告商家期望能在标题上体现生产者对产品的认可，以及引以为傲的态度。例如："三百年，九芝堂驴胶补血颗粒。"

2. 广告正文　广告正文处于整个广告文案中的主体地位，是一则广告文案的内容主体，它对广告主题进行解释说明，对标题内容进行详细介绍。读者通过正文对产品产生兴趣，进而进一步了解，产生购买欲望。

（1）广告正文的文字结构　一般来说，广告的正文包括三个部分：引言、主体、结尾。当然，也有一两句的结构短小的广告，不具备完整的三个部分。

①引言：引言是广告正文的开头部分，起着广告标题与广告正文的桥梁作用，承上启下。因此，引言的用语要精准、生动，吸引读者继续阅读。

②主体：主体是广告的中心部分，是对引言的展开和延伸。主体根据引言陈述的目标，介绍产品的主要信息，突出产品优势，阐明产品与读者的利益关系，跟读者进一步沟通，增强购买欲望。

③结尾：结尾是正文的最后一部分，跟引言首尾呼应。引言让读者有了初步认识，正文让读者充分了解产品，结尾要有煽动性，不仅有对产品本身的肯定，还要敦促读者购买产品。结尾的语句通常短小精炼，对提高广告实效，意义重大。

（2）广告正文的表述方法　广告正文的表述方法有很多，业内也没有规定模式。虽然文无定法，但比较常见的用于医药广告文案的文体有以下几种：

①说明体：广告内容以说明的方式对产品的性质、内容、特点等进行说明和阐述。

②证明体：以证明为主的方式传递产品信息，通过例证、出示证据、权威鉴定、荣誉证书等来证明广告内容的真实性，提高产品说服力。

③描述体：用生动形象的语言，以描写的方式，具体可感的表达产品信息，给读者留下深刻印象。

④谐趣体：以幽默诙谐、俏皮活泼的语言对产品进行广告宣传。

3. 广告口号 广告口号又称为广告语，广告词等。以简短且精炼准确的文字标记广告产品，使读者印象深刻，明晰悦耳，简单易记，朗朗上口，脱口而出。广告口号传播广告产品的价值和特点，从而建立读者对产品的熟悉和感情。例如："用白加黑（嘿）呀""洗洗更健康"等。

广告口号表述特色鲜明，有个性，生动活泼，是强化消费者识别的符号。

4. 广告附文 广告附文又称随文、尾文，位于广告正文之后，对产品必要内容的进一步补充或者说明。广告附文是广告的具体情况扩展，一般来讲不是特别主要的信息，比如企业名称、地址等。

（二）写作注意事项

1. 广告标题 标题的表述要准确，与产品相符，开门见山，体现主题思想。标题的内容要新颖，有创意；位置要醒目，文字干练，简洁明快，字数控制在5~10个字较好。

2. 广告正文 正文的写作，应该首先引起读者注意，从而吸引读者往下了解，在了解的过程中刺激读者购买欲望，并且对产品表示肯定和认可，最后化为实际行动，购买完成。正文的内容根据不同产品、广告产品不同的阶段，合理有效的使用短文案和长文案。

3. 广告口号 口号要精炼准确，简单明了，直观易记；语言表述特色鲜明，突出文化底蕴，给读者美感，能在读者脑中形成特定符号。

4. 广告附文 不用罗列过多，但也不能过少，能突出关键信息，防止遗漏重要信息。

目标检测

一、选择题（请将正确选项填写在题后的括号内。）

1. （　　　）是目前被运用得最为广泛的广告媒介。
   A. 报纸广告　　　　B. 广播广告　　　　C. 电视广告　　　　D. 路牌广告

2. （　　　）特点可以说是广告的生命。
   A. 思想性　　　　　B. 真实性　　　　　C. 时效性　　　　　D. 艺术性

3. 在同类产品中要想依靠广告脱颖而出的法宝往往是其（　　　）
   A. 思想性　　　　　B. 时效性　　　　　C. 创意性　　　　　D. 幽默性

4. 下列哪一项不属于按照媒体划分的医药广告文案？（　　　）
   A. 户外医药广告文案　　　　　　　　B. 网络医药广告文案
   C. 杂志医药广告文案　　　　　　　　D. 公益医药广告文案

5. 无悔的承诺，无"炎"的关怀。这是（　　　）广告标题？
   A. 直接式　　　　　B. 间接式　　　　　C. 复合式　　　　　D. 炫耀式

6. 药品类广告正文的表述方式一般多采用（　　　）
   A. 说明　　　　　　B. 议论　　　　　　C. 描述　　　　　　D. 抒情

二、判断题（请在正确判断的括号内打"√"，错误的打"×"。）

1. 商品经营者通过媒体广告宣传产品，意在盈利，因此没有非经济的广告。（　　　）
2. 广告的目的在于传播信息，所以其内容一定要真实。（　　　）
3. 广告正文的结尾部分要与引言呼应，且要具有煽动性。（　　　）
4. 广告口号一定要冠名企业名称，让消费者牢牢记住。（　　　）
5. 广告附文要特色鲜明，在读者脑中形成特定符号。（　　　）

三、纠错题（分析下面这则医药广告文案的不妥之处，并作相应修改。）

肺部猛药，三步见效。排老痰，止咳喘，只需舒心清肺三步走。老肺变新肺，只需一个月。

四、写作题

1. 请针对你就读学校的办学特色，拟写一则广告。

2. 根据下面一则药品说明书的内容，结合消费者的心理，拟写一则广告文案。

药品名称：××强骨生血口服液

商品名：康源强骨生血口服液

【成分】骨液、党参、黄芪、灵芝、大枣、黑木耳；辅料为蔗糖、阿司帕坦。

【功能主治】滋补肝肾、填髓壮骨、益气生血。适用于气血不足、肝肾亏虚、面色萎黄、筋骨萎软、缺铁性贫血、小儿佝偻病、妇女妊娠缺钙、骨质疏松证候者。

【用法用量】口服，一次 10 毫升，一日 3 次。儿童 1 岁以下，一次 5 毫升，一日 2 次；1～3 岁，一次 10 毫升，一日两次；4 岁以上，一次 10 毫升，一日 2～3 次。或遵医嘱。

【规　格】每支装 10 毫升。

公司名称：康源制药有限公司

公司地址：××市劳动西路 108 号（410008）

联系人：杨经理

联系电话：0731-×××××××

传　　真：0731-×××××××

公司网址：http://www.hntianjin.cn

重点小结

任务一　市场调查报告

一、市场调查报告是以科学的方法对市场的供求关系、购销状况以及消费情况等进行深入细致地调查研究后所写成的书面报告。市场调查报告的作用在于帮助企业了解掌握市场的现状和趋势，增强企业在市场经济大潮中的应变能力和竞争能力，从而有效地促进经营管理水平的提高。主要体现在：领导决策和指导工作的重要依据；提高企业的经济效益和社会效益；帮助消费者理性消费。

二、调查报告的特点：真实性；针对性；逻辑性；时效性；目的性；典型性。

三、市场调查报告的种类：市场需求调查报告；市场供给调查报告；商品销售渠道调查报告；商品价格调查报告；市场竞争情况调查报告。

四、市场调查报告由标题、目录、前言、正文、结尾、附件、落款组成。

五、市场调查报告写作技巧：要有针对性；要注重真实性；要体现叙述性。

任务二　可行性研究报告

一、可行性研究报告是对拟建的工程项目、经济活动项目或科学实验，在调查研究的基础上，进行技术上、财务上、经济效益上的可行性分析研究，并反映研究结果的书面报告。

二、可行性研究报告的特点：科学性、综合性、系统性。

三、可行性研究报告的格式：由标题、前言、主体、附件、落款组成。

四、可行性研究报告的写作技巧：尊重客观事实；论证充分有力；行文格式规范。

任务三　活动策划书

一、活动策划书是针对各种商务活动、社会活动等，为了达到一定目的所制定的具有创意性、可行性的行动计划书。

二、活动策划书的特点：创意性、可行性、公益性。

三、活动策划书的格式：通常由标题、正文、落款组成。

四、活动策划书写作技巧：调研要充分；目标要明确；方案要具体；措施应可行。

任务四　医药广告文案

一、医药广告文案就是公开而广泛地向社会和公众介绍医药知识、报道医药生产信息、宣传医药生产和销售企业的形象、拓展医药产品的销售，以获取利润的一种实用文体。

二、医药广告文案的特点：真实可靠、简明扼要、传播推广、艺术审美。

三、医药广告文案的格式由四个部分组成：广告标题、广告正文、广告口号和广告附文。

四、医药广告文案的写作注意事项：标题的表述要准确，内容要新颖有创意；正文的写作要引起读者注意，吸引读者，刺激读者购买欲望，并且对产品表示肯定和认可，最后化为实际行动，购买完成；口号要精炼准确，突出文化底蕴，给读者美感，能在读者脑中形成特定符号；附文要突出关键信息，防止遗漏重要信息。

项目五

公共关系处理文书

学习目标

知识要求

1. 掌握　启事、通报、欢迎辞、商务信函的含义、特点和作用等。

2. 熟悉　启事、通报、欢迎辞、商务信函的种类。

3. 了解　启事、通报、欢迎辞、商务信函的规范格式。

技能要求

1. 熟练掌握启事、通报、欢迎辞、商务信函的写作方法和写作技巧。

2. 学会撰写启事、通报、欢迎辞、商务信函等公共关系处理文书。

公共关系处理文书是社会组织用来交流经验、传播信息和沟通情况的一种文体。本项目以任务情景为导向，以案例为切入点，紧扣实训要求，介绍了启事、通报、欢迎辞、商务信函四种常用公共关系处理文书的含义、特点、种类和写法指南、注意事项。学习重点是各文种的必备知识和写作指南，做到能正确选用不同文种，熟练掌握相关文种的写作技能。启事和通报属于通用规范性文书，通报还是国家党政机关的公文之一，在形成制发程序、执行落实上比较规范，约束力较强，是本项目学习的难点，欢迎词和商务信函属于非规范性公文，较易掌握。

任务一　启事

◆ 实训任务

一、 情境任务

仁济大药房连锁有限公司洋湖分店迁址至含浦医药科技园，更名为"仁济大药房连锁有限公司含浦分店"，下月底准备开业。公司秉承贴心服务、专业指导、便捷咨询、信息互通、健康用药的指导理念。为了加大宣传力度，扩大门店影响力，店长李力平准备在报上刊登迁址、开业和广告标语征稿等启事。那么，这些启事应该怎么写呢？

康源制药集团公司是集中药、西药、生物制药的生产、科研、销售于一体的大型综合集团。拥有片剂、胶囊剂、颗粒剂等十几条 GMP 生产线和 65 个药品批准文号。集团秉承"百姓康源，创享健康"的经营理念，践行"诚信、开放、创新"的价值观，兼容并蓄，四方纳贤，蓬勃发展。随着规模与业务的不断扩大，销售部、仓储部、质检部等部门急缺人手，集团公司准备公开发布招聘启事。那么，这则招聘启事该如何写作呢？

二、 实训要求

根据情境任务拟写文稿，各组评选出优秀作品，制作成小海报形式张贴在班级学习宣传栏，参与评比竞赛并供全班同学互相学习。

三、评价方案

评价权重，建议教师约占 60%、学生约占 30%、企业或其他专家约占 10%。评价等级，建议分为五等：优秀≥90 分、良好≥80 分、中等≥70、合格≥60 分、不合格<60 分。参考标准如下：

评价项目	评价要点	分值	得分
启事 文稿写作 （60 分）	1. 内容要素齐全，准确具体	10	
	2. 标题正确醒目	10	
	3. 正文有关事项表达通顺、清楚明晰、简明扼要	20	
	4. 落款正确，格式正确	10	
	5. 语句表达规范	10	
作品设计 综合素养 （40 分）	6. 条目清晰简洁，重点突出醒目	10	
	7. 讲究布局和版式，体现个人设计风格，精致唯美，吸人眼球，评价高	10	
	8. 评改纠错者能够抓住文稿的典型错误，纠错能力强	10	
	9. 积极主动，及时完成任务，富有创新精神。鼓励以小组团队形式参赛，周密组织，合理分工，人人参与，协作完成	10	
参评对象：	评分人：　　　　　　　　　　总分		

◆ 例文导读

【例文一】

一、标题：单位名称+文种。

仁济大药房连锁有限公司
招聘启事

二、正文
1. 引言：行文目的
2. 主体：招聘的职位、职数、条件、待遇及应聘方法、联系方式等。

仁济大药房连锁有限公司因扩大经营规模，开辟新经营网点的需要，现诚聘以下人员：

门店现场管理人员 2 名、营销员 4 名。男女不限。

要求应聘人员年龄 35 岁以下，具有专科以上药品经营管理或相关专业文化程度，有从事相关工作经验者优先。薪资待遇不低于同行业水平。

有意者请将个人履历、身份证、毕业证复印件、联系电话及近照一张等简历资料邮寄至××市仓山区上山路 88 号仁济大药房连锁有限公司人事部。邮政编码：××××。符合条件者本公司会尽快通知参与面试，恕不接洽

三、落款：署名及日期

仁济大药房连锁有限公司
201×年×月×日

【例文二】

一、标题：单位名称+时间，省略"启事"二字。

仁济大药房连锁有限公司含浦分店
"端午"佳节隆重开业

××分店系仁济大药房连锁有限公司的连锁店，是城镇医疗保险

定点单位，定于本月9日即"端午"佳节隆重开业。本店将秉承"仁心卖药，兼济百姓"的理念，以"专业服务，品质保证"为宗旨，竭诚为广大百姓健康提供最优质的服务！

值此开业之际，恰逢"端午"佳节，推出"浓浓端午情，专家义诊"、会员"九折"优惠、神秘礼品大派送等优惠活动，欢迎惠顾！

本店地址：××市学士路含浦医药科技园××号

联系电话××××

仁济大药房连锁有限公司××分店

201×年×月×日

二、正文：介绍药店的性质、地位、经营理念、企业宗旨以及优惠活动、店址联系方式。达到启事的告知宣传目的。

三、落款：署名及日期

◆知识要点

一、必备知识

（一）启事的含义

启事是行政机关、企事业单位、社会团体和个人向社会公开告知有关事项，请求得到支持或帮助的文书。"启"即陈述、告知之意；"事"指事情。启事即公开陈述某事。启事多张贴于公开场所或刊登在报刊杂志上，也可在广播电台、电视台等公开传媒中播出。

（二）启事的特点

1. 广泛性 启事所涉及的内容广泛，工作与生活、公事和私事都可作为其内容。另外，启事公布的范围也较广。

2. 告知性 启事是在有事情须向公众知照时使用的一种文书，大多涉及一些日常普通的事务，希望他人了解或协助办理，告知性强。

3. 期望性 启事希望得到公众的了解、支持和帮助，不具备强制性和约束力，因此比较真诚委婉。

（三）启事的类型

启事的种类很多，根据内容大致可分为三大类。

1. 告知类启事 为了开展工作和业务，把某些事项公之于众，以便让公众知晓的启事，包括开业启事、停业启事、迁址启事、更名启事等。

2. 征求类启事 为了求得公众的配合与协作而写作的启事，包括征集启事、征稿启事、征地启事、征婚启事、征租启事、招聘启事、招商启事等。

3. 寻求类启事 为了求得公众的响应和协助而写作的启事，包括寻物启事、寻人启事等。

二、写法指南

（一）格式与写法

启事的种类不同，写法也各有特点，但一般都由标题、正文和落款三部分组成。

1. 标题 常用以下几种：一是以文种作标题，如《启事》《紧急启事》；二是以事由作标题，如《招聘》；三是以启事单位和文种作标题，如《××医药公司启事》；四是以事由和文种作标题，如《招标启事》；五是由启事单位、事由、文种构成标题，如《××药店开业启事》。

2. 正文 具体说明启事的内容，将有关事项一一交代清楚。一般包括启事的目的、意义、原因、要求、条件、特征、联系方式等。不同种类的启事，其内容的侧重点也会有所不同。

（1）找寻启事　要写明找寻对象的特征，遗失的时间、地点、原因及如何酬谢、联系方式等。如果是寻人，还须附上走失者的照片。

（2）搬迁启事　一般要写明搬迁的原因、迁移日期、新址、联系电话等。

（3）招聘启事　要写明招聘单位的基本情况、招聘职位、职数、招聘对象的条件及其受聘后的待遇、应聘办法等。

（4）开业启事　要写明开业单位的名称、概况、性质、地点、经营项目和开业时间等内容。

（5）征集启事　要写明征集的目的、背景、要求、奖励方法及截稿日期，联系人及联系方法，以及其他有关事项。

3. 落款　在正文右下角注明启事单位或个人姓名以及启事日期。如果标题或正文中已写明单位名称，此处可省略。凡以机关、团体、单位的名义张贴的启事，应加盖公章，以示负责。

（二）写作注意事项

1. 事项完备，内容真实　要条理分明地告知有关的时间、地点、任务、原因、结果、请求、联系方法等事项。内容不能弄虚作假，否则不但欺骗他人，还会损害单位和个人形象。

2. 语言精练，一事一启　要注意言简意赅、短小精悍。一事一启，便于公众迅速理解和记忆。

3. 态度恳切，谦和有礼　语言应该真诚、恳切、谦和、礼貌，使他人乐于接受并自愿采取帮助行动。

◆拓展阅读

启事与启示的区别

启事与启示音同而义异。

启事是文体名称，"启"即陈述，事即事情，启事特指为公开陈述某事而写的短文，意思就是公开向他人告知某件事情。

启示中的"启"表示开导，"示"表示指出使人知道，启示是通过启发提示使人有所领悟的意思。

实际生活中经常有人把"寻人启事""招领启事"等表示文体的启事写成启示，这是错误的，要特别引起重视。

声　明

一、声明的含义

声明是就有关事项或问题向社会表明自己立场态度的应用文。

二、声明的分类

声明有两类：一类在是自己在某种合法权益受到侵害时，维护自己的合法权益，引起社会关注，并要求侵权方停止侵害行为的声明。另一类是在自己遗失了支票、证件等重要票据或证明文件时，防止他人冒领冒用而发表的声明。

三、声明的作用

声明的作用主要体现在：表明立场、观点、态度的作用；警告、警示的作用；保护自己合法权益等。

四、声明的一般写法

声明一般由标题、正文和落款三部分组成。

（一）标题　一种是由文种作为标题；另一种是由事和文种构成，如《遗失声明》；还有一种由发文机关和文种构成，如《某大学附属医院郑重声明》。

（二）正文　简明扼要地写明发表声明的原因，表明对有关事件的立场、态度。如果声明的事宜不多，可以采用段落式的写法；如果内容较多，可以采用条款式的方法表达。

（三）落款　除署名和日期外，还可附注自己单位的地址、电话等，以便联系。

五、写作案例

郑重声明

"××牌"是××省××制药有限公司于××××年依法申请的注册商标，该公司享有此注册商标的所有权。"××牌"胃药是××省××制药有限公司享誉全国市场的名牌产品，深受国内患者的信赖。但最近发现××单位，未经该公司许可，擅自制造销售该公司"××牌"注册商标标识，并在同类商品上使用此商标。

此种行为是违反我国商标法的严重侵权行为。为维护该公司合法权益，本律师经其特别授权郑重声明：

凡有上述商标侵权行为的单位，必须立即停止其非法行为。否则一经发现本律师将诉诸法律，依法追究侵权者的法律责任。

××省制药有限公司
××市律师事务所
201×年×月×日

目标检测

一、选择题（请将正确选项填写在题后的括号内。）

1. 开业启事隶属的启事类别是（　　　）

   A. 告知类启事　　　　B. 征求类启事　　　　C. 寻求类启事　　　　D. 声明类启事

2. 启事不具备的特点是（　　　）。

   A. 内容广泛性　　　　B. 行政约束力

   C. 使用告知性　　　　D. 语气祈使性

3. 某医药公司发展势头很好，又恰逢五周年纪念日，公司决定举办周年庆典活动，此事在报纸上刊登时宜用的应用文种是（　　　）。

   A. 通告　　　　　　　B. 通报　　　　　　　C. 欢迎辞　　　　　　D. 启事

4. 启事的标题一般不包括（　　　）。

   A. 目的　　　　　　　B. 事由　　　　　　　C. 文种　　　　　　　D. 单位名称

5. 下列有关启事的选项不正确的是（　　　）。

   A. 写作遵循"一文一事"的原则。

   B. 启事是在有事情须向公众知照时使用的一种文书，可以强制他人协助办理。

   C. 启事特指为公开陈述某事而写的短文，而启示是通过启发提示使人有所领悟的意思。

   D. 搬迁启事，一般要写明搬迁的原因、迁移日期、新址、联系电话等。

二、判断题（请在正确判断的括号内打"√"，错误的打"×"。）

1. 启事只能用于个人。（　　）

2. 启事是有事情需向社会公开告知有关事项，请求得到支持或帮助的文书。（　　）

3. 启事和启示可以通用，意思相同。（　　）

4. 有的启事会用标题标明性质，如"紧急启事"、"重要启事"等。（　　）

5. 启事内容单一，一事一启，便于公众迅速理解和记忆。（　　）

三、纠错题（分析下面这篇启事不妥之处，并作相应修改。）

寻物启事

本人是××医药公司员工，于201×年×月×日骑车经过某医院附近时，不小心丢失皮包一只，有拾到者请交给本人，我愿意付出重金表示感谢。

此致

　　敬礼

××医药公司
201×年×月×日

四、写作题

1. 康源制药有限公司因业务拓展需要，公司地址从××市台江区学军路苍霞新村 11−102 室搬迁至本市鼓楼区五四路天福大厦 5 层 503 室。请为公司写一份迁移启事。

2. 学院"春芽"文学社举办主题为"我读书，我快乐"征文活动，请你拟写一份征稿启事。

任务二　通报

◆ 实训任务

一、 情境任务

康源医药公司业务员周青青、李明明等人因开拓新的销售基地，业绩特别突出，被评为 2017 年度优秀员工，公司准备予以通报表扬。那么，你知道表彰性通报如何写作吗？

仁济大药房连锁有限公司××分店员工肖奇多次无故擅自离岗，更为恶劣的是上班期间与顾客发生激烈争吵，给公司和药店的声誉造成了极为不良的影响。公司经研究决定，给予肖奇扣罚三个月出勤奖并公开通报批评的处罚。请你替人事部草拟这则批评性通报。

二、 实训要求

根据任务情境拟写文稿，参与作品评价与纠错，分组评比。

三、 评价方案

评价权重，建议教师约占 60%、学生约占 30%、企业或其他专家约占 10%。评价等级，建议分为五等：优秀≥90 分、良好≥80 分、中等≥70 分、合格≥60 分、不合格<60 分。参考标准如下：

评价项目	评价要点	分值	得分
通报文稿 （70分）	1. 正文内容完整。陈述事实清楚，详略得当；准确评析事件；做出通报处理；提出希望要求	30	
	2. 标题完整，落款正确，格式规范	20	
	3. 条理清晰，逻辑性强，结构严谨	5	
	4. 语句表达准确规范，文字简洁通畅	10	
	5. 排版格式规范，版面整洁干净	5	
作品评改 综合素养 （30分）	6. 具备一定的评判和纠错能力	10	
	7. 语言表达准确流畅，条理清晰	10	
	8. 学习态度认真，积极主动，参与热情高，责任心强；按时按质按要求完成任务，具有团队合作和创新精神等	10	
参评对象：	评分人：	总分	

◆ 例文导读

【例文一】

关于周青青等同志被评为销售明星的表彰通报

公司各部门、驻各地办事处：

　　随着国内药品销售市场竞争日益激烈，近年我公司向全国各地派驻办事处，以加强经销工作。销售部周青青、李明明等同志奔赴东南沿海地区，在 2015 年销售工作中，拓展市场，扩大业务，勇挑重担。他们忘我工作，艰难公关，成功为公司开辟了两个新的销售基地，拓展了公司的销售渠道，提升了公司的知名度和美誉度，并且年销售额分别达到 1005 万元、965 万元，为公司发展做出了巨大贡献。因此，他们被评选为 2016 年度公司"销售明星"，并给予全公司通报表扬和特别嘉奖——分别给予 5 万元、4 万元的物质奖励。

　　希望广大员工学习他们勇挑重担，迎难而上的精神，努力工作，开拓进取，为公司的发展贡献自己的力量。

康源医药公司（印章）

2017 年 1 月×日

一、标题：
事由+文种

二、主送机关

三、正文
引言部分
陈述主要事实
简要评析典型意义
做出表彰决定
提出希望

四、落款：署名日期，加盖公章。

【例文二】

关于第四车间药品生产存在严重质量问题的通报

　　今年以来，我公司严抓药品生产质量，但第四车间仍忽视生产质量，以致两次药品检测中出现严重不合格现象。4 月 9 日第四车间送检的药品含药成分没有达标；4 月 20 日送检的药品含水量超标。同时，在公司组织检查中多次发现第四车间领导管理不善，责任不明，要求不严等现象。

　　药品是特殊的商品，关系患者的用药安全和疗效。药品质量发生问题，既损害消费者利益，更影响公司的声誉，甚至断送公司的

一、标题：
事由+文种

二、主送机关：普发性通报，省略

三、正文：
1. 陈述主要事实

2. 简要分析错误的性质、危害及原因

3. 做出处理决定

4. 提出希望要求

前景。第四车间药品生产质量问题是没有严格管理、规范要求的结果。经公司办公会议研究决定：

第四车间停产整顿，车间主任停职检查，并扣除全车间一季度绩效考核奖金。

希望各部门狠抓管理，严抓质量，杜绝此类现象再次发生，确保药品生产质量。

三、落款：署名、署时并加盖公章。

康源制药有限公司（印章）

2017 年×月×日

◆知识要点

一、必备知识

（一）通报的含义

《党政机关公文处理工作条例》规定，"通报适用于表彰先进、批评错误、传达重要精神和告知重要情况。"

（二）通报的特点

1. 典型性 不论表彰先进、批评错误，还是传达重要精神或情况，都要求通报的是典型人物、典型事件和典型情况，具有典型的意义，以达到表彰先进，惩罚错误，交流经验，传达情况的目的。

2. 教育性 通报不仅仅是让人们知晓内容，更要树立榜样，激励先进，提供借鉴，使人能从中接受教育，受到启迪；或警戒错误，总结经验，引起注意。

3. 政策性 通报中的决定（即处理意见）直接涉及具体单位、个人，事情处理正确与否，影响颇大，故而必须讲究依据，体现政策。

4. 时效性 先进事迹、典型经验、重要情况，只有及时通报才能更好地推广，更好地发挥其作用；做错事情，反面典型，只有及时通报，才能更好地起到警示作用，以杜绝类似事件发生。因此，通报必须及时制发，注重时效，以免时过境迁，失去其应有的宣传或训诫作用。

（三）通报的分类

根据内容区分，通报大体分为三种类型。

1. 表扬通报 用来表扬先进人物、先进经验、先进事迹等。目的是宣扬先进思想，树立榜样，鼓励学习先进典型、先进经验，把工作做得更好。

2. 批评通报 用来批评严重错误，包括对重大责任事故的处理、对违纪案件的处分等。目的是以示警诫，要求被通报者和大家吸取教训，防止今后发生类似错误。

3. 情况通报 用来在一定范围内传达重要情况或精神等。目的是引起下级机关或有关方面的注意和重视，及时采取必要的措施，更好地开展工作。如《关于食品安全检查情况的通报》。

二、写法指南

（一）格式与写法

通报主要包括标题、主送机关、正文和落款几部分。

1. 标题 通报的标题，一般由发文机关、事由和文种构成，如《康源制药有限公司关于第四车间安全生产自查自纠情况的通报》。应注意的是，通报作为下行文，一般不宜省略发文机关，更不得无端省略事由。

2. 主送机关 除普发性的通报外，其他通报应标明主送机关。一般为下属机关，也可以是需要了解该内容的不相隶属单位。

3. 正文

（1）引言部分 交代通报的目的或缘由。有时可省略。

（2）事实部分 陈述主要事实。表扬性通报和批评性通报要描述主要事件（突出先进事迹或抓住主要错误），包括时间、地点、人物、事件和结果，详略得当，突出重点；情况通报要叙述基本事实。

（3）评析部分 简要评析事件。表彰性通报指出其典型意义，或概括其主要精神及经验；批评性通报要分析错误的性质、原因，指出危害及应汲取的主要教训等；情况通报叙述有关情况，并对情况作必要的阐述、评价，还可针对具体问题提出一些指导性的建议或看法。

（4）决定与要求部分 提出表彰与处理的决定和希望要求。表彰性和批评性的通报，一般写明事件结论与予以表彰或处理的决定，同时提出对表彰或批评对象和读者的希望、要求。情况通报在明确情况的基础上，对受文单位提出希望和要求。

4. 落款 在正文之后右下方写上发文机关和时间，并加盖单位公章。

（二）写作注意事项

1. 注意材料的典型性 通报属于奖励与告诫性公文，承负着"表彰先进，批评错误"的任务，因而具有奖励与告诫性质，因此要特别注意材料的典型性。

2. 注意行文的时效性 无论是推广先进经验或表彰先进事迹，还是批评错误的言行或通报事故，都要迅速地予以通报，使之及时发挥更大的功效。

3. 注意评价的准确性 撰写通报，要切实做好调查研究，事实要准确，评价要客观公正，不可随意拔高或贬低。

4. 注意表达的恰当性 通报在表达形式上以叙述为主，兼用议论和说明，行文时要注意叙议结合，详略得当，主题突出。

◆拓展阅读

通报和通知的区别

通报有些方面和通知相同，如都有知照作用，文中所提出的要求受文单位都要照办。但它们毕竟是两类不同的公文，有着明显的区别。

一、行文目的不同。通报的目的是使受文单位了解某一重要情况或典型事件，从而受到教育；通知的目的则是使受文单位了解发文单位要求做什么和怎样做，从而行动起来。

二、行文效果不同。例如表扬性通报是希望被表彰者更上一层楼并树立榜样、希望其他单位或个人学先进，找差距，添措施。批评性通报主要是对照自己，防患未然，起到警诫作用。通知的效果对所有受文单位都是相同，不允许任何一个受文单位在行动上有不同表示。

三、适用范围不同。2012年《党政机关公文处理工作条例》明确规定：通报适用于表彰先进、批评错误、传达重要精神和告知重要情况。通知适用于发布、传达要求下级机关执行和有关单位周知或者执行的事项，批转、转发公文。

四、事项构成不同。通报的事项是由情况或事例构成，它要求对情况或事例作简明扼要的分析。通知的事项由要求受文单位做什么和怎么做两部分内容构成，直陈直叙，不用举例和议论。

目标检测

一、选择题（请将正确选项填写在题后的括号内。）

1. 党政机关、企事业单位、社会团体为表彰先进，批评错误，传达重要精神或情况所发的一种文书是（　　）

    A. 通知　　　　　　B. 通告　　　　　　C. 通报　　　　　　D. 报告

2. 下列哪项不是通报的作用（　　）

    A. 宣传教育　　　　B. 通报信息　　　　C. 指导借鉴　　　　D. 汇报工作

3. 通报的结尾，常常需要写明（　　）

    A. 执行要求　　　　　　　　　　　B. 发出号召

    C. 重大决议　　　　D. 强制措施

4. 表彰性通报在正文内容包括（　　）

    A. 陈述先进事迹　　B. 评析典型意义　　C. 做出表彰决定　　D. 提出希望

5. 通报的写作往往要求（　　）。

    A. 全面具体　　　　　　　　　　　B. 观点突出

    C. 详尽描写　　　　　　　　　　　D. 评析准确

二、判断题（正确的打"√"，错误的打"×"。）

1. 通报属于上行文。（　　）

2. 真实是通报的生命，是制发通报的重要前提。（　　）

3. 告知下级机关某信息或执行某事项，一般用通报。（　　）

4. 康源制药有限公司办公室拟向各部门、各车间知照安全生产大检查的情况，适用的文种是情况通报。（　　）

5. 通报写作时为了体现典型性，可以对事实进行艺术性的加工夸大。（　　）

三、纠错题（分析下面这篇通报不妥之处，并作相应修改。）

关于表彰第一车间实现"安全生产年"的通报

各部门、各车间：

    为确保企业生产和员工生命财产安全，我公司从各方面采取有力措施，花大力气抓各项安全生产制度的贯彻落实，并建立了安全生产各级责任制。第一车间实现全年安全生产无事故，成为我公司的标兵车间。为此，公司决定给予第一车间通报表扬，以资鼓励。

    希望各部门、各车间学习第一车间的生产先进经验，结合实际情况，建立和健全安全生产岗位责任制，抓好安全生产，为把我公司安全生产提高到一个新水平而努力奋斗。

    特此通报。

康源制药有限公司

四、写作题。

1. 根据情境任务中仁济大药房连锁有限公司对肖××的处分决定，请你代替公司人事部草拟一份批评性通报。

2. 根据我院学生中涌现的好人好事或存在的问题，写一份表彰性或批评性通报。

任务三　欢迎辞

◆ **实训任务**

一、 情境任务

康源医药公司销售部准备举办"欢歌笑语庆元旦、喜庆祥和迎新年"茶话会，请你替经理曹冬云拟写一则欢迎辞。

我院下月将举办"第九届孙思邈中医药文化艺术节"活动，届时邀请校企合作的相关企业领导参加开幕式，请你拟写一则欢迎辞。

二、 实训要求

根据任务情境拟写欢迎辞，每组选拔代表进行欢迎致辞的现场表演竞技。

三、 评价方案

评价权重，建议教师约占 60%、学生约占 30%、企业或其他专家约占 10%。评价等级，建议分为五等：优秀≥90 分、良好≥80 分、中等≥70、合格≥60 分、不合格<60 分。参考标准如下：

评价项目	评价要点	分值	得分
欢迎辞文稿（60 分）	1. 主题鲜明，重点突出，基调积极	10	
	2. 材料充实，典型新颖，生动感人，体现时代精神	10	
	3. 条理清晰，结构严谨，引人入胜	10	
	4. 语句表达准确规范，文字简洁流畅	10	
	5. 语言体现口语性、礼仪性	10	
	6. 要素齐全，格式规范	10	
现场表演（20 分）	7. 表演者精神饱满，普通话，吐字清晰，声音洪亮，内容熟悉	10	
	8. 语言技巧处理得当：语速语气、语调节奏等语言技巧处理恰当，较好运用肢体或表情以增强感染力	10	
综合素养现场效果（20 分）	9. 具备一定的评价纠错能力，能够抓住典型的错误，并提出中肯的修改意见	10	
	10. 积极主动，热情参与，能合作按时完成，责任心强，礼貌大方。表演具有较强的吸引力，营造良好的现场效果	10	
参评对象：	评分人：　　　　　　　　总分		

◆ **例文导读**

【例文一】

康源长青制药有限公司开业庆典仪式上的欢迎辞

公司总经理×××

各位领导、各位来宾、同志们、朋友们：

　　大家上午好！

一、标题：活动内容+文种

二、称呼与问候

三、正文

1. 开头：交代活动内容、表达对来宾的欢迎之情。

2. 主体：首先对建设者及其他关怀支持者表达谢意；然后简介企业精神、展望发展前景、提出合作愿景；最后表达决心。

3. 结尾：表达良好的祝愿和感谢。

四、落款（省略）

【例文二】

一、标题：活动内容+文种

二、称呼与问候

三、正文

1. 开头：交代活动内容，表示欢迎和谢意。

2. 主体：详尽地揭示了活动的意义和价值的基础上，水到渠成提出深化互利合作、携手共进的愿望，展望中医药文化繁荣发展的美好前景，预言药王文化必将走向世界，造福全人类！极富鼓动性。

今天，康源长青制药有限公司综合大楼落成、胜利通过 GMP 认证和开业庆典三喜临门。这是我们康源长青人的一件大事、喜事、盛事。首先，请允许我代表公司全体员工向在百忙之中光临庆典仪式的各位领导和嘉宾表示热烈的欢迎！

康源长青从筹备到开业，得到了各方面领导的高度重视和关怀，得到了社会各界的广泛关注和支持；广大建设者们为康源长青洒下了辛勤的汗水。在此，我代表公司向广大的创业者、建设者们表示崇高的敬意和美好的祝愿！向支持和关怀康源的各级领导、相关部门、各界朋友表示衷心的感谢！

勤劳、智慧、奋进的康源人，开拓进取，艰苦创业，仅用一年多的时间，就使一座现代化的制药企业崛起于长青、屹立于湘西。这体现了康源人"有志者事竟成"的理想抱负，体现了康源人"励精图治"的创业精神，更体现了康源人"跨越赶超"的豪情壮志。康源长青制药有限公司的成长壮大，必将为长青区经济和事业的发展注入新的活力，必将成为我市乃至我省制药工业的一朵绚丽奇葩。我们诚邀各界有识之士与我们合作，也希望大家能一如既往的关爱康源长青，支持康源长青。我们一定不负众望，秉承"博采众长、开拓创新、追求卓越、服务民生"的企业精神和经营理念，以"海纳百川"的博大胸怀，兼收并蓄，扬长展优，锐意进取，为长青的发展、为湘西的繁荣做出更多、更新、更大的贡献。

最后，祝愿大家安康幸福！祝愿康源蒸蒸日上！

谢谢大家。

在中国孙思邈中医药文化节开幕式上的致辞

国家中医药管理局副局长　闫树江

尊敬的各位领导、各位嘉宾，女士们、先生们、朋友们：

大家上午好！

大医精诚耀千秋，药王金方泽万代。今天，我们共聚古柏清香、碑林浩瀚的药王山下，隆重举行第三届中国孙思邈中医药文化节开幕式。我谨代表活动主办单位：省卫计委、省贸促会、市人民政府，以及崇德尚文、海纳百川的我市人民，对各位的莅临表示热烈的欢迎！对关心中医药事业发展，给予铜川转型发展大力支持的朋友们，表示诚挚的感谢！

文化节可以改变一座城市。文化带给一座城市的，不仅仅是知名度和影响力，更能赋予城市灵魂和魅力。山不在高，有仙则名。1400 多年的药王文化，为中国乃至世界留下了珍贵的医道思想宝藏。国务院批准我市举办中国孙思邈中医药文化节，给我们的医药经济发展带来了机遇，也给中医药文化发展带来了机遇，我们将以此为契机，努力打造中医药文化起飞的航母平台，放飞和成就民族文化复兴的梦想。

文化是一个地方的历史记忆。铜川处处有文化，遍地是故事。

提起铜川，人们自然会想到，孙思邈"坐虎针龙"的传奇故事和"悬丝诊脉，妙术回生"的精湛医术；提起铜川，人们自然会想到，一代书法宗师柳公权"写尽八缸水，砚染涝池黑"的故事和"颜筋柳骨"的遒劲笔锋；提起铜川，人们也自然会想到，山水画宗师范宽"溪山行旅"的俊美画卷；还会想到哲学家傅玄"近朱者赤，近墨者黑"的醒世箴言，史学家令狐德棻"如文史不存，何以鉴古今"的警世名言。

文化是历史留给一座城市最深刻的烙印。留下这些烙印，就留住了城市的根和魂。孙思邈隐居行医之地药王山，为我省注入了绿色养生文化，人们拜谒药王、祈福健康平安的"二月二药王山庙会"，成为国家级非物质文化遗产。习近平总书记把中医药喻为打开中华文明宝库的钥匙。我们对中医药这些"老祖宗留下的宝贝"，要加大开发利用，传承不泥古，创新不离宗，让历久弥新的中医药永葆生机。

培养城市文化个性，传承文化基因，就要固化历史印记。以展馆、建筑等形式展示城市魅力，使文化基因融入到城市血脉之中。我们建设中医药种植、流通、研发、检测基地，建设孙思邈学院、孙思邈博物馆、孙思邈医院，就是要推进中医药发展，弘扬灿烂的中医药文化。

抓文化也是抓发展、抓转型。把文化注入城市经脉，转型发展才更具生命力、竞争力。铜川是全国资源型可持续发展试点城市、节能减排财政政策综合示范城市和"一带一路"上的重要节点城市。我们借力发力，把文化旅游产业作为转型的突破口，以文兴旅，以旅载文，文旅融合，努力打造"中国康城、品质铜川"。以文化旅游养生产业的长足发展，给这座城市带来灵气、财气和人气，实现城市转型的脱胎换骨。

药王是中国的，也是世界的。合作共赢的事业没有终点，只有一个接一个的新起点。屠呦呦荣获 2015 年诺贝尔生理学或医学奖，是中医药走向世界的一项荣誉，全球数亿人因青蒿素这种"中国神药"而受益，更是传统中医药送给世界人民的礼物，也为中医药发展带来了契机、增添了动力。铜川愿与大家一道，深化互利合作，携手努力，开启中医药文化繁荣发展的新篇章，让药王文化根植铜川，走向世界，造福全人类！

最后，我们再次感谢各位领导和来宾的盛情光临！

——引自《铜川党建》本市要闻〔2015—10—14〕http://www.tcdj.gov.cn/info_8482.aspx

3. 结尾：再次表达谢意。

四、落款（略）

◆知识要点

一、必备知识

（一）欢迎辞的含义

欢迎辞属于礼仪性文书，是行政机关、企事业单位、社会团体或个人在举行隆重庆典、大型集会、欢迎仪式或座谈会、宴会等场合，主人对来宾表达的热烈欢迎和美好祝愿的致辞。

（二）欢迎辞的特点

1. 礼仪性 用语尤其讲究典雅、热情。行文中的语言，要发自肺腑，体现真情实感，让客人感到亲切，而不觉矫揉造作、虚情假意。

2. 委婉性 欢迎辞是用于交际应酬的讲话稿，因此，既要向对方表示友好，又要坚持自己的原则和立场。重要的外交场合，措辞尤其要注意分寸。内容不涉及双方有争议的观点或看法，而是用委婉曲折的方式进行表达。尊重对方的风俗习惯，避免对方忌讳的内容。

3. 欢愉性 中国有句古话是"有朋自远方来，不亦乐乎"，所以致欢迎辞当有一种愉快的心情，言词用语务必富有激情和表现出致辞人的真诚。只有这样才可给客人一种"宾至如归"的感觉，为下一步各种活动的完满举行打下好的基础。

4. 口语性 欢迎辞本意是现场当面向宾客口头表达的，所以口语化是欢迎辞文字上的必然要求，在遣词用语上要运用生活化的语言，即简洁又富有生活的情趣。口语化会拉近主人同来宾的亲切关系。

（三）欢迎辞的分类

从表达方式上可以分为：

1. 现场讲演欢迎辞 一般由欢迎人在被欢迎人到达时在欢迎现场口头发表的欢迎稿。

2. 报刊发表欢迎辞 这是发表在报刊或公开发行刊物之上的欢迎稿。它一般在客人到达前后发表。

从社交的公关性质可以分为：

1. 私人交往欢迎辞 一般是在个人举行较大型的宴会、聚会、茶会、舞会、讨论会等非官方的场合下使用的欢迎稿。通常要在正式活动开始前进行。私人交往欢迎辞往往具有很大的即时性、现场性。

2. 公事往来欢迎辞 一般在较庄重的公共事务中使用。要有事先准备好的得体的书面稿，文字措辞上的要求较私人交往欢迎辞要正式和严格。

二、写法指南

（一）格式与写法

欢迎辞一般由标题、称呼、正文和落款四部分组成。

1. 标题 写法一般有两种。一种是单独以文种命名。如《欢迎辞》。另一种是由活动内容和文种名共同构成。如《在××学术讨论会上的欢迎辞》。

2. 称呼 要求写在开头顶格处。要写明来宾的姓名称呼。如"尊敬的先生们女士们""亲爱的××大学各位同仁"。

3. 正文 一般可有开头、中段和结尾三部分构成。

（1）开头 通常应说明现场举行的是何种仪式，发言者代表什么人向哪些来宾表示欢迎。

（2）正文 一般要阐述和回顾宾主双方在共同的领域所持的共同的立场、观点、目标、原则等内容，较具体地介绍来宾在各方面的成就及在某些方面做出的突出贡献，同时要指出来宾本次到访或光临对增加宾主友谊及合作交流所具有的现实意义和历史意义。

（3）结尾 通常在结尾处再次向来宾表示欢迎，并表达良好祝愿。

（4）落款 单纯用于讲话的欢迎辞无须落款。若公开发表则署上致辞者单位名称、致辞者的身份、姓名，并署上成文日期。

（二）写作注意事项

1. 态度真诚 称呼要用尊称，感情要真挚，用热情洋溢的语言表达对来宾真诚欢迎的心情。

2. 措辞得体　措辞要慎重，要注意尊重对方的风俗习惯，应避开对方的忌讳，以免发生误会。

3. 言简意赅　一般的欢迎辞都是一种礼节性的外交或公关辞令，宜短小精悍，不必长篇大论。

◆拓展阅读

答谢辞

一、答谢辞的含义

答谢辞，是指特定的公共礼仪场合，主人致欢迎辞或欢送辞后，客人所发表的对主人的热情接待和诸多关照表示谢意的讲话。答谢辞也指客人在举行必要的答谢活动中所发表的感谢主人盛情款待的讲话。

二、格式与写法

1. 标题　写法比较简单，最常见的写法就是直接使用"答谢辞"三个字作标题；也可以有一些灵活的写法，如在答谢宴会上发表的答谢辞，可写作《在××答谢宴会上的讲话》。

2. 称谓　位于正文之前，顶格书写，写明对方的单位名称或主要官员姓名、职务。如果需要，称谓前可加"尊敬的"一类形容词，后可加"先生""女士"等字眼表示敬意。如"尊敬的××旅行社全体朋友""尊敬的格林先生"等。

3. 正文　一般分为三个层次。

第一层表示谢意，写明己方在参加某活动期间受到了对方的热情款待或帮助，为此特表示衷心的感谢。这一层礼节性的套语比较多，要注意行文得体，分寸适当，不可失礼，也不可过誉。

第二层追述主要活动内容以及取得的重要成果，并对活动的意义进行评价。这一层是答谢辞的主体，要求思路有一定的拓展，内容有一定的深度，材料要充实丰富，逻辑要清晰严谨，语言要简练准确。

第三层表达希望今后进一步加强合作的态度，也可展望未来双边关系发展的前景。

4. 署名和日期　这部分比较简单。根据实际需要，可署集体之名，也可署个人之名。日期则是发表当天的日期。有时也可以省略。

三、写作注意事项

1. 内容与结构要合乎规范　"谢遇型"答谢辞和"谢恩型"答谢辞所涉及的写作内容以及所运用的结构形式，各有相对稳定的模式。在写作中，一不可混淆，二不可随心所欲地"独创"，要尽可能地符合写作规范，否则将会张冠李戴、非驴非马。

2. 感情要真挚、坦诚而热烈　要动真情、吐真言，虚情假意、言不由衷或矫揉造作，只能引来对方的反感。要热烈奔放、热情洋溢，给人以如沐春风的温煦感。薄情寡义、冷冰冰、干巴巴、硬邦邦的致辞很难打动对方。

3. 评价要适度，要恰如其分　一般说来，对于对方的行动，"谢遇型"致辞不宜妄加评论、说三道四。而"谢恩型"致辞则可就其"精神"或"风格"作出评价，但要适度，恰如其分，不可故意拔高、无限升华，以免造成"虚情假意"之嫌。

4. 篇幅要简短，语言要精炼　礼仪"仪式"毕竟不是开大会，致辞一般应尽量简短些，语言必须精炼，应尽可能地将可有可无的字、句、段删掉，努力做到"文约旨丰"，言简意赅。

目标检测

一、选择题（请将正确选项填写在题后的括号内。）

1. 欢迎致辞，讲什么，怎么讲，最关键取决于（　　）
   A. 主客双方的关系　　　　　　　　B. 活动的缘由和意义
   C. 客人的地位　　　　　　　　　　D. 主人的地位

2. 对欢迎辞和欢送辞的表述哪一项是不正确的（　　）
   A. 书写欢迎辞和欢送辞的篇幅宜短不宜长
   B. 欢送辞不宜热情洋溢，应有依依惜别之意
   C. 欢迎辞和欢送辞在公共礼仪交往中起着重要的作用
   D. 欢迎辞和欢送辞仅限于在大型集会、隆重典礼和欢迎欢送仪式上使用

3. 下列哪项不是欢迎辞特点是（　　）
   A. 礼仪性　　　　B. 委婉性　　　　C. 惜别性　　　　D. 口语性

4. 下列选项哪个不是欢迎辞结尾的内容（　　）
   A. 再次向来宾表达真挚的欢迎之情　B. 揭示活动的缘由
   C. 表达对即将合作的良好祝愿　　　D. 用敬语表达美好的祝福

5. 欢迎辞作为礼仪性文书，一般（　　）情况下不使用。
   A. 外宾来访　　　　　　　　　　　B. 领导视察
   C. 同仁参观　　　　　　　　　　　D. 法庭谈判

二、判断题（请在正确判断的括号内打"√"，错误的打"×"。）

1. 欢迎辞是致辞者表达欢迎之意，延续友情或合作等心愿时使用的一种文书。（　　）

2. 欢迎辞一般包括标题、称呼、正文和落款四部分。（　　）

3. 用于讲话、刊载的欢迎辞要署上致辞的单位名称，或致辞者的身份和姓名，并署上成文日期。（　　）

4. 私人交往欢迎辞一般在较庄重的公共事务中使用。（　　）

5. 欢迎辞的正文一般可有开头、中段、结尾三部分构成。（　　）

三、纠错题（指出下文中的不妥之处，并修改。）

××制药厂 30 周年厂庆

　　大家好！值此×××厂 30 周年厂庆之际，请允许我代表×××厂，向远道而来的贵宾们表示热烈的欢迎！朋友们不顾路途遥远专程前来贺喜并洽谈贸易合作事宜，为我厂 30 周年厂庆增添了一份热闹和祥和，我由衷地感到高兴。我厂建厂 30 年能取得今天的成绩，离不开老朋友的真诚合作和大力支持。对此，我们表示由衷的感谢！同时，我们也为有幸结识来自全国各地的新朋友感到十分的高兴。在此，特向新朋友们表示热烈的欢迎，并希望能与你们密切合作，发展相互间的友好合作关系。"有朋自远方来，不亦乐乎"。在此新朋老友相会之际，我提议：为今后我们之间的进一步合作、为我们之间日益增进的友谊、为朋友们的健康幸福，干杯！

　　此致
敬礼！

四、写作题

1. 康源制药公司总经理在 GSP 认证检查会议上，向认证检查小组的专家们致欢迎辞。

2. 近期我院拟举办迎新开学典礼，请你作为行将走上实习工作岗位的老生代表致欢迎辞。

任务四　商务信函

◆ **实训任务**

一、 任务情境

康源制药有限公司准备到恒生中药材股份有限公司订购一批货物，希望向对方详尽了解货品、产地、规格、价格、物流等情况。现需以公司名义发一份函给对方，如果由你来拟写，你知道怎么写吗？

仁济大药房连锁有限公司××分部由于业务量大增，急需招聘一批药学类专业员工。我院招生就业处正在拓展学生实习和就业渠道，愿意与其建立长久的合作关系。现需以学院名义拟写一份函，就合作意向、合作方式及本次安排实习生等事宜进行商讨。那么，这份函该怎么写呢？

二、 实训要求

根据任务情境，拟写商务信函，参与作品评价与纠错，进行分组评比。

三、 评价方案

评价权重，建议教师约占 60%、学生约占 30%、企业或其他专家约占 10%。评价等级，建议分为五等：优秀≥90 分、良好≥80 分、中等≥70、合格≥60 分、不合格<60 分。参考标准如下：

评价项目	评价要点	分值	得分
商务信函文稿（70 分）	1. 内容全面具体，商讨事项清楚，意图明确	20	
	2. 要素齐全，格式完整规范	20	
	3. 条理清晰，逻辑性强，结构严谨	10	
	4. 语句表达准确规范，文字简洁通畅	10	
	5. 排版格式规范，版面整洁干净	10	
作品展示与评改（20 分）	6. 具备一定的评改和纠错能力	10	
	7. 展示或评改纠错者大胆从容，普通话讲述，吐字清晰，声音洪亮。语言表达准确流畅，条理清晰	10	
学习态度综合素养（10 分）	8. 学习态度认真，积极主动，参与热情高，责任心强；按时按质按要求完成任务，具有团队合作精神等	10	
参评对象：	评分人：	总分	

◆例文导读

【例文一】

一、标题：事由+文种

二、称谓：受函单位

三、正文主体：交代发函缘由、函的主要事项和具体要求。

关于更换 HR 系列卧式双级活塞推料离心机的函

得力制药机械制造有限公司：

贵公司×月×日发来的 HR 系列卧式双级活塞推料离心机，在使用中出现了以下问题：

1. 推料盘常常被物料卡阻；

2. 液压系统有失压现象，油泵供油不畅；

3. 压力调节阀调压弹簧故障导致液压油路有时短路；4. 液压系统油压升不高、油液压力能低；

5. 复合油缸的活塞自动换向功能欠佳等。

以上故障已严重影响到本公司的正常生产，为尽可能减少损失，按照双方签订的购销合同约定（合同编号 SS/X-1709-001），特向贵公司提出换货要求。请贵方收到本函一周之内将更换的新产品送达并负责技术安装，务必保证我方的正常生产。另外，三日内我方会将故障离心机通过物流公司退回，运费由贵方承担。

四、结尾：强调去函目的，希望问题能得到解决。

五、落款：署名署时并加盖公章。

采购部联系人符主任180×××，技术部联系人谢主任158×××。

特此函告，承望尽快解决为盼！

康源制药有限公司（公章）

2017 年×月×日

【例文二】

一、标题：事由+文种

二、称谓：来函单位

三、正文主体：主要就来函进行回复，包括主要事项和具体要求。

关于同意接受学生到我公司顶岗实习实践的复函

××省食品药品职业学院：

贵院《关于推荐 2018 届学生深入用人单位顶岗实习实践的函》收悉。经研究，我公司同意接受贵院大四优秀学生前来顶岗实习实践。现就有关问题答复如下：

一、时间与地点：按照就近原则，我公司××分店可以从今年 9 月份起，接受贵院学生前来顶岗实习实践。

二、主要职业岗位及人数：药品营业员、收银员、采购员、验收员、药品养护人员及仓库保管员等，共计不超过 20 人。各岗位职数及具体职责，请与门店协商并遵从门店安排。

三、人员要求：贵院专业知识扎实、实践能力强、综合素质高的优秀学生。必须熟悉《药品管理法》、《药品经营质量管理规范》等有关法律、法规，能遵守药店各项规章制度，服从药店的规范化管理，严格按照工作流程，认真履行岗位职责。

四、面试要求：经贵院择优推荐的学生，于 9 月 12 日上午 8：00，其本人携带个人简历、成绩单、荣誉证书复印件或作品、学院推荐书等前往劳动东路 89 号公司人力资源部，参加公司总部统一安排的面试。

五、待遇：实行差额化薪金，各人依岗位与绩效考核而异。人均底薪 1000 元/月，另设考核奖励金。免费享受中晚餐，不安排住宿。

六、其他：其他未尽事宜，烦请贵院自行与××分店联系。联系人张浩 135×××。

专此函复！

仁济大药房连锁有限公司（公章）
2017 年×月×日

四、结尾：提供联系人及其方式，便于解决本函未尽事宜。

五、落款：署名、时间并加盖公章。

◆知识要点

一、 必备知识

（一）商务信函的含义

商务信函是用来商洽工作、联系业务，询问和答复有关具体实际问题的一种文书。商务信函属于商务礼仪文书范畴，是指企业与企业之间，在各种商务场合或商务往来过程中所使用的简便书信。其主要作用是在商务活动中用来建立经贸关系、传递商务信息、联系商务事宜、沟通和洽商产销；询问和答复问题、处理具体交易事项等。

（二）商务信函的特点

1. 简洁 商务信函不同于日常信函，应力求简明扼要，短小精悍，切中要点。用简洁朴实的语言来写信函，使信函读起来简单、清楚、容易理解。

2. 准确 商务信函事关双方经济利益，当涉及数据或者具体的信息时，比如时间、地点、价格、货号等等，必须准确无误。

3. 礼貌 商务信函虽属商务往来，但应周到热情，宽容体谅，自然真诚，所谓买卖不成仁义在。

（三）商务信函的分类

按行文方向分，可分为去函（又称"来函"）、复函。去函，即主动发出的函；复函，即被动发出的函。

按内容分，函有商洽函、询问函、答复函、请示函、知照函、催办函、邀请函、批准函等。

商务公函中的请示函、批准函，一般用于机关、企业单位与主管业务部门之间（相互不存在隶属关系），请求批准某一事项时使用。这类函，不能误用为报告、请示、批复。

二、 写法指南

（一）格式与写法

商务信函同其他信函一样，也是一种具有习惯格式的文体。一般由信封、信文及附件三部分构成。前两部分是必不可少的，而后者则需视具体情况而定。

1. 信封 信封书写比较简单，此处从略。

2. 信文 信文又称信笺。它记载商业业务的具体事宜，是商务信函的核心部分。信文内容多种多样，其表达既灵活，又有一定的格式。一般由开头、正文、结尾、落款等四个部分组成。

（1）开头　写收信人或收信单位的称呼。称呼单独占行、顶格书写，称呼后用冒号。

（2）正文　是书信的主要部分，叙述商业业务往来联系的实质问题，通常包括：

①问候语。

②写信的事由，例如因某业务发展需商洽；何时收到对方的来信，表示谢意，或对来信中提到的问题答复等等。

③该信要进行的业务联系，例如询问有关事宜，回答对方提出的问题，阐明自己的想法或看法，向对方提出要求等。如果既要向对方询问，又要回答对方的询问，则先答后问，以示尊重。

④提出进一步联系的希望、方式和要求。

（3）结尾　结尾往往用简单的一两句话，写明希望对方答复的要求，如"特此函达，即希函复"，同时写表示祝愿或致敬的话，如"此致　敬礼""敬祝　健康"等。祝语一般分为两行书写，"此致""敬祝"紧随正文，另起一行，空两格书写，"敬礼""健康"下一行顶格书写。

（4）落款　包含署名和日期。

以单位名义发出的商务信函，署名时可写单位名称或单位内具体部门名称，也可同时署写信人的姓名。重要的商务信函，为郑重起见，需加盖公章。商务信函的日期很重要，不能遗漏。

3. 附件　商务信函常见的附件有报价单、产品介绍或说明书、订购合同、发货通知单、产品质量检验书等，用以证实信文所写的各种论点，或作为商业业务往来的确认手续。

（二）写作注意事项

1. 主题突出、观点明确　商务信函是为开展某项商业业务而写，具有明确目标。信文内容不必涉及无关紧要的事情，以免冲淡主题；向对方提出的问题要明确，回答对方的询问也要有针对性，不能答非所问，或故意绕弯子，回避要害。

2. 换位思考、态度诚恳　商务信函是为促进双方商贸往来，要在互惠互利的前提下，设身处地考虑对方的需要、处境、利益与困难，还要考虑对方的地位、身份、专业知识、文化程度、接受能力等，使对方正确理解信中内容。

3. 语气平和、用词准确　商务信函的语气要平和，要平等相待，不得用命令或变相威胁的语气，要做到不卑不亢。用词要准确，不要用一些晦涩的或易于引起歧义的词语。

4. 清楚简洁、注意修辞　商务信函的内容与形式都要做到清楚简洁，体现商业往来时讲求效率与节省时间。清楚简洁的书信最受欢迎。要避免使用长句冗词以及不必要的修辞词语。

◆拓展阅读

函

一、含义

《党政机关公文处理工作条例》规定：函"适用于不相隶属机关之间商洽工作、询问和答复问题、请求批准和答复审批事项。"

二、特点

（一）沟通性函对于不相隶属机关之间相互商洽工作、询问和答复问题，起着沟通作用，充分显示平行文种的功能，这是其他公文所不具备的特点。

（二）灵活性表现在两个方面：一是行文关系灵活。函是平行公文，但是它除了平行行文外，还可以向上行文或向下行文，没有其他文种那样严格的特殊行文关系的限制。二是格式灵活。除了国家高级机关的主要函件必须按照公文的格式、行文要求行文外，其他一般函，比较灵活自由，甚至可以不拟标题。

（三）单一性函的主体内容应该具备单一性的特点，一份函只宜写一件事项。

三、分类

（一）按性质分可以分为公函和便函两种。公函用于机关单位正式的公务活动往来；便函则用于日常事务性工作的处理。便函不属于正式公文，没有公文格式要求，可以不要标题，不用发文字号，只需要在尾部署上机关单位名称、成文时间并加盖公章即可。

（二）按发文目的分可以分为发函和复函两种，发函即主动提出公事事项所发出的函。复函则是为回复对方所发出的函。

（三）按内容和用途分可以分为商洽事宜函、通知事宜函、催办事宜函、邀请函、请示答复事宜函、转办函、催办函、报送材料函等等。

四、结构与写法

由于函的类别较多，从制作格式到内容表述均有一定灵活机动性。函一般由首部、正文和尾部三部分组成。

（一）首部

主要包括标题、主送机关两个项目内容。

1. 标题 公函的标题一般有两种形式。一种是由发文机关名称、事由和文种构成。另一种是由事由和文种构成。

2. 主送机关 即受文并办理来函事项的机关单位，于文首顶格写明全称或者规范化简称，其后用冒号。

（二）正文

其结构一般由开头、主体、结尾和结语等部分组成。

1. 开头 主要说明发函的缘由。一般要求概括交代发函的目的、根据、原因等内容，然后用"现将有关问题说明如下"或"现将有关事项函复如下"等过渡语转入下文。复函的缘由部分，一般首先引叙来文的标题、发文字号，然后再交代根据，以说明发文的缘由。

2. 主体 这是函的核心内容部分，主要说明致函事项。

3. 结尾 一般用礼貌性语言向对方提出希望。或请对方协助解决某一问题，或请对方及时复函，或请对方提出意见或请主管部门批准等。

4. 结语 通常应根据函询、函告、函商或函复的事项，选择运用不同的结束语。如"特此函询（商）""请即复函""特此函告""特此函复"等。有的函也可以不用结束语，如属便函，可以像普通信件一样，使用"此致""敬礼"。

（三）尾部

一般包括署名和成文时间两项内容。要署上机关单位名称，写明成文时间年、月、日，并加盖公章。

五、写作注意事项

1. 主题必须集中一般来说，一个函件以讲清一个问题或一件事情为宜。

2. 内容要真实、准确函是与对方商洽工作事务的文书，内容一定要核实准确，简洁明了地予以说明。

3. 态度要谦逊、诚恳 函不管是用于商洽、询问、请批或答复，都应该表现出对对方的尊重、谦和，因此，函的语言要朴实，语气要恳切，态度要谦逊，不要倚势压人或强人所难，也不必逢迎恭维、曲意客套。

目标检测

一、选择题（请将正确选项填写在题后的括号内。）

1. 向不相隶属单位请求答复、批准，用（　　）
    A. 请示　　　　　　　B. 意见　　　　　　　C. 函　　　　　　　D. 报告

2. 商务信函按行文方向，可分为（　　）
    A. 去函和复函　　　　　　　　　　B. 商洽函和询问函
    C. 答复函和请示函　　　　　　　　D. 邀请函和批准函

3. 函属于（　　）
    A. 上行文　　　　　B. 下行文　　　　　C. 平行文　　　　　D. 泛行文

4. 撰写复函时，正文的开头应首先（　　）
    A. 阐述有关规定　　　　　　　　　B. 写明来函日期及标题
    C. 写明具体的回复意见　　　　　　D. 引用重要领导人的有关批示意见

5. 下列属于请候语的一项是（　　）
    A. 敬祝　　　　　　　B. 商棋　　　　　　　C. 金安　　　　　　　D. 生意兴隆

二、判断题（请在正确判断的括号内打"√"，错误的打"×"。）

1. 去函要有明确的针对性，复函要有鲜明的目的性。（　　）

2. 商务信函开头要注意礼貌用语，要先写表达问候的客套话。（　　）

3. 函件应注意措辞，语气要委婉、平和、恳切、分寸得当，不可强人所难。（　　）

4. 附件是随函附发的有关材料，如发票、确认书、单据、报价单等。（　　）

5. 一封商务信函可以传达多件事项。（　　）

三、纠错题（指出下文中的不妥之处，并修改。）

购买×××药的函

康源制药有限公司：

我，作为购买者，向贵公司购买×××药品。

不吝赐函，静候佳音

仁济大药房连锁有限公司××分店
2017 年 9 月 9 日

四、写作题

1. 仁济大药房连锁有限公司含浦分店向康源制药有限公司订购的一批药品，不符合购买合同要求，需要退货。请你代为拟写一封商务信函。

2. 请就学生实习安排事宜，代我院向某医药公司拟写一份商务信函。

重点小结

任务一 启事

一、启事是行政机关、企事业单位、社会团体和个人向社会公开告知有关事项，请求得到支持或帮助的文书。

二、启事的特点：广泛性、告知性、期望性。

三、启事的类型：告知类启事、征求类启事、寻求类启事。

四、启事的标题 一般以事由和文种作标题；或以启事单位、事由、文种构成标题；少以文种或事由作标题。

启事的正文一般包括启事的目的、意义、原因、要求、条件、特征、联系方式等。不同种类的启事，其内容的侧重点也会有所不同。

五、启事的写作注意事项：事项完备、内容真实、语言精练、一事一启、态度恳切、谦和有礼等。

任务二 通报

一、《党政机关公文处理工作条例》规定，"通报适用于表彰先进、批评错误、传达重要精神和告知重要情况。"

二、通报的特点：典型性、教育性、政策性、时效性。

三、通报的分类：表扬通报、批评通报、情况通报。

四、通报包括标题、主送机关、正文和落款几部分。标题一般由发文机关、事由和文种构成。正文一般首先陈述主要事实，在进行简要评析。最后提出表彰与处理的决定及希望要求。

五、通报的写作注意事项：注意材料的典型性、注意行文的时效性、注意评价的准确性、注意表达的恰当性

任务三 欢迎辞

一、欢迎辞属于礼仪性文书，是行政机关、企事业单位、社会团体或个人在举行隆重庆典、大型集会、欢迎仪式或座谈会、宴会等场合，主人对来宾表达的热烈欢迎和美好祝愿的致辞。

二、欢迎辞的特点：礼仪性、委婉性、欢愉性、口语性。

三、欢迎辞的分类：从表达方式上可以分为——现场讲演欢迎辞、报刊发表欢迎辞。从社交的公关性质可以分为——私人交往欢迎辞、公事往来欢迎辞。

四、欢迎辞一般由标题、称呼、正文和落款四部分组成。

标题写法常用单独以文种命名和由活动内容与文种名共同构成。

正文一般由开头、中段和结尾三部分构成。

五、写作注意事项：态度真诚、措辞得体、言简意赅。

任务四 商务信函

一、商务信函是用来商洽工作、联系业务，询问和答复有关具体实际问题的一种文书。商务信函属于商务礼仪文书范畴。

二、商务信函的特点：语气口语性、内容直接性、态度真诚性、主旨单一性、格式规范性、地位平等性、要求时限性。

三、商务信函的分类：商洽函、询问函、答复函、请示函、知照函、催办函、邀请函、批准函等。

四、商务信函一般由三部分组成：信头、正文、信尾。

五、商务信函的写作注意事项：主旨要集中、行文要开宗明义、语言要有分寸感。

项目六

企业文化与形象宣传文书

企业文化与企业形象是当今企业发展的软实力。扩大企业文化与企业形象宣传，是促进企业发展，增强企业核心竞争力的重要举措。本模块重点介绍海报、新闻、解说词、简报等文书的含义、种类、特点、规范体式和写法，要求掌握其基本知识，明确各类文书的内涵、特点、适用性，并能按照任务情境进行写作。教学难点是掌握这几种文书的适用范围、写作格式，能按照实际需要完成文书的写作。

任务一　海报

◆ 实训任务

一、 任务情境

重阳节临近，为普及老年人安全用药的健康保健意识，扩大门店影响力，仁济大药房连锁有限公司××分店准备在店外的广场举办大型健康知识宣讲活动。重点针对老年慢性病及保健等开展药品促销活动。届时将邀请医学专家现场咨询、答疑和指导用药。为此，公司广告部正在策划充分利用宣传海报，来吸引顾客、引导消费者。请你撰写一份海报文稿，并试着进行版面设计。

为宣传企业文化、迎接 GMP 的现场检查，康源制药厂广告部准备重新更换布置厂区的宣传栏，制作海报进行张贴。请你撰写一份海报文稿，并试着进行版面设计。

二、 实训要求

写作海报文稿并进行版面设计制作，在班级设置的专栏张贴，个人或分组进行评比竞赛。

三、 评价方案

评价权重，建议教师约占 60%、学生约占 30%、企业或其他专家约占 10%。评价等级，建议分为五等：优秀 ≥90 分、良好 ≥80 分、中等 ≥70 分、合格 ≥60 分、不合格 <60 分。

参考标准如下：

评价项目	评价要点	分值	得分
海报文稿 （50分）	1. 主题鲜明，合法合规。结合医药类专业职业场所和工作内容，符合相关法律法规的规定，体现崇高的职业道德情操等。	10	
	2. 有的放矢，体现其宣传性功能。也要兼顾如引导顾客合理用药、服务顾客、宣传药理医德和树立企业形象、构建信任等功能。	10	
	3. 表达手法多样，如采用修辞、象征、化用、设置悬念等。	10	
	4. 内容要准确、具体，不能含糊不清或产生歧义。	10	
	5. 语言表达规范，简洁精练；晓之以理，动之以情，引人入胜。	10	
作品评价 设计制作 （30分）	6. 具备一定的纠错改错能力。	10	
	7. 标题和重点内容设计得鲜明简洁、醒目突出。讲究布局和版式，精致唯美，吸引读者，引人入胜。	10	
	8. 能够利用 LOGO、字体、色彩、构图等设计理念，体现个人设计风格；吸人眼球，关注度高，评价好。	10	
综合素养 团队精神 （20分）	9. 积极主动，热情参与，按时完成，责任心强；且内容或形式体现了创新精神。	10	
	10. 鼓励以小组团队形式参赛，周密组织，合理分工，人人参与，合作完成效果好。	10	
参评对象：	评分人：　　　　　　　　　　　　　　总分		

◆例文导读

【例文一】

一、标题：
根据海报内容拟定：重阳节是尊老、敬老、爱老的节日。

二、正文：
简单介绍药品成分及适用人群。告知读者有专家答疑，吸引顾客前来。

　　九九重阳节　感恩大回馈重阳节为您的长辈准备好贴心礼物了吗？
仁济大药房
九九重阳节
特意隆重推出感恩回馈尊老敬老活动
一、清血稳压宝：85 元/盒（内含独立包装）
主要成分：绞股蓝、天麻、罗布麻、决明子、金蝎、槐花、山楂等。

适宜人群：血压、血脂偏高者。

规格：0.4g/粒＊12 粒/＊1 版/盒

二、本店所有药品、保健品等满 100 元省 10 元，活动仅此一天！不容错过！

三、活动现场更有专家解惑答疑，欢迎新老顾客前来咨询！

活动地点：仁济大药房连锁有限公司

2017 年 9 月 1 日

【例文二】

一、标题：

简单明了：中药材
介绍。

中药材介绍——天冬

天然、绿色、安全、纯中药

本品为百合科植物天门冬的干燥块根。味甘、苦、寒。

功能主治：养阴润燥，清肺生津。用于肺燥干咳，顿咳痰粘，咽干口渴，肠燥便秘。

二、正文：

药材形、味、功能、用量。

用法用量：6～12g

经销点：仁济大药房连锁有限公司××分店

地址：××市学士路科技园××号

联系人：李经理159××

三、落款：签署主
办单位的名称及海
报的发文日期。

2017 年 12 月 20 日

◆知识要点

一、必备知识

（一）海报的含义

海报又称招贴画，是向公众报道或介绍有关影视、戏曲、体育比赛、学术报告会、展览、营销活动等消息时所使用的一种张贴性应用文书。

海报通常张贴在有关活动的场所，以其醒目的画面吸引路人的注意，有的还登在报纸上，或通过电台、电视台播放，其目的是告知有关活动的事项、传递信息、宣传鼓动，吸引大众参与。

（二）海报的特点

1. 广告宣传性　海报是广告的一种，其作用就是希望获得大众的参与。有的海报加以美术的设计，以吸引更多的受众参与活动。海报可以在媒体上刊登、播放，但大部分张贴于人们易于见到的地方，其广告性色彩极其浓厚。

2. 内容真实性　海报一定要具体真实地写明活动的地点、时间及主要内容。文中可以用些鼓动性的词语，但不可夸大其词。

3. 艺术美观性　随着科学技术的发展，很多现代化的手段被应用到海报创作中来，越来越多的海报制作突出了美术创意，内容广泛，形式也由过去的单一的文字招贴走向艺术招贴，艺术表现力丰富，使海报内容在一瞬间留给人们强烈的印象，收到最佳的宣传效果。

4. 篇幅短小性　海报文字要求简洁明了，篇幅要短小精悍。

（三）海报的分类

按照内容的不同，大致可以分为以下三类：

（1）**商业类海报**　这类海报是通过宣传商品或商业活动信息，获取经济利益为目的的海报。

（2）**公益类海报**　这类海报具有特定的对公众的教育意义，其主题包括各种社会公益、道德的宣传，或者政治思想的宣传，弘扬爱心奉献、共同进步的精神等。

（3）**报告类海报**　这类海报主要是指告知举办各种讲座、学术报告、政治形势、国际形势报告等内容的海报。

（4）**文体类海报**　这类海报一般是宣传或告知电影、戏剧、大型综艺类活动或大型体育赛事，需要观众关注或参与的。

二、 写法指南

（一）格式与写法

海报是一种信息传递的艺术，是一种大众化的宣传工具。在海报的制作中，要考虑整体创意和美术设计，海报的美术设计，形式灵活多样，讲究新颖独特。其文字部分一般由标题、正文和落款三部分组成。

1. 标题 标题是海报主题和内容的焦点，也是海报的关键。写法较多，大致有以下几种：

（1）以文种名作为标题：即在第一行中间写上"海报"字样。字体大而醒目，以吸引人们注意。

（2）以活动信息作为标题：如"影讯""舞会""学术讲座""商品优惠"等，让读者一看就知道是什么内容。

（3）以活动信息和文种构成标题：如"专家讲座海报""商品促销海报"；或者在活动内容前加上举办单位名称，如"仁济大药房周年庆典促销活动"等。

（4）根据海报内容拟定标题：如"浓浓端午情，'粽'情大放送—永康药房端午大派送活动"。用阐明活动宗旨话作标题，渲染气氛，调动人们的参与热情。

标题的拟写应该大而醒目、简洁、新颖，在美术设计时可以在字体大小、颜色和形式上下功夫。

2. 正文 海报的正文可以根据海报内容的长短，灵活选取格式。可以一段式，也可以分项列举式，简要地写清楚以下内容：

（1）活动的目的和意义。

（2）活动的主要内容、时间、地点等。

（3）参加的具体方法及一些必要的注意事项等。

在实际的拟写中，上述内容可以少写或不写，视情况而定。此外，正文部分的文字根据版面大小设计格式和字体、文字的位置，以清晰美观为标准。

3. 落款 要求签署主办单位的名称及海报的发文日期。

（二）写作注意事项

1. 内容要准确、具体 海报一定要具体准确地写明活动的时间、地点、附注等主要内容。对于活动参与方式、优惠情况等，必须交代清楚，不能产生歧义，以免产生混乱、拥挤、踩踏、哄抢等不良后果。

2. 文字要简洁、明了 海报文字要求简洁明了，篇幅要短小精悍。文中可以用些鼓动性和形象性的词语，但不可夸大其词。

3. 版面要注重艺术效果 海报的版式设计可以做些艺术性的处理，以吸引受众，但不要影响信息传递。

目标检测

一、选择题（请将正确选项填写在题后的括号内。）

1. 关于海报的描述，不正确的一项是（　　　）

　A. 海报的标题可以适当使用修辞方法以突出海报的效果。

　B. 海报具有内容广泛、艺术表现力丰富、远视效果强烈的特点。

　C. 海报可以用些鼓动性的词语，必要时也允许夸大其词。

　D. 海报在美术设计方面可以在版面样式、字体大小、颜色搭配和形式上下功夫。

2. 下列哪个选项不属于海报的写作的目（　　）

    A. 告知有关事项　　　　B. 传递信息　　　　C. 宣传鼓动　　　　D. 强制大众参与

3. 以下属于海报文案关键内容的一个选项是（　　）

    A. 图片　　　　　　　　B. 标题与正文　　　C. 结尾　　　　　　D. 落款

4. 海报的标题拟写不强调（　　）

    A. 醒目　　　　　　　　B. 简洁　　　　　　C. 新颖　　　　　　D. 专业

5. 下列选项不属于海报文案的特点的一项是（　　）

    A. 广告宣传性　　　　　B. 艺术美观性　　　C. 表达简明性　　　D. 商业价值性

二、判断题（请在正确判断的括号内打"√"，错误的打"×"。）

1. 海报的目的是告知有关活动的事项、传递信息、宣传鼓动，吸引大众参与。（　　）

2. 因为海报的目的是宣传鼓动，所以可以用语活泼，且尽量夸大其词。（　　）

3. 海报可以以突出的商标、标志、标题、图形，或对比强烈的色彩，或大面积的空白，或简练的视觉流程使其成为视觉焦点。（　　）

4. 海报的正文可以是一段式，也可以是分项列举式。（　　）

5. 海报的落款应签署主办单位的名称和时间。（　　）

三、纠错题（指出下文中的不妥之处，并修改。）

    仁济大药房预备推出免洗洗手液的促销活动，海报如下，请分析下面这则海报的不妥之处，并作相应修改。

    免洗洗手液

    抑菌配方，对大肠杆菌和金黄色葡萄球菌有抑制作用。去除手部异味，更清爽净透。

    无须冲洗，省时省心！

四、写作题

1. 永康大药房准备下个月底举办 10 周年庆典活动，请你自选主题和角度，构思一则海报文案并进行版面设计。

2. 今年我院大学生"三下乡"主题活动是宣讲"用药安全知识"，请你撰写一则海报并作版面设计。

任务二　新闻

◆ 实训任务

一、任务情境

    近日，根据《药品经营质量管理规范认证管理办法》的规定，××市药监局检查组对仁济大药房连锁有限公司××分店开展了药品零售企业 GSP 复认证现场检查工作。检查组对该店的人员与培训、设施与设备、进货与验收、陈列与储存、销售与服务等进行了现场检查。发现该店能够遵照依法批准的经营方式和经营范围从事经营活动，药品经营企业许可证、营业执照以及与执业人员相符的执业证明悬挂在显著位置，直接接触药品的人员都进行了健康检查，抽查的上柜药品均有合法票据。仁济大药房连锁有限公司顺利通过了本次药品GSP复认证检查，请你撰写一篇新闻稿，对此事予以报道。

康源医药公司为了宣传企业，针对"春季多风""春寒料峭"的特点，积极开展春季卫生防疫宣传活动。销售部经理王牧青带领店员制作宣传展板，深入社区，结合"春阳生发"、"春多风温"、"风邪致病"的季候规律，讲解避风保暖、护肝养胃等春季养生、医药保健知识。药店策划部准备利用报刊报道此次活动，并将新闻稿撰写任务交给了实习生郭华。这篇新闻稿该如何下笔呢？郭华到现场进行跟踪采访，事先应该准备哪些问题？

二、 实训要求

参照任务情境，深入一家校企合作企业，写一篇活动报道。班级设计专题壁报进行张贴，分组评比。

三、 评价方案

评价权重，建议教师占60%、学生占30%、企业或其他专家占10%。评价等级，建议分为五等：优秀≥90分、良好≥80分、中等≥70、合格≥60分、不合格<60分。参考标准如下：

评价项目	评价要点	分值	得分
新闻稿 （60分）	1. 标题简明、准确地概括新闻内容	10	
	2. 导语明确表述新闻的时间、地点、人物和事件等。背景材料解答该新闻的"为什么"问题	20	
	3. 主体内容报道主题突出，新闻要素交代齐全，事项阐述清楚，文序合理，详略主次恰当	20	
	4. 体现新闻时效性、真实性、新奇性的特点	10	
语言逻辑 文面处理 （20分）	5. 条理清晰，逻辑性强，结构严谨；语言表达准确规范，文字简洁通畅	10	
	6. 排版格式规范，版面整洁干净	10	
评改纠错 综合素养 （20分）	7. 评改纠错者能够抓住典型，评改纠错能力强	10	
	8. 学习态度认真，积极主动，参与热情高，责任心强；按要求完成任务。具备一定的资料检索、信息处理、调研和独立完成任务能力，具有团队合作精神等	10	
参评对象：	评分人：	总分	

◆例文导读

【例文一】

一、单行标题

××医药"未来之星" 开营训练

二、导语部分，概括新闻事件，要素兼备。

7月15日，由××健康学院承办、××医药有限公司协办的2016年××医药"未来之星"训练营隆重开营。来自××医药旗下的××医药商业、三九、双鹤，以及来自××医疗的学员，将通过为期30天的封闭训练，实现由学生到医药人的角色转变。

开营仪式上，××医药总裁冯拓毅为训练营授旗，并讲授"开营第一课"，分享了自己从学生到经理人的成长历程和心灵感悟，勉励营员们勇于接受成长中的挑战和磨砺，永远保持阳光心态。学员们还就职业生涯规划、行业发展趋势和产业前景等问题与嘉宾们进行了深入的交流。

"未来之星"训练营是××集团针对新入职应届毕业生设置的封闭培训。营训中，通过组织团队建设、认识职场、成功之路、职业素养、文化之旅、主题任务六大模块的课程和活动，让走出校门便进入职场的新员工深入认识企业，帮助他们顺利完成从学生到医药人的转变，树立远大抱负，在××医药这个大舞台更快更好地成长。

三、主体部分，叙述主要活动内容，简洁清晰。

【例文二】

使命与责任：让中医药昂首走向世界
——天士力集团的跨越式发展之路

四、新闻背景、活动意义。
典型的"倒金字塔结构"。合理、自然。

"一抓一大把，一熬一大锅，一喝一大碗"，这曾是中药留给很多人的印象。如何让中医药与现代科技融合，成为中医药面临的最大挑战。"中医药只有与时俱进，不断创新，才能拥有世界话语权和主导权。如果抱残守缺，死守古训，最终将会沦为博物馆里的古董。"天士力集团董事长闫希军如是说。"继承不泥古，发展不离宗"。近年来，天士力集团始终站在科技创新的潮头，走出了一条跨越式发展之路。集团紧紧抓住"治未病、治已病、治末病"三个环节，提出树立大健康理念、普及大健康教育、创新大健康技术、发展大健康产业、完善大健康服务的理念，成为中国健康产业的弄潮儿。

一、双行标题，次行为副标题。属于"典型新闻"

二、导语。
1. 开篇形象鲜明揭示主题。
2. 引用人物语言，增加现场感。
形式活泼新颖。

一颗滴丸　凝聚智慧

几千年来，中医药都是"丸散膏丹，神仙难辨"。1989年，闫希军决定研制现代中药———复方丹参滴丸。

这是一条充满艰辛和挑战的路。把一服药的药效，浓缩在米粒大的几颗滴丸上，谈何容易！他和科研人员夜以继日地工作，一遍一遍地测试湿度、温度、黏度、含量、稳定性、有效性、安全性……经过了无数个不眠之夜，经历了无数次失败，滴丸机里终于吐出一个个黑珍珠般的小圆粒！1993年，复方丹参滴丸获得了国家新药证书和生产文号。与此同时，技术性能先进、工艺流程自动化的滴丸制剂生产线也建成了。公司以现代中药产业为基础，走上了高科技产业化的快速发展道路。

1996年，复方丹参滴丸获得天津市科技进步二等奖，1997年销售额突破8000万元。1999年复方丹参滴丸现代药学系列研究获得国家科技进步三等奖，被列入国家"九五"重大科技成果推广项目、国家973基础科学研究项目。

从1996年起，国家大力推动中药现代化、国际化战略的实施。闫希军立足于对传统中药的创新，提出了"现代中药"的新含义。所谓"现代中药"，就是依据中医药理论，应用现代先进的种植、提

三、新闻主体设置小标题，结构扼要清晰。
1. 发展历程，娓娓道来。

2. 突出"现代中药"理念，科学描述。

取、分离、酶解和制剂技术，去除药材毒性成分，以多元活性成分或多元单体组成的有效物质群组方制剂。为此，提出了工艺创新、剂型创新和标准创新的"三个创新"。使中药的质量、药效、安全性与世界接轨，为中医药进入国际市场扫清障碍。

3. 解读从中药标准化到国际化的历程。

中药的发展出路在于国际化，而国际化的前提是中药标准化。闫希军强烈地意识到，必须打造一条符合国际标准的一体化现代中药产业链。经过严格考察和系统研究，天士力在陕西商洛建起了第一个符合中药材种植生产质量管理规范（GAP）的药源基地；率先倡导并建立了现代中药和植物药提取生产质量管理规范（GEP）；在国内率先应用国际领先的多元指纹图谱质控技术，进行药品质量全程监控，实现了现代中药数字化与世界植物药质量标准的双项接轨。把传统的中药产业推向现代化，是闫希军一个坚定不移的信念。他在国内率先提出"打造现代中药先进制造数字化平台"，成功研制出运用 IT 技术、智能化控制的国内最大的滴丸制剂和外包装生产线。一个符合现代中药生产质量管理规范（GMP）的现代化中药生产示范基地由此诞生。

4. 独特创新，意义非凡。价值凸显

由闫希军担任总主编的《丹参大全》，汇集国内外近百名专家，历时 10 年的系统研究，于 2008 年 5 月出版，成为国内对一味中药开展全面系统研究的第一部巨著。近年来，天士力集团的专利申请达到了 1200 多项。他还提出"组分中药"新思路，首创了"生物活性中药"新方法，开辟了现代中药研发新模式，于 2008 年创建了组分中药工程技术中心，建立了组分中药库。如今，天士力集团现代中药产业已经超过百亿元的产能规模，"复方丹参滴丸"年销售额达到 25 亿元，位居我国单产品销量最大的现代中药第一品牌。

5. 标题鲜明

走向世界 梦想成真

6. 国内率先之举。追逐梦想。

把中医药推向世界，是天士力人的最大梦想。2010 年 7 月，复方丹参滴丸成功完成了申报美国食品药品监督管理局（FDA）II 期临床试验，实现中药国际化的重大突破，成为中药走向世界的一个新的里程碑。天士力集团的实践充分证明，现代中药完全能够挑战全球最高最严的医药评审标准，证明其安全有效、质量可控，显示其多靶点、多效应的巨大综合治疗优势，真正以处方药的身份在全球医药市场上市，实现中医药昂首走向世界的百年梦想。

7. 深入报道，重点开掘。
四、从点到面，由典型产品到企业运营。

申报 FDA. 临床试验是公司求索中药现代化与国际化的一条路径，因为 FDA 是中药进入国际医药主流市场的重要审批关口。标准如同音符一样，是世界共通的语言，申报美国 FDA 临床试验，是一个长期战略。既要弘扬中医药特色和精髓，又要研究方法的对接。复方丹参滴丸申报 FDA 项目的开创性在于创新了一种研究方法，突破了研究瓶颈，搭建了研究平台，建立了一条与国际对话的通道。为了使现代中药在未来的国际市场上真正站稳脚跟，天士力集团前瞻性地在美国成立了天士力北美药业公司，并以此作为推进更深层次国际化合作的阵地。天士力集团在美国马里兰州投资，建立了将

中医药生产、展示、交流、培训集于一体的多功能基地，在霍普金斯大学建

立中医药研发平台，为中药品牌在国际市场扎根立足奠定了基础。

以人为本　关注健康

在做强做大现代中药的基础上，天士力集团站在世界生物医药前沿，提出"做新做高"生物医药的发展战略，同时将目光聚焦到大健康领域。

2011 年 4 月，由公司全资子公司上海天士力药业有限公司承担的"十一五"重大新药创制科技专项、国家一类生物新药———普佑克（注射用重组人尿激酶原）获得新药证书和生产批文，10 月通过新版 GMP 认证。普佑克作为"十一五"期间我国批准的唯一一例治疗用一类生物新药，经过严格的临床试验，证明对于急性心肌梗死这一高发、高致死性疾病，具有较高的安全性及有效性，达到或超过目前世界上广泛使用的第二代溶栓药物的治疗效果，具有重要的技术价值和临床意义。普佑克的研制在国内率先建立了产业规模的哺乳动物细胞连续灌流生产体系，标志着我国在这一领域进入世界先进水平。普佑克上市后可为众多血栓病（心肌梗死、脑中风、肺梗死和外周静脉栓塞等）患者提供安全性高、疗效与价格比高的治疗药物。

人才是事业之本。天士力集团以开放的思维，提出"建设没有围墙的研究院"和"不求所在、但求所用、成果所有、利益共享"的合作原则，让知识经济复合型人才成为企业创新的主体，并建立了充满活力的人才激励机制。新机制吸引了一大批国内外人才加盟天士力，促成企业与国内外几十家院校和科研机构开展合作，使企业有条件集中优势资源，抢占科技创新制高点。

为了动员更多的资源和力量参与中医药国际化，在国家中医药管理局及相关部门的指导下，依托国家重大新药创制专项资金的支持，天士力集团倡导组建了由北京大学、天津大学、北京中医药大学、天津中医药大学、石家庄药业集团、扬子江药业集团等多家校企参与的中医药世界联盟组织，集中组织成员的产品、科技、人力和资本等优势资源，联起手来，以复方丹参滴丸通过美国 FDA. 这种国际化资源和申报过程的新模式，让更多的优秀中药品种搭乘和共享这个平台，为其他企业开辟了一条共同走向世界的通路。

（选自《人民日报》，作者：李广文，2012. 8. 18 05 版）

1. 数字、时间、地点，体现新闻的真实与时效。

2. 进一步拓展，紧扣题目。

3. 创新的成果，发展的事实，真切感人。

五、从一枝独秀，到结盟携手。使国家医药事业协同并进，是新闻的发展，也是事件的大背景。

六、登高望远，利落结束，令人期待。

◆ 知识要点

一、必备知识

（一）新闻的含义

新闻是用简洁明快的文字及时准确地报道新近发生的活动、事件、现象的文体。广义

的新闻包括消息、通讯、特写、调查报告、新闻评论等，是报纸、广播、电视等媒体中常见的报道体裁。狭义的新闻专指消息，它是指对新近发生的有社会意义并引起公众兴趣的事实的简短报道。

消息是新闻中运用最广的一种文体。

（二）新闻的特点

1. 时效性 新闻的特点在"新"，是指新近发生的事件。在实际工作中，新闻常和"抢"字连在一起。"抢新闻""抢消息"很生动地反映出消息特别注重时效的特点。和其他文书相比，新闻的优势就在于反映现实的速度最快。再好的新闻，如果延迟发布的时间，被他人抢了先，就有可能失去应有的价值。

2. 真实性 真实性是新闻的另一个特点。新闻报道的内容无论是重大事件，还是寻常小事，都要真实可靠，不允许有任何虚构和夸张。真实性是新闻的生命，一旦出错，危害极大。因此，从某种程度上说，"真实性"比"时效性"更加重要。

3. 新奇性 新闻的价值体现在其新奇性，日常生活中天天都在发生的事件很少具备新闻价值，只有新奇的事件才可能引人注意，才具备报道的价值。

（三）新闻的分类

1. 动态新闻，也称动态消息，这种消息迅速、及时地报道国内国际的重大事件，报道社会建设中的新人新事、新气象、新成就、新经验。动态消息中有不少是简讯（短讯、简明新闻），内容更加单一，文字更加精简。

2. 综合新闻，也称综合消息，是综合反映带有全局性情况、动向、成就和问题的消息报道。

3. 典型新闻，也称典型消息，是对某一部门或某一单位的典型经验或成功做法的集中报道，用以带动全局，指导一般。

4. 新闻述评，除具有动态新闻的一般特征外，还往往在叙述新闻事实的同时，由作者直接发出一些必要的议论，简明地表示作者的观点。

二、 写法指南

（一）格式与写法

写作新闻要设想并回答读者提出的问题，这些问题就构成了新闻五要素，即：When（何时）、Where（何地）、Who（何人）、What（何事）、Why（何故）。有的新闻学还补充了一个要素：How（如何）。

新闻的结构包括标题、导语、主体、结尾、背景材料几项内容。

1. 标题 "看书先看皮，看报先看题"，标题有着向读者推荐的作用，因此，在标题撰写时必须下功夫。新闻界有"三分之一时间写标题、三分之一时间写导语、三分之一时间写主题"这一说法。

新闻的标题必须简明、准确地概括新闻内容，帮助读者理解报道的事实。新闻标题有正题、引题（眉题）、副题（次题）三种。正题概括与说明主要事实或思想内容；引题揭示新闻的思想意义或交代背景，说明原因，烘托气氛；副题提示报道的事实结果，或作内容提要。

2. 导语 导语是指一篇新闻的开头部分。它是用简明生动的文字，写出新闻中最主要、最新鲜的事实，鲜明地提示新闻的中心内容。写作导语要求一是要抓住事情的核心，二是要能吸引读者看下去。

导语的形式主要有以下几种：

（1）叙述式 用摘录或综合的方法，把新闻中最新鲜、最主要的事实简明扼要地写出来。

（2）**描写式** 对新闻的主要事实或某一有意义的侧面作简洁朴素而又有特色的描写，以酿成气氛。

（3）**提问式**，先揭露矛盾，鲜明、尖锐地提出问题，再作简要的回答，引起读者的关注和思考。

3. 主体 这是新闻的主干部分。它紧接导语之后，对导语作具体全面的阐述，具体展开事实或进一步突出中心，从而写出导语所概括的内容，表现新闻的主题思想。应按"时间顺序"或"逻辑顺序"写作，但仍然要先写主要的，再写次要的。新闻的结构比较固定，大多数新闻的结构都是"倒金字塔"式，即：最重要的材料放在开头，次要材料放在后面。

4. 背景材料 新闻的背景材料，指事件的历史背景、周围环境及与其他方面的联系等，目的在于帮助读者深刻理解新闻的内容和价值，起到衬托、深化主题的作用，也就是回答五个"W"中的Why（为什么）。新闻背景可以说明新闻事件的起因；显示或帮助读者理解新闻事件的重要性；突出新闻稿件的新闻价值；表明记者的立场和看法。

5. 结尾 新闻的结尾有小结式、启发式、号召式、分析式、展望式等，亦可不要结尾。

（二）写作注意事项

1. 要素齐备 新闻所报道的内容千差万别，但无论什么内容，一篇新闻都应具有一些不可缺少的要素。时间、地点、人物、事件、原因、结果这六大要素相对齐备，而且每个要素必须准确、真实，不能弄虚作假。

2. 善于发现新闻角度 要善于从小的新闻素材中提取最有价值的新闻点。如果说真实是新闻的生命，那角度就是新闻的灵魂，找准了新闻的角度，也就找到了报道成功之源。

3. 结构合理，层次清楚 每一段最好只说一层意思，段落短一点，段落可以多一点。段落与段落之间的过渡，尽量能够找到有机的联系。

4. 形式上要精悍 短小精悍的新闻有利于抢时间、争速度，便捷地向读者提供新信息，也便于读者接受。

◆知识链接

倒金字塔结构

新闻写作的倒金字塔结构也称"倒三角"结构，是消息写作中最常用的一种结构方式。它以事实的重要程度或受众关心程度依次递减的次序，先主后次地安排消息中各项事实内容，犹如倒置的金字塔或倒置的三角形，因而得名。它多用于事件性新闻。

倒金字塔结构起源于美国南北战争时期。在战争期间，电报业务刚开始投入使用，记者的稿件通过电报传送。由于电报技术上的不成熟和军事临时征用等原因，稿件传送时常中断，有时不能完全送达。后来，记者们想出一种新的发稿方法：把战况的结果写在最前面，然后按事实的重要性依次写下去，最重要的写在最前面，这种应急措施催生了新闻新的结构形式——倒金字塔结构。

其特征是把最重要的写在前面，然后将各个事实按其重要性程度依次写下去。其优点是写作者可以快速写作，不为结构苦思。编辑可以根据版面容量快编快删，从最后段落删起，不会影响全文。读者可以快速阅读，由主到次地把握新闻最重要的内容。

目标检测

一、选择题（请将正确选项填写在题后的括号内。）

1. "报喜不报忧"，实质上是一种（　　　）
   A. 正面宣传　　　　B. 鼓动性宣传　　　C. 片面性宣传　　　D. 指导性宣传

2. 如果说真实是新闻的生命，那（　　　）就是新闻的灵魂。
   A. 时间　　　　　　B. 事件　　　　　　C. 新奇　　　　　　D. 角度

3. 新闻标题一般有正题、引题、副题三种。正题的主要作用是（　　　）
   A. 概括与说明主要事实或思想内容　　　B. 提示报道的事实结果
   C. 揭示新闻的思想意义　　　　　　　　D. 交代背景，说明原因

4. 对新闻的产生起决定性作用的因素是（　　　）
   A. 人的好奇心　　　　　　　　　　　　B. 人的耳目喉舌
   C. 人类社会性的生产劳动实践　　　　　D. 人类交流新情况的意愿

5. 新闻强调结构合理，层次清楚。段落上要求（　　　）
   A. 每一段只说一层意思　　　　　　　　B. 段落可以多一点
   C. 段落不可太短　　　　　　　　　　　D. 段落与段落之间尽量自然过渡

二、判断题（请在正确判断的括号内打"√"，错误的打"×"。）

1. 新闻的标题起着推荐作用，必须简明、准确地概括新闻内容。（　　　）
2. 导语是新闻写作中最重要的部分。（　　　）
3. 新闻必须要有结尾。（　　　）
4. 倒金字塔结构是新闻的主要结构形式。（　　　）
5. 新闻就是消息，它是指对新近发生的有社会意义并引起公众兴趣的事实的简短报道。
   （　　　）

三、纠错题（下文在标题、导语、段落、文序等方面均有不当之处，请予指出并改正。）

北京同仁堂荣获"光明行突出贡献奖"

"光明行十年回顾"活动举行

10月19日，"光明行十年回顾"活动在国家大剧院举行。全国政协副主席、民进中央常务副主席罗富和等领导出席活动，并为获奖企业、集体和个人颁奖。

"光明行"项目是全国防盲技术指导组在卫计委领导下，为落实"全国防盲规划"开展的社会公益性项目。通过捐助社会各界资金，为老少边穷地区白内障患者实施复明手术，将最好的医疗服务、最好的技术、最好的医生、送到最需要的人群和地方。自2010年以来，北京同仁堂集团先后为青海省及本市房山区、平谷区、怀柔区、延庆县的近千名白内障患者出资500万元，帮助他们重见光明。此活动由国家卫计委全国防盲技术指导组主持。北京同仁堂集团荣获"光明行突出贡献奖"。活动现场展出了"光明行"过去十年历程的精彩图片、新闻报道集锦、优秀摄影作品和白内障科普知识，全方位地展示了"光明行"公益行动对我国老少边穷地区以及周边国家、南部非洲地区白内障患者所作出的巨大贡献。

四、写作题

1. 5月22日，教育部、人社部、国家中医药管理局等多部委联合主办的2016年全国职业

院校技能大赛高职组"康缘杯"中药传统技能大赛，在江苏连云港江苏中医药高等专科学校落下帷幕。大赛设中药性状鉴别、中药真伪鉴别、中药调剂和中药炮制四个项目，来自全国25个省的代表队共计65所学校的101名选手参加了这次比赛。我院中药专业2013级学生何珊珊和2012级学生陈雅丽分获大赛一等奖和二等奖。请你就此撰写一则消息。

2. 下面是一篇新闻侧记。请你按新闻写作规范将其缩写为一则消息，不超过300字。

十月十八日，××职业技术学院喜迎55周年校庆。

校园内外车流并人流，欢声连笑语；操场前彩旗飘扬，签到处人头攒动。只见校友们或聚集谈笑，或争相寻觅当年熟悉的身影。人潮中，有毕业后继续深造的博士慕青，有荣获"国家中青年有突出贡献专家"称号的仓储专家李家胜，更有一大批医药行业的领导者、企业家。莘莘学子心，殷殷母校情。五十五年来，学院为国家医药事业培养了近万名专业人才，如今，大多数校友都已经成为各自岗位的骨干、中坚。学校因他们而骄傲，校友因母校而自豪！

许多二十世纪五六十年代的校友阔别五十余载，今朝重聚，霜染两鬓。大家环视今日学校崭新的校舍、完善的设施，参观校史展览，追忆学校的历史变迁，无不为学校的蓬勃发展而感慨万千、欢欣鼓舞。

隆重热烈的校庆庆典形成校庆的高潮。一千八百余名校友和近二百位领导、来宾欢聚一堂。"回首药苑五五春秋桃李满天下，展望津门二十一世纪梁才遍神州"。主席台两侧的条幅道出了与会者的心声。国家卫计委、国家食品药品监督管理总局、市教委等各级领导发表了热情洋溢的讲话。在一片掌声中，××医药集团王总经理代表医药企业向学校颁发了五十万元奖金，意在支持、激励学校加速发展，再创辉煌。

晚间，校友与来宾欢聚学校大礼堂，参加精彩的专场文艺晚会。晚会气氛热烈，高潮迭起，校友频频相约：五年后的"十·一八"再见！

任务三　解说词

◆ 实训任务

一、　任务情境

康源医药有限公司极为重视企业文化建设。公司新近建设完成的一组"中华医药文化墙"，从神农尝百草到传统医药，从《本草纲目》到现代中药知识，内容非常丰富。公司为文化墙的解说词开展有奖征稿活动，公司企划部员工杨光一准备投稿。那么，解说词该怎样写呢？写作前他该做哪些准备呢？

新春伊始，仁济大药房连锁有限公司为更好地为社区服务，普及中医药保健知识，策划举办春季中医药养生展览活动。相关实物图片已备好，为了图文并茂进行展示宣传，急需配上解说词。那么，这个解说词该怎样拟写呢？

二、　实训要求

根据实训任务情境或遴选学校、企业的一项宣传展示活动，撰写解说词并进行现场解说竞赛。

三、　评价方案

评价权重，建议教师约占60%、学生约占30%、企业或其他专家约占10%。评价等级，建议分为五等：优秀≥90分、良好≥80分、中等≥70、合格≥60分、不合格<60分。
参考标准如下：

评价项目	评价要点	分值	得分
解说词的写作（60分）	1. 抓住解说对象的特点和本质，内容科学准确，重点突出。	15	
	2. 材料丰富，与解说对象贴近、同步；点面结合，深度、广度适宜。	15	
	3. 条理清晰，逻辑性强，结构严谨，引人入胜。	10	
	4. 语句表达准确规范，文字通畅简洁。	10	
	5. 形象生动，具有口语特色，又能雅俗共赏。	10	
现场解说综合素养（40分）	6. 解说者精神饱满，采用普通话，吐字清晰，声音洪亮，内容熟悉。能较好地运用姿态、动作、手势、表情。语言技巧处理得当，语速恰当，语气、语调、音量、节奏张弛符合解说内容的需要，能熟练表达所解说的内容。着装朴素端庄大方，举止自然得体，有风度。	10	
	7. 根据主旨需要正确选用解说方法，力求做到解说深入浅出，通俗易懂。	10	
	8. 能合理运用多媒体技术，PPT设计具有一定的艺术性：运行环境好，操作方便灵活，交互性强，启动与链接转换时间短。界面布局合理、新颖、活泼、有创意，整体风格统一，导航清晰简捷。色彩搭配协调，视觉效果好，符合视觉心理；文字、图片、声音、视频、动画切合主题，和谐协调，配合适当。	10	
	9. 积极主动，热情参与，能合作按时完成，责任心强，礼貌大方。表演具有较强的吸引力，营造良好的现场效果。	10	
参评对象：	评分人：	总分	

◆例文导读

【例文一】

一、这是一篇企业形象宣传解说词，采用特写式，紧密贴近解说对象特点进行解说。景观看似各自独立，实则精神、文化一脉贯通。

企业文化景观解说词

一、中华医药图

大型墙体浮雕《中华医药图》将现代企业经营与管理理念融入中华民族传统文化的深厚积淀之中。这座气势恢宏、容纳万千的艺术巨作与天字门、力字门联成一体，构筑成"天土力的文化表征"。

栩栩如生的《中华医药图》，长150米、高1.8米，石材选自山东莱州的黄花村，属雕刻石材之中的上品。众多板块均取自一块上千立方米的花岗岩，这在国内外雕塑作品中实属罕见。

这座讴歌上下五千年辉煌医药史的画卷，记述了滥觞远古，历经商周至明清的医药发展史。

《中华医药图》共刻画古代历史人物132位，记载医学典籍28部，中药药方、剂型20余种，重大历史事件16个，描画出受后世

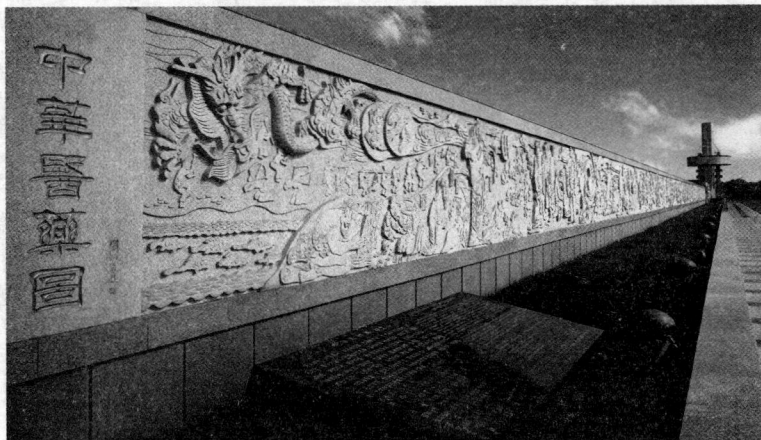

二、以下是对几幅景观图的具体解说。

图1："中华医药图"。抓住现代企业经营与管理理念融入中华民族传统文化的内在关系进行说明，突出了企业的医药发展史。

敬仰的扁鹊、华佗、张仲景、孙思邈、李时珍等神医圣手光照千秋的艺术形象；荟萃了《黄帝内经》《神农本草经》《伤寒论》《千金方》《本草纲目》《医宗金鉴》等医学典籍，树起一座中华医药文明灿烂辉煌的历史丰碑。

二、《中华医药图》铭文

天人同气，时空合一。神农尝百草，伏羲制九针，开中华医药之先河。

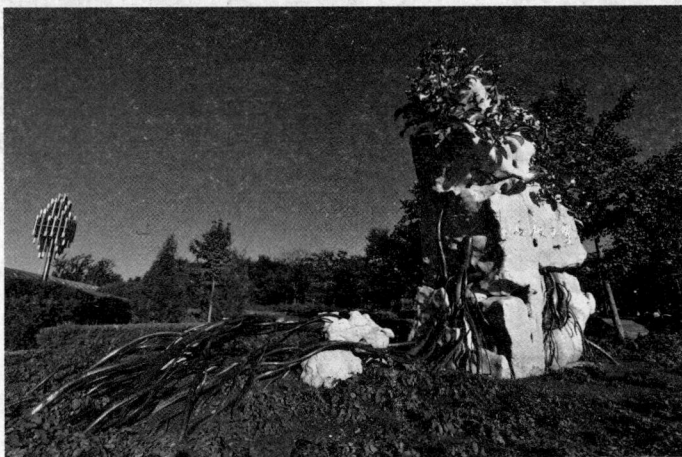

图2：《中华医药图》铭文，文辞凝炼。图片了昭示医药传统文化，是诠释企业理念的载体。

贤人力作《黄帝内经》，乃医学之经典。医林名宿，灿若星空；扁鹊目力，明察弊症；华佗手术，起死回生；张仲景辨证施治，后生尊承。孙思邈一生济世，传诵古今；李时珍万言纲目，流芳寰宇。回溯历史章回，医理出"人痘"，医道化"丸丹"，医德成"杏林"，除疾疗病，惠及人间。天士力人，以"天人合一"为哲学理念，以打造生命质量为己任，延续民族文化，将中华医药史汇为一卷，石刻成图。作为企业之理念，融通东西文化之载体，激励今人，感召来者，力求中华医药成为人类共享之果实。

三、医药之光

医药之光，总高38米，基座是一幅直径50米的世界版图，四根拱形立柱，以对角切分四方之势稳立其上，支撑起雕塑的主体部分。中外四位医药学界杰出代表分列于东西南北四方。面向东方的是世人尊称"西方医学之父"的古希腊最著名医学家和医学教育家希波克拉底。面南而立的是敢为天下先、最早进行动物解剖的古罗马医学家盖伦，他在解剖学、生理学和诊断学领域的研究在公元 2～16 世纪被世人奉为信条，极大地影响了西方医学的发展。手握权杖、面向西方的是著有《医典》的古阿拉伯最杰出医学家阿维森纳。面向北方的是历史悠久的中华医药的一位虚拟形象，是中华民族从古至今医药界博采众长、兼收并蓄的象征。他们四位是全人类医药界的仁者大贤，是人类医药智慧的化身。

图 3："医药之光"。解说雕塑造型所彰显的医药人文精神及象征意义。

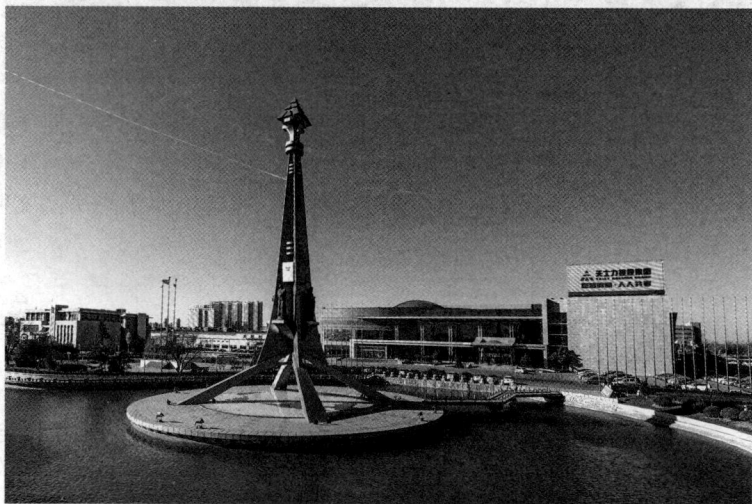

分列于四位雕像之上的世界四部著名药典，分别是英国药典（BP）、欧洲药典（EP）、美国药典（USP）和中国药典（CP），它们作为主体雕塑的组成部分，是世界医药事业发展所必须坚守的严谨态度、科学理性和法规意识的集中体现。

四位医林名宿、四部药典，秉承传统文化"天人合一"的内在气蕴和崇高理念，吸纳全人类医药成果的精髓，以民族文化为立业根本，站在巨人的肩上，自觉贯通东西，使中华医药的古老神圣之躯，勃然锐发新的生命力量！

四、三阳开泰

"三阳开泰"出自《易经》，冬去春来之意。冬去春来则阴消阳长，兆示大地回春、万象更新，象征生发、吉利。

雕塑以"三阳开泰"为主题立意，以阴阳鱼太极图平面图形为创作原型，利用造型法则中的渐变原理，将钢环由外至内渐次缩细，钢球变小，形成中心凹进凸出的立体 s 曲线，静中蓄动，张力十足；铮亮的钢管行云流水，圆实的钢球缩聚向心，静观则妙合而凝，蕴蓄一股待发之势；由静而动旋转起来，顿生向荣之兴发气象，正是太极动而生阳；快速旋转后，呈现恢宏一体，且可感其内蕴藉、累积、涌动着能量。所谓动极而静，静而生阴。静极复动，如此动静循环、阴阳交感则化生万物，万物生生不息而变化无穷，阐发了我们祖先"阴阳合而万物生""万物负阴而抱阳、归于太极"的宇宙生发、发展理念，也展示了社会历史的科学发展规律，是"天人合一"理念的内在根基。

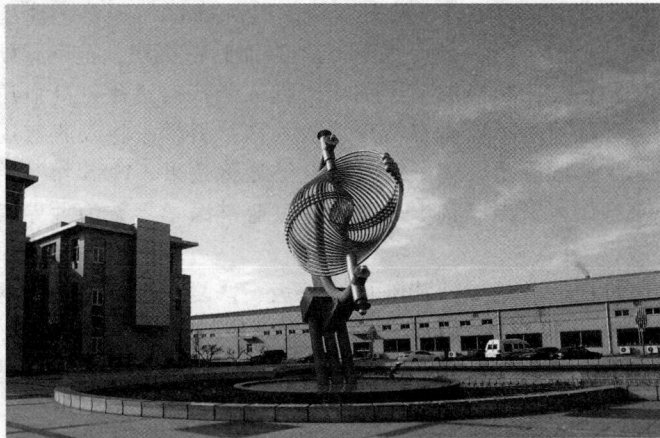

图4："三阳开泰"的寓意。将东方哲学、企业理念寄予"三阳开泰"的吉祥图腾。情景相生。

雕塑支架选用红、蓝两色：红色为生命勃发、燃烧之激情、成熟之色，蓝为宇宙大海之深沉、理性、智慧之色；二者热寒交替、阴阳之感，相应相合，统归于三阳开泰的整体内蕴深意，彰显宇宙生命运行的恢宏气势。

喷泉造型、花式及主题音乐与三阳开泰和谐统一。音乐旋律铿锵高昂，伴之华光溢彩，水柱拔地而起，呈直线上下飞舞，矫健有力，一派刚性气度；音乐悠扬舒缓处，光影律动、柔情梦幻，水柱则随之轻歌曼舞、摇曳多姿，时而嬉戏如水中精灵，尽显阴柔婉约万种风情。正是刚柔相济、阴阳相生，曼妙应合于雕塑主题。"三阳开泰"也赋予音乐喷泉以灵动的生命气息，二者共同打造一副凝重且富于激情的现代生命图景。

（选自：天津工业旅游 http：//www. tjgyly. com. cn/index. asp）

【例文二】

神草绞股蓝

绵绵秦岭山脉阻隔着北疆的寒冷，挡住了南方的酷暑。成为中国气候的南北分界线。丰富的动植物资源，被誉为"天然药库"。民间有"秦巴山中无杂草，随手一抓就是宝"的谚语。千百年来，当地民间一直有用绞股蓝泡茶，治疗高血压的习俗。当地人称绞股蓝为"神仙草""降脂神草"。

明代《本草纲目》中记载：饮用绞股蓝，治疗气管炎、咽喉炎、偏头痛、降血压、降血脂、助睡眠等。

1970 年，我国专门组织科学家到秦岭山区对绞股蓝进行科学考察，经过大量科学实验，科学家们惊奇地发现：绞股蓝中富含对人体有益的绞股蓝皂苷、绞股蓝糖苷（多糖）、水溶性氨基酸、黄酮类、多种维生素、微量元素和矿物质等。其中总皂苷含量竟是高丽参的三倍，绞股蓝因此被确定为是一种具有人参作用，而无人参副作用的多功能绿色保健食品。

这一重大发现，当时立即轰动了世界医学界。世界各国科学家

一、标题：解说对象。

二、开头说明绞股蓝的产地；引用谚语和典籍，形象说明其神奇的功效，点题。

三、由绞股蓝的成分说明其不仅是神草也是绿色保健食品。

四、引用研究机构的资料说明绞股蓝的作用。

立即对绞股蓝进行了医学研究。

经我国多家研究机构证明：绞股蓝具有显著降低胆固醇（TCH）、三酰甘油（TG）、低密度脂蛋白（LDL）、升高高密度脂蛋白（HDL）、保护血管内壁，阻止脂质在血管壁沉积，抗动脉硬化的作用。美国科学家将绞股蓝，用于降低人类头号杀手—高血压，动脉硬化，心脑血管等疾病有特殊功效。日本科学家将绞股蓝用于治疗降血脂，胆固醇及心脑血管疾病取得显著效果。1985 年开始，绞股蓝原草开始大量出口日本。因此绞股蓝被医学界誉为世界四大保健品之冠。

那么绞股蓝茶是如何清除血液垃圾，修复受损末梢神经网，重建自身净血功能，从而让心脑血管患者重获健康呢?

五、全篇主要采用引用法，科学谨严。

◆知识要点

一、 必备知识

（一）解说词的含义

解说词是对事物、人物、图像、画面等进行讲解、说明、介绍的一种应用性文体。

现代企业越来越重视形象宣传和文化宣传，因而向社会公众介绍企业文化形象的解说词也是一项重要的应用写作内容。

（二）解说词的特点

1. 文艺性　解说词虽名曰"解释说明"，但不是干巴巴的说明和说教，而是通过富于感染力的、形象的语言对实物和形象进行描述说明，所以，人们常常认为一篇好的解说词也是一首感人的文学作品。

2. 大众化　解说词主要是以文字形式补充人们对事物、人物、图像、画面等的认识和理解，是通过语言的表达来发挥其作用的，所以语言必须雅俗共赏，为人们所喜闻乐见。

3. 依附性　解说词与被解说的事物、人物、图像、画面等紧密联系在一起，没有被解说的对象，解说词便不存在。

（三）解说词的分类

解说词配合实物或照片、画面进行介绍说明。按照被解说的内容可以分为：影视剧解说词、产品展销解说词、文物古迹风景名胜解说词、摄影图片解说词、企业形象宣传解说词等等。

二、 写法指南

（一）格式与写法

1. 解说词的形式　解说词因被解说的对象不同而在形式上有种种不同，大致有三种形式。

（1）穿插式　穿插在影视剧的剧情或企业形象的宣传片中，三言两语，简要介绍有关人物和事件，使观众更透彻地理解。

（2）特写式　就某个实物或画面作介绍，文物古迹解说词、专题展览解说词、摄影图片解说词等均属此类。它要求重点突出地介绍有关知识，补充人们视觉印象上的不足。

（3）文章式　用文章的形式来介绍被解说的对象。连环画解说词、纪实性的电影、电视剧的解说词、企业形象宣传解说词均属此类。它既是一篇完整的文章，同时又要紧扣被解说的对象，因物或因事而行文。

不论是哪一种形式的解说词，都要求扣住所要解说的对象的特点，用通俗简洁生动的语言，把实物或图像的内容介绍给观众。解说词只有紧密配合解说对象，才能使人们获得更深刻的认识。

2. 解说词的结构与写法　解说词的结构分标题、开头、主体、结尾四个部分，其结构原则与一般文章的结构原则大致一样。主要的有以下几种写法：

（1）描述型　以时间的先后作解说的顺序，对说明对象进行内在或外部的描述。

（2）说明介绍型　按照事物空间存在的形式，或从外到内，或从上到下，或从前到后，或从整体到局部，把事物的名称、功用、类型、特点、关系等依次解释明白，使受众了解、熟悉。

（3）分析型　按照事物体的内在逻辑关系安排顺序。这种内在的逻辑关系或为因果，或为递进，或为主次，或为总分，或为并列等。其基本方法是从一般原理到特点结论，或从一系列事实概括出一般原理。所遵循的写作思维方式是演绎、归纳或对比。

（4）一般认识型　按照人们认识事物的规律和习惯，一般总是由浅入深、由近及远、由抽象到具体对事物体进行解释说明。

（二）写作注意事项

1. 充分占有材料　全面搜集有关素材是解说词写作的准备阶段。大量地收集有关材料，深入了解解说对象的有关知识，对其作全方位的研究，是对解说对象精确介绍、生动描述的前提。

2. 重点突出　对被解说的事物，要认真地进行分析研究，准确地把握它的特征、本质和意义。在解说中恰当地运用对比联想、点面结合、由此及彼、由表及里等多种方法，来突出事物的特征，揭示事物的本质，说明事物的意义。如实物解，则要突出其最有价值、最受人称道之处；企业形象解说，则要注意企业的文化理念、品牌特色等。

3. 真实准确　解说的内容力求真实不虚，实事求是，不哗众取宠。解说词涉及到的名称、数量、品质等内容一定要真实准确，不能为了追求所谓的宣传效应而夸大其词。

4. 语言准确生动　解说词主要是以听觉形式进行信息传播的，在准确描述说明事物基础上，解说的语言要生动形象，雅俗共赏。可以运用一些修辞方法，增强语言的生动性和感染力。

目标检测

一、选择题（请将正确选项填写在题后的括号内。）

1. 解说词能把图画或者实物无法或者不易表达的事物本质特征的内容全部介绍出来，因此解说词具有（　　）

  A. 真实全面的特点　　　　　　　　B. 主题鲜明的特点

  C. 分析深刻的特点　　　　　　　　D. 形象生动的特点

2. （　　）适用于穿插解说

  A. 产品展销解说词　　　　　　　　B. 文物古迹风景名胜解说词

  C. 影视剧解说词　　　　　　　　　D. 摄影图片

3. 产品展销不适用于（　　）式解说

  A. 穿插式　　　　B. 文章式　　　　C. 特写式　　　　D. 跳跃式

4. 下列选项不属于解说词特点的一项是（　　）

A. 文艺性　　　　B. 大众化　　　　C. 依附性　　　　D. 权威性

5. 下列有关解说词表述错误的一项是（　　　）

A. 解说词是对事物、人物、图像、画面等进行讲解、说明、介绍的一种应用性文体。

B. 解说词可以通过富于感染力的语言对实物和形象进行描述说明。

C. 解说词就是对事物起到解释说明的作用。

D. 解说词的语言要生动形象，雅俗共赏。

二、判断题（请在正确判断的括号内打"√"，错误的打"×"。）

1. 解说词的结构原则与一般文章的结构原则完全不同。（　　　）

2. 医药企业的解说只能采用特写式写法。（　　　）

3. 分析型的解说要依照事务的空间关系来解说。（　　　）

4. 解说词等同于文学作品。（　　　）

5. 解说词与被解说的对象存在依附关系。没有被解说的对象就没有解说词。（　　　）

三、下面这篇企业形象解说词存在哪些问题（请指出并提出修改意见。）

达仁堂的历史

达仁堂具有三百余年"家传秘制"的制药经验和对先进技术的兼收并蓄，加上几代人传承和恪守的经营信条，使"达仁堂"品牌经历百年，历久弥新。

达仁堂是有着三百年历史的"乐家老铺"的正宗后裔，由乐氏第十二代传人乐达仁先生于1914年在天津创办。"乐家老铺"以其用药地道、炮制如法深得民间信任，并于1723年承办御药，名声显赫。"达仁堂"取自创始人乐达仁先生名字，"达"即通达之意，"仁"代表仁爱之心。近百年来"达则兼善，仁者爱人"作为达仁堂独有的个性文化，已经成为一种企业精神。

从1917年起，达仁堂先后在北京、大连、上海、香港等地开设了18家分号，销售药物1000余种。达仁堂始终恪守"炮制虽繁必不敢省人工，品味虽贵必不敢减物力"的祖训，由于质量上乘，获得了"饮片华北第一，蜜丸全国之王"的美誉。二十世纪二十年代盛传的一句名言就是达仁堂的药"望之似不甚宝贵，服之实效应如神"。新中国成立前京津一带名医开方时，都指定患者购买达仁堂的药。1980年以后，达仁堂进入快速发展的全新历史时期，在人才、装备、技术、管理、产品等五个方面形成强大阵营，自1991年起先后荣获"全国企业管理优秀奖"等国家级最高奖项。九十年代，达仁堂全身心地投入到中药现代化的改革进程中，成为中国中药现代化的一面旗帜，首开中药制药企业贯彻GMP先河。此后，达仁堂先后被认定为"中华老字号""国家一级企业""中国驰名商标"；"达仁堂清宫寿桃丸传统制作技艺"入选国家级非物质文化遗产名录。

2001年，达仁堂按照国际一流标准，兴建位于天津经济技术开发区的21世纪智能化中药产研基地、中国中药现代化的示范工程——现代中药产业园，深受国内外专家关注，被天津市政府列为中药跨越式发展的重要举措。以此为标志，达仁堂掀开全新篇章，以广博深厚的文化和勇于创新的精神，进军国际市场，走向世界舞台，开始全新的发展里程！

四、写作题

1. 请为本班撰写一则校运动会入场式的解说词。

2. 请结合你所学的专业，如医药食品类企业、医药食品类产品或其制作的工艺流程、检验检测方法或流程、中药材或医学保健知识等，撰写一份解说词。

任务四　简报

◆ 实训任务

一、任务情境

鉴于西非爆发的埃博拉病毒疫情的蔓延势头，仁济大药房连锁有限公司开展了如出刊宣传栏、发放宣传资料、开展抢答赛等系列普及预防知识的宣传活动。不仅向广大群众普及了相关知识，消除了部分群众的恐慌心理，而且也扩大了对公司的宣传，收到了良好的社会效果。据此，公司拟编写一期专题性工作简报，便于内部总结交流。那么，这份简报应该如何编写呢？

康源医药有限公司为了贯彻落实省食品药品监督管理局《关于深入开展药品安全生产大检查工作的通知》精神，重点就以下项目开展了自查自纠工作，并取得了一定成效，得到了省局的高度肯定。一是消除了危险化学品管理存在的隐患；二是检查了特殊药品购进、储存、使用及销售等各环节的安全管理制度的落实情况；三是检查生产过程中产生粉尘或者使用易燃、易爆等危险品的安全管理情况；四是全面排查了企业环境安全隐患，如废水、废气等污染物达标排放情况，危险废物贮存、转移、处置情况等。为了沟通信息，交流经验，公司要求宣统部编写一份工作简报。这份工作简报该怎样编写？在编写过程中应注意哪些事项？

二、实训要求

根据任务情境编写一份简报，或围绕学校社团活动，采编一期校园简报。然后参与作品评价与纠错，进行分组评比。

三、评价方案

评价权重，建议教师约占 60%、学生约占 30%、企业或其他专家约占 10%。评价等级，建议分为五等：优秀≥90 分、良好≥80 分、中等≥70、合格≥60 分、不合格<60 分。参考标准如下：

评价项目	评价要点	分值	得分
简报文稿 （70 分）	1. 主题鲜明，重点突出，内容全面具体。	15	
	2. 内容要准确、具体，材料充实。	15	
	3. 语言表达准确，不能含糊不清或产生歧义。	10	
	4. 表达规范，简洁精练。	10	
	5. 条理清晰，逻辑性强，结构严谨。	10	
	6. 格式规范，要素齐全。	10	
简报制作 纠错改错 （20 分）	7. 讲究布局和版式，精致简洁、鲜明醒目，吸引读者，引人入胜。	10	
	8. 评改纠错者能够抓住文稿的典型错误，纠错能力强。	10	
综合素养 团队精神 （10 分）	9. 积极主动，热情参与，按时完成，责任心强；且内容或形式体现了创新精神；鼓励以小组团队形式参赛，周密组织，合理分工，人人参与，合作完成效果好。	10	
参评对象：	评分人：	总分	

◆ 例文导读

国务院深化医药卫生体制改革领导小组
简报

第 161 期

中华人民共和国国家卫生和计划生育委员会　2016 年 7 月 25 日

按：近年来，××县遵循"传承国粹，服务群众"的理念，按照"中西互补、中西结合"的思路，着力抓好中医药机构设置、硬件建设、人才引进、政策扶持、交流平台、产业规划等，助推医药卫生体制改革。

××县以发展中医药为切入点
着力深化医药卫生体制改革

××县被国家中医药管理局确定为国家中医药发展综合改革试验县后，县委、县政府通过多次专题调研，决定将××县中医药事业发展与全县经济社会发展相结合，积极发挥中医药"简、便、验、廉"特色优势，以中医药综合改革为抓手着力深化医药卫生体制改革，进而解决医疗队伍不稳定、财政投入不足、群众就医费用高等问题。

一、主要做法

（一）健全组织机构，统筹中医药综合改革

一是成立领导机构。成立中医药发展综合改革试验县建设工作领导小组，负责各项工作的组织协调，及时研究解决中医药综合改革中存在的困难和问题。各乡镇（街道）、有关部门也成立了相应的领导机构，明确分管领导和具体责任人，形成齐抓共管、协力推进的工作局面。二是组建工作机构。设立××县中医药发展办公室，统筹区域中医药资源和全县中医药综合改革。下设中医管理科和中医药产业发展科，具体负责中医药发展改革推进工作。在卫生监督局设置中医监督科，强化监督职能，确保中医药安全，并在全县各医疗单位均设置中医科。三是设立咨询机构。成立以县中医药学会资深委员和中医药产业代表组成的中医药专家咨询团队，深入基层调研、编制发展规划、研究发展机制，对中医药发展改革工作进行效果评估。

（二）加强硬件建设，筑牢中医药服务网

一是抓好"龙头医院"建设。县财政连续 5 年每年对县中医院定额补助 1000 万元。人民医院也建立起中医肿瘤、康复、肛肠、针灸、骨伤、中西医结合风湿和治未病 7 个独立的临床科室。二是乡镇中医馆全覆盖。全县所有乡镇卫生院高标准打造中医馆，在内外部装修风格上充分体现中医药文化氛围，设立中医理疗等独立的中医专科。三是加大村卫生室建设力度。依托村级公共服务中心和国债建设项目，建成村卫生室 248 个，新建标准化村卫生室 134 个，打造 30 个中医药特色村卫生室，所有新建村卫生室和撤并村卫生室均按照中医特色村卫生室进行打造，并配备牵引床、射频治疗仪等中医理疗设备。

（三）注重人才引进，优化中医药队伍结构

一是破除人才引进瓶颈。开辟中医药人才引进绿色通道，在每年公招计划中，将30%以上的名额用于招聘中医药人才。对紧缺优秀的中医药人才无须公招考试、直接考核录用，引进研究生以上学历的中医药类人才，不受编制限制。目前，全县共引进中医药硕士生31名、中医药本科生179名。二是推进"县管乡用"模式。按照"保基本、强基层、建机制"的医改工作思路，出台《××县临床医师县管乡用实施方案》，在县中医院、县人民医院设立基层卫生服务岗100名（中医占比超过40%），将工作五年以上、具备中级医师水平的人员，下派基层卫生院服务一年，定期轮换。下派期间，派遣医师原单位身份不变，个人工资、绩效等按原单位科室同级人员标准发放，并在评优评先、业务进修、职称晋聘等方面优先考虑。三是设置乡镇中医正高职称。将全县乡镇（街道）卫生院高级职称晋升名额集中调控，增设正高职称，并对中医药类人员优先晋升。

（四）制定扶持政策，激励中医药推广应用

一是出台中医绩效激励办法。改进中医药服务绩效考核制度，逐步建立良好的政府投入补助机制、多劳多得分配机制和社会民主监督机制。鼓励医务人员使用中医药方法。二是落实医保专项倾斜。在每年医保基金总额控制中，单列中医项目预算分配；在实行单病种收费政策时，对中医病种先行垫付基金；两所"三甲"医院的收费报销标准仍按二级医院执行，全县中医药诊疗服务费报账比例提高10%。三是积极推广院内制剂。主动争取食品药品监管部门政策支持，将县人民医院、县中医院生产的4个剂型28个品种的中药院内制剂在全县各医疗机构流通使用。

（五）打造交流平台，提升中医药服务能力

一是抓好龙头带动。聘请卫生发展顾问10名，为××县中医事业把脉问诊。县级医院与××中医药大学联合开展学科攻关、人才输送等合作，提升全县诊疗服务水平。二是组建医疗联合体。县人民医院、县中医院与25个乡镇卫生院采用"1+X+3"模式（即1个县级医院与若干乡镇卫生院结成对子，按照紧密型、半紧密型、松散型3种模式）建立组建了医疗联合体，签订合作协议，明确各方责权利，在技术支持、院内制剂、双向转诊等方面进行资源整合。县中医院与沙坪、太平、新民镇卫生院等建成医疗协同体，逐步实现基层首诊、急慢分治、双向转诊，降低患者"上转率"，提高"下转率"。三是强化中医药培训。广泛开展中医药"一揽子"培训活动，"西学中"活动和名老中医师带徒活动，对年轻医生实行传、帮、带的师承教育，提高中医药专业人员的综合素质，增强技术创新能力。

（六）编制产业规划，促进中医药健康发展

一是发展中医药品牌。出台《××县中医药产业发展规划》，力争到2020年，全县形成以金银花为代表的优势产业及规模化的中医药产业集群，建立中医药领域一、二、三产业融合发展的产业链，打造一批中医药知名品牌，创建国家中医药健康旅游产业示范园区。二是发展中药材种植。引进企业、鼓励农民因地制宜发展中药材种植。当前，全县共建成 20 个中药材种植基地，种植金银花、丹皮、板蓝根、丹参等 30 个品种，面积达 4 万亩，研发出 15 个中医药品种。三是发展中医保健服务业。县中医院积极探索"医养结合"中医药诊疗服务新模式，同时以县福利院为载体，投入 150 万元，建成"××县中医院医养结合医院"，为托养老年人提供可靠的健康保障。

二、阶段性成效

（一）群众明显受益

当前，××县中医类医疗机构占全县医疗机构 15%。中医药服务能力的显著提升，使人民群众看病更加方便快捷，就医费用负担大幅减轻。作为农业县，连续五年实现了 90% 以上的病人看病不出县的医改目标。2015 年，县级公立医院药占比降至 32.46%，低于全市平均水平 8 个百分点，乡镇卫生院药占比为 40%，低于全市平均水平 10 个百分点。县级医院门诊次均费用增长率低于 6%，出院平均费用增长率低于 5%，两者费用和增长幅度均低于全市同期平均水平。同时县中医医院、县人民医院两所"三甲"医院仍按二级医院标准收费，每年可为患者节约支出 1800 余万元，切实减轻了群众看病负担。

（二）中医药服务能力明显增强

县人民医院建立了中医肿瘤、针灸等 7 个中医独立科室。县中医院创建了以骨伤、心病、肺病等为代表的 8 个市级重点专科。以针灸、骨伤为代表的 2 个国家中医特色优势重点专科，以风湿病科为代表的国家临床重点专科和"十二五"重点专科。2015 年，全县中医门诊总人次 51.2 万，占总门诊人次 44.7%，中医药类处方 143.8 万张，占总处方 39.4%，中医参与治疗率达 83.5%。同时全县所有乡镇卫生院均建成了相对独立的中医药综合服务区，县乡村医疗机构中医药适宜技术覆盖率、中医药参与预防保健率达 100%。

（三）中医药健康产业初步形成

全县以金银花为主要产品的中药材种植规模接近 4 万亩，以××山沿线的中医药养生观光带 4 平方公里雏形显现。中药材种植、中医药观光旅游、中医医养结合体验服务地方经济的重要作用愈加明显，有力推动了××县经济转型升级。

【例文二】

一、报头

1. 单位、专项工作名称

2. 文种

仁济大药房连锁有限公司 ××分店
举行 2016 年"全国安全用药月" 科普宣传活动
简报

10 月 22 日，仁济大药房连锁有限公司 ××分店，在洋湖大广场开展了主题为"心系安全 珍爱生命 拥抱平安幸福生活"的 2016 年

"全国安全用药月"科普宣传活动。

活动紧紧围绕"如何鉴别真假药品""安全用药科普知识"等内容进行宣传。活动现场设立了咨询台、宣传展板、假劣药品展示台。专业人员向广大群众重点宣传药品安全知识，介绍了药品、医疗器械相关法律法规知识。展示了假药、劣药、伪劣化妆品和医疗器械等，并耐心讲解识别假冒伪劣药品、保健品、化妆品和医疗器械的知识和方法。采取发放药品、医疗器械安全知识科普读本、宣传单等形式，向市民宣传药品监管法律法规、日常用药安全常识。如发放了《科学用药 健康生活（2016 年修订本）》《用药与健康（安全用药月专刊）》以及翻印的《食品安全法》、食品药品安全宣传折页等资料 3000 余份，接受群众咨询 800 余人次，悬挂标语 2 幅、宣传画 4 幅，展板 2 个，受到了人民群众的普遍欢迎。

另外，作为系列活动，还安排了"安全用药大讲坛"巡回讲座、安全用药科普"进校园、进社区、进乡村"活动、赠阅"安全用药月"科普读本活动、开展在线访谈、走进大型医药企业报道活动、《食品安全法》宣传等一系列富有特色的科普宣传活动。以切实增强公众用药安全意识，提高公众用药安全水平，进一步提高群众的安全科学用药、用械等意识。

二、报核

1. 导语：简单点明时间、单位和活动主题。简洁明快。

2. 正文：具体阐述活动内容和意义。要言不烦，收束利落。

◆知识要点

一、必备知识

（一）简报的含义

简报是党政机关、企事业单位、社会团体为及时反映情况、汇报工作、交流经验、沟通信息而编发的事务文书。常见的"内部简讯""工作动态""信息交流"均属于这一文体。

简报也可以叫"××简报""××动态""××简讯""情况反映""××交流""××工作""内部参考"等。

（二）简报的特点

简报有些近似于新闻报道，特点主要体现在真、新、快、简四个方面。

1. "真"：内容真实 简报所反映的内容、涉及的情况，必须严格遵循真实性原则，时间、地点、人物、事件、原因、结果，所有要素都要真实，所有的数据都要确凿。虚构编造不行，移花接木、添枝加叶也不行。

2. "新"：内容新颖 简报要反映新事物、新动向、新思想、新趋势，善于捕捉工作和社会生活中的"新"，使简报具有更强的指导性和交流性。简报如果只报道一些司空见惯的事情，就没有多大价值和意义了。

3. "快"：报道及时 简报写作要快，制作、发送也要简易迅速，尽量在第一时间里反映最新的现实情况，及时起到汇报和交流作用。

4. "简"：内容简洁 简报的内容集中，篇幅短小，直接叙事，不枝不蔓。简报要突出"简"字，尽可能一事一议。即使是综合性的简报，内容较多，也应该尽量精简。

（三）简报的分类

按照不同的分类标准，可以划分为不同类型。按时间划分，简报可分为定期简报和不定期简报；按发送范围分，有供领导阅读的内部简报，也有发送较多、阅读范围较广的普发性简报；按内容划分，简报可以分为工作简报、会议简报、科技简报、动态简报等。

1. 工作简报 为推动日常工作而编写的简报。它的任务是本单位本部门反映工作开展情况，介绍工作经验，反映工作中出现的问题等。工作简报又可分为综合工作简报和专题工作简报两种。

2. 会议简报 会议期间为反映会议进展情况、会议发言中的意见和建议、会议议决事项等内容而编写的简报。重要会议的简报往往具有连续性的特点，即通过多期简报将会议进程中的情况接连不断地反映出来。

3. 专题简报 往往是针对某一时期的中心工作、某项中心任务办的简报。这类简报内容新、专业性强，有的属于经济情报或技术情报，有一定的机密性，必要时需加密级。

4. 动态简报 为反映本单位、本系统发生的新情况、新动态、新信息而编写的简报。可以为领导和有关部门研究工作提供鲜活的第一手资料，向群众报告工作、学习、生产、思想的最新动态。

二、 写法指南

（一）格式与写法

简报的结构一般由报头、报核、报尾三部分组成。

1. 报头 位于首页上方，约占首页的三分之一版面，通常用红线将报头与报核隔开，由简报名称、期数、编发机关、日期、保密提示等组成。

（1）简报名称 位于报头中央。除用"××简报""××动态""情况反映"等常用名称之外，还可加上单位名称、专项工作等内容，如：《××医药公司安全教育简报》。简报名称用大号字套红印刷。

（2）期号 位于简报名称下方。可以只有年度期数，也可年度期数加总期数组成，如"第12期"或"第10期（总第45期）"。

（3）编发单位 位于报头左下侧，间隔线上方，编发单位须写全称。

（4）日期 位于报头右下侧，间隔线的上方，须写明编发的年、月、日。

（5）保密等级 如果需要保密，在首页报头左上角标明密级或"内部刊物"字样。

2. 报核 报头以下、报尾以上的部分就是报核。可以包括以下项目：

（1）目录 集束式的简报可编排目录，以便于阅读。由于简报内容单纯，容易查找，目录一般不需标序码和页码，只需将各篇标题排列出来即可，为避免混淆，可以每项前加一个五星标志。

（2）编者按 必要时可加编者按，按语的位置一般是在报头之下，标题之上。按语是根据简报内容而写的提示语，以帮助读者加深理解和认识。一般会注明"编者按"、"编者的话"、"按语"字样。按语有评介性按语、说明性按语、提示性按语等。按语的主要内容是介绍工作任务来源、本期重点稿件的意义和价值、征求意见等。编者按不可过长，短者三五行，长者半页即可。

（3）标题 简报的标题与新闻的标题有些类似，要求简明地概括正文内容或主题，标明作者的观点，精练恰当。可分为单标题和双标题两种基本类型。

单标题，将报道的核心事实或其主要意义概括为一句话作为标题，如：《全球中枢神经系统药物销量快速上升》《××食药监所"四查一问"服务辖区GSP认证工作》《乡政府与各村签订2016年食品药品目标管理责任书》。

双标题，有两种情况：一是正题后面加副标题。如"再展宏图创全国一流市场——××

医药市场荣获市信誉市场称号";二是正题前面加引题。如:"心挂百姓,服务社区　康源医药公司开展'安全用药,健康相伴'宣传活动"。

(4) 导语　就是简报的开头语,要用简短的文字,准确地概括报道的内容,说明报道的宗旨,引导读者阅读全文。具体写法可根据主题需要,分别采用叙述式、描写式、提问式、结论式等几种形式。其写作要求开门见山切入基本事实或核心问题,给人明确的印象。

(5) 正文　是简报的主要部分,也是编好简报的关键内容。要用足够的、典型的、富有说服力的材料将导语的内容加以具体化,用材料来说明观点。

主体的内容,或是反映具体的情况,或是介绍具体的做法,或是叙述取得的成绩和经验,或是指出存在的问题,或是几项兼而有之,要视具体情况而定。

主体的层次安排有"纵式"和"横式"两种形态。纵式结构按事件发生、发展的时间顺序来安排材料;横式结构按事理分类的顺序安排材料。如果内容比较丰富,各层可加小标题。

(6) 结尾　简报要不要结尾,因内容而定。事情比较单一,篇幅比较短小的,可以不单写结尾。事情比较复杂,内容较多的,结尾对全文作一个小结,以加深读者印象。

3. 报尾　报尾在简报末页,用间隔横线和报核分开。包括发送单位、范围和印发份数。报尾内容比较简单,只需写明报什么单位、送什么单位、发什么单位即可。

印发份数,写于报尾右侧,注明本期简报的总印数。

(二) 写作注意事项

1. 选材要准　简报不能有事就报,要注意从服从中心工作的需要出发,在众多的事件中选取那些最有指导意义或必须引起重视的经验、情况和问题,予以实事求是的报道。

2. 编写要快　简报也是一种"报",它有新闻性。这就要求简报的编写应该"快",对于工作中、会议中出现的新动向、新经验、新问题,编写者要及时地予以捕捉,并用最快的速度予以报道。否则,失去了新闻性、时效性,简报就会降低指导意义,甚至完全失去应有的作用。

3. 文字要简　简报的一个"简"字,概括了简报的基本特征。为了体现这一特征,作者在编写简报时要首先注意选材精当,不求面面俱到;其次,要求文字简洁,对事物作概括的反映。篇幅过长,文字过繁的做法,不适于简报的编写。

目标检测

一、选择题 (请将正确选项填写在题后的括号内。)

1. 下列说法,表述正确的一项是 (　　)

　A. 简报的时效性体现在简报发稿速度快,所以要把握准确的发稿时机

　B. 简报是内部传阅的文字材料,一般也可以公开发表。

　C. 简报又称"动态""简讯""要情""摘报""工作通讯""情况反映""情况交流""内部参考"等。具有汇报性、交流性和沟通性等特点。

　D. 简报的主要作用在于反映情况、交流经验、表彰先进、指导和推动工作

2. 下列关于简报种类说法表述错误的一项是 (　　)

　A. 会议简报是召开大型会议时编发的,用来反映会议的概况

　B. 情况简报又称工作简报,用来反映各项工作情况

　C. 迅速及时反映近期的新情况、新问题、新动向的是动态简报

　D. 专题简报往往针对工作中某一时期的中心工作、某项中心任务办的简报

3. 下列表述符合简报特点的一项是（　　　）

A. 简报的内容简练，篇幅较短，一般在 200 字左右

B. 简报的特点可概括为"简""准""快""新""活"五个字

C. 所有简报涉及内容都很专业，如《人口普查简报》《计划生育简报》《水利工程简报》《招生简报》等等，分别由主办单位组织专人撰写

D. 简报采写快、编印快、发送快，因为它是内部参考

4. 下列表述不符合的"报头"一项是（　　　）

A. 报头在首页上方，约占整页 1/3 的位置

B. 报头的要素有简报名称、期数、编发单位、印发日期、秘密等级、编号

C. 简报名称用得最多的是情况反映和信息交流

D. 编发单位在间隔线的左上侧顶格写，名称要具体

5. 下列有关"报核"表述正确的一项是（　　　）

A. 报核由按语、标题和正文三个部分组成

B. 按语是就简报所涉及的内容、情况作必要的说明并提出要求

C.《诚信做人，良心做药》是正、副标题的形式

D. 简报的主体要用足够的、典型的、有说服力的材料，把导语的内容加以具体化

二、判断题（请在正确判断的括号内打"√"，错误的打"×"。）

1. 简报近似于新闻报道，特点主要是真、新、快、简四个方面。（　　　）

2. 所有简报的内容涉及的都是机密，所以它具有保密性。（　　　）

3. 简报的内容要求新颖，所以只能写新近发生的事。（　　　）

4. 天津达仁堂顺利通过新版 GSP 认证的情况不可以编写简报。（　　　）

5. 简报是党政机关、企事业单位、社会团体等单位内部为及时反映情况、汇报工作、交流经验、沟通信息而编发的事务文书。（　　　）

三、纠错题（指出下面这则简报存在的问题，并提出修改意见。）

××市食品药品监督管理局纠风工作简报
开展"打造诚信药都"突击检查月行动
（第 6 期）

近日，××市食品药品监督管理局召开"打造诚信药都"突击检查月行动动员会。此次行动的目的是以质量树形象，以诚信谋发展，打假治劣，保优扶强，着力解决全市药业经济秩序存在的突出问题，着力打造"中华药都"诚信品牌，努力促进药业经济健康快速发展。目标是坚决打击破坏药业经济环境的行为，从源头上治理药品药材生产、流通、使用中的违法违规行为，切实保证广大人民群众用药安全有效。此次行动的重点是整顿规范药品生产、经营、使用环节的违法违规行为，以整顿促规范，以规范促发展。此次行动主要采取划片包干，优化组合，集中清理整治和分散地毯式检查相结合的方法，加强协调沟通，强化跟踪督察，开展为期一个月的专项整治活动。

××市食品药品监督管理局

2017 年×月×日

四、写作题

1. 关注学校的技能节、文化艺术节等主题活动，搜集整理材料，编写一期简报。

2. 班级举办"食品药品安全知识抢答赛"活动，并就此编写一则简报。

📊 **重点小结**

任务一 海报

一、海报是向公众报道或介绍有关影视、戏曲、体育比赛、学术报告会、展览、营销活动等消息时所使用的一种张贴性应用文。

二、海报的特点：广告宣传性、艺术美观性。

三、海报按照内容大致可以分为：文艺类海报、体育类海报、报告类海报、展销类海报。

四、海报是综合性的宣传形式。其制作中，要考虑整体创意和美术设计。其文字部分一般由标题、正文和落款三部分组成。海报正文要简要地写清楚：活动的目的、意义、内容、时间、地点等，参加的具体方法、注意事项等。

五、写作注意事项：内容准确具体、文字简洁明了、版面注重艺术效果。

任务二 新闻

一、新闻是用简洁明快的文字及时准确地报道新近发生的活动、事件、现象的文体。消息是新闻中运用最广的一种文体。

二、新闻的特点：时效性、真实性和新奇性。

三、新闻分类：一般分为动态新闻、综合新闻、典型新闻和新闻述评。

四、新闻的结构包括标题、导语、主体、结尾和背景材料。

导语是用简明生动的文字，写出新闻中最主要、最新鲜的事实，鲜明地提示新闻的中心内容。新闻的结构比较固定，大多数新闻的结构都是"倒金字塔"式。

五、写作注意事项：要素齐备、要善于发现新闻角度、结构合理，层次清楚、形式上要精悍。

任务三 解说词

一、解说词是对事物、人物、图像、画面等进行讲解、说明、介绍的一种应用性文体。是企业形象和文化宣传的一项重要内容。

二、解说词的特点：文艺性、大众化、依附性。

三、解说词按照被解说的内容可以分为：影视剧解说词、产品展销解说词、文物古迹风景名胜解说词、摄影图片解说词、企业形象宣传解说词等。

四、解说词的形式：大致分为穿插式、特写式、文章式。不论是哪一种形式的解说词，都要求扣住所要解说的对象的特点，用通俗简洁生动的语言，把实物或图像的内容介绍给观众。二、解说词的结构与写法。

五、解说词的结构：分标题、开头、主体、结尾四个部分。

六、解说词的写法：描述型、说明介绍型、分析型和一般认识型。

七、写作注意事项：充分占有材料、重点突出、真实准确、语言准确生动。

任务四 简报

一、简报是党政机关、企事业单位、社会团体为及时反映情况、汇报工作、交流经验、沟通信息而编发的事务文书。常见的"内部简讯""工作动态""信息交流"均属于这一文体。

二、简报的特点，主要体现在真、新、快、简四个方面：内容真实、内容新颖、报道及时和内容简洁。

三、简报的分类，按内容可以分为工作简报、会议简报、科技简报和动态简报等。

四、简报的结构：一般由报头、报核、报尾三部分组成。报头以下、报尾以上的部分就是报核。报核包括：目录、编者按、标题、导语、正文和结尾六部分。

五、写作注意事项：选材要准、编写要快、文字要简。

项目七

法律纠纷与维权文书

学习目标

知识要求

1. 掌握 常用的法律纠纷与维权文书的分类、特点和使用范围。

2. 熟悉 起诉状、上诉状、授权委托书、申请执行书的一般格式。

3. 了解 使用此类文书的相关法律规定。

技能要求

1. 熟练掌握起诉状、上诉状、授权委托书、申请执行书的基本写作方法。

2. 学会运用相应文书解决法律纠纷与维权事宜并能撰写文书。

现代企业经营过程中不可避免会遇到各种法律问题，拿起法律武器维护自己的合法权益显得尤其重要。本模块介绍了起诉书、上诉书、授权委托书、申请执行书这几种法律纠纷与维权文书的含义、种类、特点和规范体式，要求重点掌握并能运用于工作实践。本项目学习的难点在于能正确界定各文种的适用范围，熟练掌握其写作格式和方法，会运用应用文语言进行文书的规范撰写和评价纠错。

任务一 起诉状

◆ 实训任务

一、 情境任务

仁济大药房连锁有限公司计划在××市开设分店。在进行前期市场销售情况调查的过程中，发现该市已有一家名为"仁济大药房"的个体药店，且其在经营过程中一直使用仁济大药房连锁有限公司的相关注册商标进行宣传。这不但误导了消费者，还对仁济大药房连锁有限公司在当地开设分店的计划造成了不利的影响。为了维护企业的合法权益，仁济大药房连锁有限公司决定向当地人民法院提起民事诉讼。那么，这份民事起诉状应该如何去写呢？

康源制药有限公司与德洲医药研究院就"丁胺卡那霉素"实验室技术成果转让达成协议，并签订了技术转让合同。合同履行过程中，双方产生了纠纷，康源制药有限公司以对方未履行合同为理由，一直拒绝支付合同规定的技术转让等费用。德洲医药研究院多方协商未果，准备向人民法院起诉维权。那么，这份起诉状怎么写呢？

二、 实训要求

根据情境任务写作一份民事起诉状，并分组进行作品评价与纠错。

三、 评价方案

评价权重，建议教师约占60%、学生约占30%、企业或其他专家约占10%。评价等级，建议分为五等：优秀≥90分、良好≥80分、中等≥70、合格≥60分、不合格<60分。参考标准如下：

评价项目	评价要点	分值	得分
起诉状写作（70分）	1. 结构完整，要素齐全	15	
	2. 内容全面，条理清楚	15	
	3. 语句表达规范，文字简洁流畅	10	
	4. 诉讼请求明确	10	
	5. 事实清楚，推理严密	10	
	6. 正确运用相关的法律依据，符合诉讼法中相关程序性规定	10	
作品评改综合素养（30分）	7. 评改和纠错意见准确中肯	15	
	8. 学习态度认真，积极主动，参与热情高，责任心强；按时按质按要求完成任务，具有团队合作精神等	15	
参评对象：	评分人： 总分		

◆例文导读

【例文一】

一、首部
1. 标题
2. 当事人基本情况

民事起诉状

原告：德洲医药研究院，地址：××市××区香樟路8号。

法定代表人：胡学栋，院长，联系电话138×××。

委托代理人：××市利民律师事务所律师舒启怀。

被告：康源制药有限公司，地址：××市××区南湖路65号。

法定代表人：杨云麓，董事长，联系电话180×××。

诉讼请求：

二、正文
1. 诉讼请求（分项列出）
2. 事实与理由
按照案件事实发生、发展的顺序进行叙述，着重突出被告违约行为

1. 被告应继续履行合同，交付原告实验技术转让费用25万元。

2. 被告应承担违约责任，赔偿原告经济损失5万元。

3. 被告应承担全部诉讼费用。

事实和理由：

原告德洲医药研究院与被告康源制药有限公司于2017年5月就"丁胺卡那霉素"实验室技术成果转让达成协议，并于同年6月5日在德洲医药研究院正式签订科技转让合同。合同规定："乙方（康源制药有限公司）应向甲方（德洲医药研究院）支付实验室技术转让费用30万元。合同生效后，乙方先付甲方5万元。小试验开始时，乙方支付甲方5万元，试验结束后再支付给甲方5万元。之后，每个月支付5万元，3个月内付清。"合同生效后，被告依照合同规定先支付了5万元；原告也按规定，交给被告技术资料和丁胺卡那霉素实验室技术。后来被告来原告处进行小实验复核，按合同规定应支付5万元，但被告未交付。当时原告虑及双方的友好关系，未再

当面提出先交钱后实验的要求。被告派人进入实验室，连续进行了 3 次小试验验收工作，实验结束后按规定应付的 5 万元也未交付。被告在实验时还提出了一些合同上未曾列入的要求，原告稍有异议，被告便以原告未履行合同为理由拒绝付款。后来，为了妥善解决问题，原告特派有关负责人与被告磋商，希望双方原有的良好关系不要因此而受到伤害，要求被告按照合同办事，结果却未能得到解决。此后，原告又曾委托我院特聘的律师事务所致函被告，要求其法定代表人或有关人员协商解决，而被告至今未作回应。为此，原告不得不向人民法院起诉，根据《中华人民共和国合同法》第一百零七条、一百一十二条之规定，被告应承担违约责任，应继续履行合同，交付尚欠原告的实验技术转让费用 25 万元，并赔偿原告的经济损失。

为维护原告的合法权益，请依法判决。

此致

××市××区人民法院

具状人：德洲医药研究院（公章）

法定代表人（签字）：

2017 年×月×日

附：

- 本起诉状副本 6 份
- 书证 5 份
- 物证 4 份

【例文二】

行政起诉状

原告：康源制药有限公司，地址：××市南湖路×号。

法定代表人：杨云麓，董事长，联系电话 180×××。

委托代理人：霍楠平，北京市民生律师事务所律师。

被告：中华人民共和国国家工商行政管理总局商标评审委员会，地址：北京市东城区和平里街道 5 号。

法定代表人：何朝晖，主任，联系电话 159×××。

第三人：江西宏昌制药有限公司，住地：江西省南昌市湾里区幸福街道××号。

法定代表人：刘宏伟，董事长，联系电话 180×××。

诉讼请求：

撤销被告做出的商评字（20××）第××号商标争议裁定，责令被告重新做出裁定。

事实和理由：

商评字（20××）第××号商标争议裁定（以下简称"第××号裁定"）程序违法，认定事实不清，适用法律有误，应予撤销。

1. 第××号裁定程序严重违法

被告从未将第三人江西宏昌制药有限公司针对原告拥有的第××

右栏批注：

3. 提出诉讼请求及所依据的法律规定

三、结尾

1. 受文机关

2. 起诉人签名、盖章

3. 起诉时间

4. 附件

一、首部

1. 标题

2. 当事人基本情况

二、正文

1. 诉讼请求明确

2. 对事实和理由进行概括

3. 援引相关法律条款，分条阐述原告提出诉讼请求的事实和理由号"××"注册商标（以下简称"争议商标"）提出商标争议的任何材料送达原告，违反了《中华人民共和国商标法》第四十一条第四款："商标评审委员会收到裁定申请后，应当通知有关当事人，并限期提出答辩"之规定，直接导致原告无法在被告规定的期限内进行答辩。被告在原告未进行答辩的情况下强行做出第××号裁定，剥夺了原告的答辩权，程序严重违法。故原告请求撤销第××号裁定，责令被告重新做出具体行政行为。

2. 第××号裁定认定事实不清，适用法律错误。

根据《中华人民共和国商标法》第三十一条的规定，申请人不得以不正当手段抢先注册他人已经使用并有一定影响的商标。构成恶意抢注必须满足两个条件：首先存在他人已经使用并有一定影响的商标；其次是申请人明知或者应知他人已经使用并有一定影响的商标而予以抢注即申请人具有恶意。被告在第××号裁定中认定第三人在先使用的"××"商标有一定影响缺乏事实依据。被告在第三人未举证该商标销售范围、销售量等核心证据的情况下，仅凭第三人提交的相关宣传材料和媒体报道认定"××"商标有一定影响，缺乏足够的事实依据。同时，第××号裁定中并未审查并证明原告是以不正当手段抢先注册。事实上，本案原告和第三人所在地域不同，原告在申请争议商标之前对"××"商标的使用情况无从知晓，并不存在恶意抢注的主观意图。因此，被告做出的第××号裁定在认定事实和适用法律上都存在着明显的错误。

4. 进行总结，再次强调诉讼请求

综上所述，被告做出的第××号裁定程序严重违法，认定事实不清，适用法律错误。恳请贵院撤销第××号商标争议裁定，责令被告重新做出裁定。

三、结尾

1. 受文机关

此致

北京市第一中级人民法院

2. 起诉人签名、盖章

起诉人：康源制药有限公司（盖章）

法定代表人（签字）：

3. 起诉时间

2017 年×月×日

4. 附件

附：本起诉状副本 5 份。

◆知识要点

一、 必备知识

（一）起诉状的含义

起诉状是公民、法人或其他组织直接向人民法院提起民事诉讼、行政诉讼及法律规定的部分刑事案件的诉讼时所使用的文书。

（二）起诉状的特点

1. 提起诉讼的直接性 公民、法人或其他组织在认为自己的合法权益受到侵犯或与他人发生纠纷时，均依法享有起诉权，当事人或其法定代理人均可直接向人民法院递交起诉状。

2. 适用范围的特定性 起诉状主要适用于归人民法院管辖而未被法院审理的案件。

3. 处理案件的参证性 起诉状既是引起诉讼程序的开始，又是人民法院了解案件原告方面的情况、原告的请求事项和诉讼目的的重要依据。

（三）起诉状的分类

起诉状依据起诉对象的不同，分为民事起诉状、刑事自诉状和行政起诉状三类。

1. 民事起诉状 民事原告为维护自身的民事权益，就有关民事权利和义务的纠纷，依法向人民法院递交的书面诉讼请求。

2. 刑事自诉状 被害人或其法定代理人直接向人民法院起诉，要求追究被告人的刑事责任或者附带民事责任的诉讼书状。用于告诉才处理和其他不需要进行侦查，由人民法院直接处理的轻微的刑事案件。

3. 行政起诉状 公民、法人或者其他组织认为行政机关和行政机关工作人员在行使行政权力时侵犯了其合法利益，依照行政诉讼法和其他有关法律法令的规定，向人民法院提起行政诉讼的书面请求。

二、写法指南

（一）格式与写法

起诉状由首部、正文、尾部三部分组成。

1. 首部 包括标题和当事人基本情况两项内容。

（1）标题 由案件性质和文种组成，如"民事起诉状""刑事起诉状""行政起诉状"。

（2）当事人基本情况 在原告栏和被告栏中要分别写明原告人和被告人的姓名、性别、年龄、民族、籍贯、职业、工作单位、住址和联系方式等内容。法人或者其他组织的名称、住所和法定代表人或者主要负责人的姓名、职务与联系方式；如果原告已经委托了诉讼代理人，还应当写明诉讼代理人的姓名、所在单位和代理权限。

有数个原告、被告，应按照他们在案件中的地位和作用，依次说明其基本情况。

2. 正文

（1）诉讼请求 写明请求人民法院保护自己合法权益的具体内容，即起诉要达到的目的和要求。诉讼请求要求具体明确、于法有据、切实可行。有多项请求时应分项一一列明。

（2）事实和理由 本部分是起诉状的核心部分，是请求人民法院解决原告一方诉讼请求的重要依据，通常要列出事实、理由、证据和证据来源等内容。

事实部分主要围绕诉讼请求对案件事实进行叙述。可以按相关事实发生、发展的时间顺序来写，也可以围绕案件的核心问题来写，还可以根据案件的实际内容，对照相关法律规定分条叙述。

理由部分主要是依据前面叙述的案件事实，论证诉讼请求的合法性、合理性。一般应写明提出诉讼请求的法律依据，或者援引相应的法律条款。

证据和证据来源部分是原告根据法律规定充分列举证据；以证明事实真相和被告应承担的责任。证据主要有书证、物证、视听资料、证人证言、鉴定结论和勘验笔录等。同时应交代清楚证据的来源，证人的姓名、住址等，以便于法院进行调查。

3. 结尾

（1）受文机关 一般用"此致 ××人民法院"。

（2）起诉人签名、签章。

（3）起诉时间。

（4）附件：包括起诉状副本份数、物证件数、书证件数等。

（二）写作注意事项

1. 请求事项明确、具体　请求事项是当事人起诉的目的所在，必须写得具体明确，如给付货款数目，违约金，损失赔偿费，银行利息的偿付数目，要求继续履行合同，要求案件受理费由被告承担等。人民法院及时准确地了解请求事项后，才能公平、合理地解决纠纷。

2. 陈述事实客观、真实　起诉状必须以事实为基础。情况不真实，或事实不充分，或陈述事实层次不清晰，或主要事实不突出，或列举证据被忽略不提，都会影响起诉状的说服力。陈述事实时，应以双方争议的焦点和实质性的分歧为重点，与争议无关的情节不必写入。

3. 阐述理由准确、中肯　起诉状要在事实的基础上分析事实和证据，并引用适当的法律条款，论述起诉的理由和根据，用以证明自己诉讼请求的合理合法。因此，要抓住关键，侧重阐述几点主要理由，而不要面面俱到。援引法律条款时要联系被告人的行为违反了具体哪个法律的哪一条哪一款进行准确说明，以认定被告人的行为性质及后果。

4. 语言要简明、精练　起诉状使用的语言要清楚、准确、严谨，避免歧义和口语化。

目标检测

一、选择题（请将正确选项填写在题后的括号内。）

1. 因普通借贷产生的纠纷向法院提起诉讼应当使用的文书是（　　　）
   　A. 民事起诉状　　　　B. 行政起诉状　　　　C. 刑事自诉状　　　　D. 仲裁申请书

2. 以下选项中，符合起诉状中当事人基本情况表述要求的是（　　　）
   　A. 李××等人　　　　　　　　　　　　B. 王××和郑××
   　C. ××公安局　　　　　　　　　　　　D. ××制药厂保卫处

3. 起诉状中的诉讼请求不应当（　　　）
   　A. 具体明确　　　　B. 模糊笼统　　　　C. 于法有据　　　　D. 切实可行

4. 制作起诉书，写被告人住址时，对被告人的户籍所在地与经常居住地不一致的，写（　　　）
   　A. 户籍所在地　　　　　　　　　　　　B. 暂住地
   　C. 经常居住地　　　　　　　　　　　　D. 除写明户籍所在地外还应写明常住地

5. 民事诉状中"附：证据××份"属于民事起诉状结构中三大部分的（　　　）
   　A. 首部　　　　B. 正文　　　　C. 尾部　　　　D. 附件

二、判断题（请在正确判断的括号内打"√"，错误的打"×"。）

1. 起诉状又称为起诉书，如"民事起诉状"也可称为"民事起诉书"。（　　　）
2. 起诉状可以使用一般书信的格式。（　　　）
3. 起诉状的事实部分应当多使用描写、抒情等表达方式，以引起关注和共鸣。（　　　）
4. 运用法律进行裁判是法院的职责，因此在起诉状中只要陈述相关案件事实即可。（　　　）
5. 起诉状的结尾部分可以根据实际情况省略不写。（　　　）

三、纠错题（分析下面这份起诉状不妥之处，并作相应修改。）

起诉状

尊敬的法官：

　　原告金德医疗器械有限公司（法定代表人：赵添喜，总经理）状告千城医药有限公司（法定代表人：刘倍，董事长）。

诉讼请求：

判决被告支付原告货款16万元，并按中国人民银行发布的同期同类贷款利率标准支付原告自2015年5月10日起至本案判决生效之日止的利息，并由被告承担本案诉讼费。

事实与理由：

2016年1月15日，原告与被告在我公司签订了《医疗器械购销合同》，约定原告向被告供应合同总价格为36万元的相关设备。合同签订后，原告依约履行了合同义务，可是，被告只向原告支付10万元货款，尚欠原告货款26万元。经原告多次向被告催讨，后来被告仅向原告又支付了10万元货款。到现在为止，被告仍欠原告货款16万元。

依据《中华人民共和国合同法》第八条"依法成立的合同，对当事人具有法律约束力。当事人应当按照约定履行自己的义务，不得擅自变更或者解除合同。依法成立的合同，受法律保护。"和《中华人民共和国民法通则》第一百零八条"债务应当清偿。暂时无力偿还的，经债权人同意或者人民法院裁决，可以由债务人分期偿还。有能力偿还拒不偿还的，由人民法院判决强制偿还。"等法律之规定，原告特向人民法院提起诉讼，请求公正审理，依法判决，维护原告的合法权益。

此致

××人民法院
金德医疗器械有限公司（公章）
法定代表人赵添喜
2017年11月12日

四、写作题

1. 朝晖医药公司（甲方）与贝特制药厂（乙方）签订了一份合同，约定贝特制药厂应按期供货。后来乙方却以原材料断货、无法继续生产为由一直无法正常供货，还要求解除合同。双方协商不成，朝晖医药公司决定提起诉讼，依法维权。请根据案情起草一份起诉状（题目中未设定的其他条件可以自拟）。

2. 仁济大药房连锁有限公司含浦分店开业庆典，租借洋湖商业广场开展了大型宣传庆典活动，并以办会员卡送赠品的方式，向公众赠送了明亮牌眼药水若干。当地药品监督管理部门进行调查后，认定仁济大药房连锁有限公司含浦分店违反了《药品流通监督管理办法》第八条的规定，对其做出了罚款的行政处罚。仁济大药房连锁有限公司含浦分店不服该行政处罚，决定提起行政诉讼。请你根据案情，起草一份行政起诉状（题目中未设定的其他条件可以自拟）。

任务二 上诉状

◆ 实训任务

一、情境任务

康源制药有限公司同德川医药公司于2016年4月订立合同，约定康源制药有限公司按月向德川医药公司供货，结款时间在供货的次月。2016 年 7 月，康源制药有限公司了解到，德川医药公司因违规销售药品被当地药监部门给予了行政处罚，经营状况受到严重影响，于是决定从 8 月份开始停止对德川医药公司供货，并通知了公司的销售经理张××。2016 年 10 月，德川医药公司向当地人民法院提起民事诉讼，要求康源制药有限公司承担违约责任。法院一审判决认定康源制药有限公司单方面中止履行合同，应当承担相应违约责任。康源制药有限公司不服该判决，决定提起上诉。那么，上诉状该怎么写呢？

原告天时利制药有限公司状告被告仁泰制药厂盗取了"小儿风热清颗粒"的配方及制作工艺，未经许可非法生产销售的"小儿风热清口服液"，严重侵害了原告的商业秘密，给原告造成了巨大的经济损失。法院依法判令被告立即停止生产、销售"小儿风热清口服液"，赔偿原告经济损失 800 万元并承担本案全部诉讼费用。被告仁泰制药厂认为一审认定事实错误，适用法律、法规不当，导致做出不公正、不合法的判决，因此提起上诉，希望撤销市第二中级人民法院〔2016〕×民初字第 20 号民事判决，并依法改判。这份上诉状该怎么写呢？

二、 实训要求

请根据任务情境，写作一份民事上诉状，分组进行评判纠错和评比。

三、 评价方案

评价权重，建议教师约占 60%、学生约占 30%、企业或其他专家约占 10%。评价等级，建议分为五等：优秀≥90 分、良好≥80 分、中等≥70 分、合格≥60 分、不合格<60 分。参考标准如下：

评价项目	评价要点	分值	得分
上诉状文稿（70 分）	1. 结构完整，要素齐全	15	
	2. 内容全面，条理清楚	15	
	3. 语句表达规范，文字简洁流畅	10	
	4. 诉讼请求明确	10	
	5. 事实清楚，推理严密	10	
	6. 正确运用相关的法律依据，符合诉讼法中相关程序性规定	10	
作品评改综合素养（30 分）	7. 评改和纠错意见准确中肯	15	
	8. 学习态度认真，积极主动，参与热情高，责任心强；按时按质按要求完成任务，具有团队合作精神等	15	
参评对象：	评分人：	总分	

◆ 例文导读

【例文一】

民事上诉状

一、首部

1. 标题

2. 当事人基本情况

上诉人（一审被告）：××省益生药业有限公司，住所地：××省××市××区××街××号。

法定代表人：成××，董事长。

代理人：杨××，××市××律师事务所律师。

被上诉人（一审原告）：××省泰昌制药有限公司，住所地：××省××市××镇××工业区。

法定代表人：于××，董事长。

上诉人因与被上诉人侵犯商标专用权一案，不服××省××市中级人民法院（20××）×民初字第××号民事判决，特提起上诉。

上诉请求：

1. 依法撤销（20××）×民初字第××号民事判决；

2. 依法改判，驳回被上诉人的诉讼请求；

3. 本案诉讼费用由被上诉人承担。

上诉事实和理由：

一、上诉人××省益生药业有限公司在其网站上使用的"益生药业"等文字与被上诉人××省泰昌制药有限公司"益之生"商标并不构成"商标近似"侵权。

最高人民法院《关于审理商标民事纠纷案件适用法律若干问题解答》第九条第二款规定"商标近似"的构成要件有二：其一，是涉讼文字标识与权利人的注册商标文字近似；其二，是"易使相关公众对商品的来源产生误认或者认为其来源与权利人注册商标的商品有特定的联系"。

（一）上诉人在其网站中使用的"益生药业"等文字与"益之生"不构成文字近似。"益生药业"是上诉人××省益生药业有限公司的简称，具有特定的含义。而被上诉人拥有的"益之生"商标并不具有类似的含义。另外"益生药业"系由四个汉字构成、"益之生"则由三个汉字构成，二者字数不同。更重要的是，"益生药业"作为上诉人合法拥有和使用的企业名称，上诉人当然有权利在其网站中使用。

（二）上诉人在其网站中使用的"益生药业"等文字更不会造成误导公众、混淆商品来源。

最高法司法解释规定"商标近似"认定中，除对商标间直接进行文字、图案比对外，还应当对是否造成"误导公众""混淆商品来源"进行认定。商标法立法宗旨就是要制止"混淆"，仅有商标间文字近似，不能造成误导公众、混淆商品来源的后果，不能认定构成商标侵权。

上诉人在网站宣传中使用作为本企业名称简称的"益生药业"等文字，不仅不会对公众产生误导，而且明确强调了相关商品的来源。事实上，对于被上诉人在一审中列举的××胶囊等几种产品，上诉人拥有并使用的都是"奥宝"商标。在网站对相关产品的宣传页面中，上诉人也使用明确的文字和醒目的图片突出了"奥宝"商标的文字、图案及文字与图案的组合，而"益生药业"仅作为生产企业的名称出现在次要的位置。以一般公众的注意能力为标准来看，完全可以清楚相关产品的生产来源，不会产生混淆。

一审法院将涉讼文字与网站整体内容相割裂，从涉讼文字与被上诉人商标简单比对中，直接得出误导公众、混淆商品来源的结论，

3. 案由

二、正文
1. 上诉请求（分项列出）

2. 上诉请求所依据的理由

进而认定上诉人构成侵权，既不符合"商标近似"构成要件规定，又不符合"整体观察"和"相关公众一般注意能力"原则。

综上所述，上诉人认为一审法院认定事实有误，请二审法院撤销原审判决予以改判，以维护上诉人的合法权益。

三、尾部

1. 受文机关

2. 上诉人盖章签名

3. 上诉时间

4. 附件

此致

××省高级人民法院

上诉人：××省益生药业有限公司（盖章）

法定代表人（签字）：

20××年×月×日

附：本上诉状副本×份

【例文二】

一、首部

1. 标题

2. 当事人基本情况

行政上诉状

上诉人（一审原告）：朝晖医药公司，住所地：××省××市××路××号。

法定代表人：周××，董事长。

诉讼代理人：高××，××律师事务所律师。

被上诉人（一审被告）：××市食品药品监督管理局，住所地：××省××市××路××号。

法定代表人：孙××，局长。

3. 案由

上诉人因药品监督行政处罚一案，不服××省××市××区人民法院做出的（2017）×行初字第××号判决，现提起上诉。

二、正文

1. 上诉请求明确

2. 对事实和理由进行概括

3. 援引相关法律条款，分条阐述原告提出诉讼请求的事实和理由

上诉请求：

1. 依法撤销××省××市××区人民法院作出的（2017）×行初字第××号判决。

2. 依法撤销被上诉人做出的（×）食药监药罚〔2017〕××号行政处罚决定。

3. 本案诉讼费由被上诉人依法承担。

上诉理由：

1. 一审法院认定事实不清。

《中华人民共和国药品管理法实施条例》第七十五条规定："药品经营企业、医疗机构未违反《药品管理法》和本条例的有关规定，并有充分证据证明其不知道所销售或者使用的药品是假药、劣药的，应当没收其销售或者使用的假药、劣药和违法所得；但是，可以免除其他行政处罚。"

上诉人在一审中提供了多项证据，证明上诉人符合上述法规所规定的"可以免除其他行政处罚"的情况，而被上诉人在《（×）食药监药罚〔2017〕××号行政处罚决定》中，对上诉人却做出了"没收违法所得××元并处以该两批药品的货值金额三倍罚款即××元。合计罚没款人民币××元"的处罚。对此，被上诉人辩称《实施条例》第七十五条规定"可以免除其他行政处罚"并非强制性规定，对上诉人罚款并不违反该条规定。

上诉人认为，被上诉人做出的行政处罚明显失当。《行政处罚法》第四条第二款规定："设定和实施行政处罚必须以事实为依据，与违法行为的事实、性质、情节以及社会危害程度相当。"国家食品药品监督管理总局制订的《食品药品行政处罚程序规定》第三十八条第二款中也规定"违法行为轻微，依法可以不予行政处罚的，不予行政处罚。"本案中上诉人销售××口服液的行为，既没有主观上的过错，销售金额也不高，被上诉人却做出了法定范围内最高额度的罚款，显然是不适当的。

一审法院在审理中对上诉人提出的上述事实和理由并未给予重视，无视了上诉人主观上并没有销售劣药牟利的违法意图、客观上违法所得也不高这些重要的法律事实。因此，一审判决中认定被上诉人做出的《（×）食药监药罚〔2017〕××号行政处罚决定》"事实清楚，证据充分，适用法律准确"的结论属于显而易见的错误。

2. 一审法院做出的判决在适用法律上存在错误。

被上诉人做出的《（×）食药监药罚〔2017〕××号行政处罚决定》严重违反了法定程序。被上诉人在作出行政处罚决定之前，并未提前向上诉人送达《行政处罚事先告知书》，仅通过相关工作人员口头告知了行政处罚建议，在上诉人提出申辩之后，被上诉人才于2017年×月×日向上诉人送达了《行政处罚事先告知书》。仅仅两天之后，被上诉人便做出了《（×）食药监药罚〔2017〕××号行政处罚决定》，并在该处罚决定中认定上诉人"在规定的时限内未提出了陈述申辩的请求，视为放弃"，实际上剥夺了上诉人陈述申辩的合法权利，违反了《行政处罚法》第三十一条、第三十二条以及《食品药品行政处罚程序规定》第三十六条之规定，属于严重违反法定程序的行政行为。一审法院在审理中虽然认定了以上事实，但是却错误地适用了《行政诉讼法》第七十四条第二款之规定，以被上诉人做出该行政处罚中存在的程序违法行为并未对上诉人的权利产生实际影响为由，驳回了上诉人要求撤销该行政处罚的诉讼请求。上诉人认为，事先告知是《行政处罚法》以及《食品药品行政处罚程序规定》明文规定的必经程序；陈述申辩也是《行政处罚法》明文规定的当事人的法定权利。一审法院适用《行政诉讼法》第七十四条第二款之规定驳回上诉人的诉讼请求，完全违背了《行政处罚法》的立法本意，属于明显的适用法律错误。

> 4. 结尾处再次强调诉讼请求

综上所述，上诉人请求二审法院撤销原审判决，并撤销被上诉人做出的（×）食药监药罚〔2017〕××号行政处罚决定。

此致
××市中级人民法院

> 三、尾部
> 1. 受文机关
> 2. 上诉人盖章签名
> 3. 上诉时间
> 4. 附件

上诉人：朝晖医药公司（盖章）
法定代表人（签字）：
2017年×月×日

附件：本上诉状副本×份

◆知识要点

一、 必备知识

（一）上诉状的含义

上诉状是诉讼当事人或法定代理人，不服人民法院的第一审判决或裁定，在法定的上诉期内，向原审人民法院的上一级人民法院提起上诉，请求撤销、变更原审裁判或重新审理的法律文书。

（二）上诉状的特点

1. 时效性 《民事诉讼法》第一百四十七条规定：当事人不服地方人民法院第一审判决时，有权在判决书送达之日起十五日内向上一级人民法院提起上诉。当事人不服地方人民法院第一审裁定的，有权在裁定书送达之日起十日内向上一级人民法院提起上诉。

《行政诉讼法》第八十五条规定：当事人不服人民法院第一审判决的，有权在判决书送达之日起十五日内向上一级人民法院提起上诉。当事人不服人民法院第一审裁定的，有权在裁定书送达之日起十日内向上一级人民法院提起上诉。逾期不提起上诉的，人民法院的第一审判决或者裁定发生法律效力。

《刑事诉讼法》第二百一十九条规定：不服判决的上诉和抗诉的期限为十日，不服裁定的上诉和抗诉的期限为五日，从接到判决书、裁定书的第二日起算。

2. 针对性 上诉状必须针对第一审裁判认定的事实和适用的法律而写作，内容有极强的针对性，要把一审判决的不公、错误、失实等关键性的问题分析清楚。

3. 上诉主体的合法性 只有符合相关诉讼法规定的特定主体才能提起上诉。无行为能力的当事人，可由法定代理人提起上诉。上诉状只能由具有法定身份的人提出才具有法律效力。

（三）上诉状的分类

上诉状分为民事上诉状、刑事上诉状、行政上诉状三种。

1. 民事上诉状 是当事人或者其法定代理人不服人民法院的第一审民事判决、裁定，在法定上诉期限内，向上一级人民法院提起上诉的书面请求。

2. 刑事上诉状 是刑事案件的当事人及其法定代理人，或者刑事被告人的辩护人和近亲属经被告人同意，不服地方各级人民法院的第一审判决、裁定，依照法定程序和期限，要求上一级人民法院撤销或更原裁判的书面请求。

3. 行政上诉状 是指当事人不服人民法院的第一审行政判决、裁定，依法要求上一级人民法院撤销、变更一审判决、裁定的书面请求。

二、 写法指南

（一）格式与写法

上诉状由首部、正文、尾部三部分组成。

1. 首部

（1）标题 由案件性质和文种组成，居中写清诉讼类别。

（2）当事人基本情况 书写的内容和次序与起诉状大体相同，包括当事人的姓名，法人的名称及其法定代表人的姓名或者其他组织的名称及其主要负责人的姓名等。与起诉状不同的是要把当事人在一审中所处的诉讼地位（原告、被告或第三人）用括号予以注明。公诉案件，只写上诉人，不写被上诉人。

（3）案由 即不服一审判决或裁定的事实，提出上诉。可以表述为：上诉人因 ××一案，不服××人民法院于×年×月×日×字第×号××判决（或裁定），现提出上诉。

2. 正文

（1）上诉请求　要写明请求上诉人民法院撤销或变更原审判决或裁定，或者重新审理，还可以附上相关要求。

（2）上诉理由　是上诉状的核心部分，根据事实，运用法律法规的有关规定和证据，针对一审判决或裁定中的具体问题从多个角度进行阐述，以求说明原判决或裁定是错误的，必须撤销或改判。要考虑以下三个方面的内容：

①关于对事实的认定　如果原审裁决在事实的认定上有错误，包括某种行为事实根本不存在，或有重大出入，或缺乏证据等，那就要用确凿的证据说明事实真相，全部或部分地否定原审裁决认定的事实。

②关于适用法律的问题　如果原审裁决在认定案件性质、确定罪名以及适用法律做出的处理有误，那就要从法律理论的论证和引用具体的法律依据，指明原审裁决在适用法律方面的错误。

③关于诉讼程序的问题　如果原审法院在审理案件和最后裁决中，存在违反诉讼程序的错误，应根据有关法律规定，指出其错误。

在阐明了上诉理由的基础上提出具体的诉讼请求。如请求二审撤销、变更原裁决，或请求重新审理等。

（3）证据材料列举有关证据材料，以便二审人民法院查证核实。

3. 尾部

（1）受文机关　一般用"此致　××人民法院"。

（2）上诉人签名、签章。

（3）上诉时间。

（4）附件　包括上诉状副本、物证件数、书证件数等。

（二）写作注意事项

1. 抓住关键问题，有的放矢　上诉状，就是根据事实和法律对原审裁判的辩驳。其中上诉理由是最重要的部分，主要写明为什么不服原审裁判，作为上诉请求的依据。因此，要抓住原审判决、裁定书中的关键性问题，单刀直入地剖析与判决结果有本质联系的焦点问题，有的放矢地摆证据、说道理，不能纠缠于细枝末节问题和个别词句，也不必将纠纷的来龙去脉再一一加以复述。

2. 明确无误地引述原判，辩驳有力　上诉理由的写法，类似反驳文章，一般是先将原判内容中的错误、失当之处引述下来，接着加以反驳。引述原判，可根据具体需要，引用原文或原判大意。引用原文，须加引号，一字不落，标点无误；引用大意，须符合原意，语意明确。可以概况综合原判决书的内容，也可以逐条批驳。

3. 以理服人，注意语言文明　上诉状是对一审法院的论诉，语言要注意分寸；要摆事实讲道理，不能运用出格的语言伤害，不允许使用过激的言论。在反驳原判决时，一定注意要以理服人，不能进行恶意攻击或冷嘲热讽，或者有其他不文明的语言。

目标检测

一、选择题（请将正确选项填写在题后的括号内。）

1. 当事人不服地方人民法院第一审民事判决时，有权在判决书送达之日起（　　）日内向上一级人民法院提起上诉。

A. 10 日   B. 15 日   C. 30 日   D. 60 日

2. 下列选项哪个不属于上诉状首部的内容（   ）

     A. 标题   B. 当事人基本情况   C. 上诉请求   D. 案由

3. 上诉状说明原判决或裁定是错误的，必须撤销或改判，一般可以不包括（   ）内容。

     A. 明白的道理   B. 认定的事实   C. 适用的法律   D. 诉讼的程序

4. 上诉状中的被上诉人不可以是（   ）

     A. 一审原告   B. 一审被告   C. 一审第三人   D. 一审法院

5. 上诉状的受文机关应该是（   ）

     A. 上诉人自己选择   B. 一审人民法院

     C. 一审人民法院的上一级人民法院   D. 最高人民法院

二、判断题（正确的打"√"，错误的打"×"。）

1. 上诉状的标题可以省略不写（   ）

2. 民事上诉状的上诉人只能是一审中的被告人。（   ）

3. 行政上诉状中可以要求撤销相应的行政行为。（   ）

4. 刑事上诉状中应将一审公诉机关列为被上诉人。（   ）

5. 上诉状的理由部分可以简略，不必进行详细说明。（   ）

三、纠错题（分析下面上诉状存在的不妥之处，并作相应修改。）

上诉书

上诉人：××药业有限公司

住所地：××省××市××区××街××号

法定代表人：李××，董事长

代理人：秦××，××市××律师事务所律师

被上诉人：××药材供销公司

住所地：××省××市××镇××工业区×号

法定代表人：胡××，董事长

上诉人因与被上诉人合同纠纷一案不服裁定，特提起上诉。

上诉请求：

请求依法撤销××市××区人民法院（20××）民初字第××号民事裁定书，将该案移送××县人民法院管辖，本案诉讼费由被上诉人依法承担。

上诉事实和理由：

被上诉人诉上诉人买卖合同纠纷一案，××市××区人民法院予以受理。上诉人在法定期限内向××市××区人民法院提出了管辖权异议，认为当事人双方虽对争议管辖法院没有约定，但由于合同的履行地及上诉人（被告）所在地均在××省××县，该案依法应由××县人民法院管辖。某市市区人民法院于 2017 年××月××日做出的（20××）民初字第××号民事裁定书，认为"原、被告签订的买卖合同对争议的解决方式，约定向人民法院起诉，而非申请仲裁；同时还写有提交'某市有关法律部门'字样，这是双方当事人的真实意思表示，为协议管辖的内容。"裁定驳回了上诉人的管辖权异议。上诉人认为，裁定书认定事实错误，应予撤销，理由如下：

本案中，双方当事人只是约定了争议向人民法院起诉，并未约定由××市人民法院管辖。当事人双方签订的《药材买卖合同》第十六条的约定如下：

合同争议的解决方式：本合同在履行过程中发生的争议，由双方当事人协商解决。协商不成的，按下列方式解决：

（一）提交××市仲裁委员会仲裁；

（二）依法向人民法院起诉。

根据该条款，上述第一项约定的只是"提交××市仲裁委员会仲裁"，是对仲裁的一个约定，与第二项中的"向人民法院诉讼"是两个相互独立的条款，两者只能择一。在当事人明确选择了第二项的情况下，第一项就失去了对双方的约束力。由于××市并未设立仲裁委员会，第一款仲裁条款中实际上是无效条款。而上述第二项中，双方当事人只是约定了向人民法院提起诉讼，并未明确约定向何地人民法院管辖，应当视为约定不明确。根据《最高人民法院关于适用〈中华人民共和国民事诉讼法〉若干问题的意见》第24条："合同双方当事人选择管辖的协议不明确的，选择管辖的协议无效，依照民事诉讼法第二十四条的规定确定管辖。"

综上，××市××区人民法院做出的（20××）民初字第××号民事裁定违反法律规定，请求予以撤销，并依法将本案移送××县人民法院审理。

上诉人：××药业有限公司（盖章）

法定代表人（签名）：

201×年×月×日

四、写作题

1. 仁济大药房连锁有限公司为开设新的连锁店，同张杉峰签订了房屋租赁合同，约定张杉峰将洋湖广场33号一层出租给仁济大药房连锁有限公司××连锁分店用于经营活动，期限三年。然而，连锁店尚未开张，该房屋周围地段就因为城市改建划入了施工范围，经营环境受到了极大的影响。仁济大药房认为张杉峰签订合同时隐瞒了这一情况，给公司造成重大损失，于是停止支付租金并向法院起诉，要求张杉峰承担相应损失。一审法院没有支持仁济大药房的请求，判决仁济大药房连锁有限公司应当继续履行合同。仁济大药房连锁有限公司对判决不服，决定提起上诉。请依据上述案情写一份上诉状（题目中未设定的其他条件可以自拟）。

2. 康源制药有限公司在网络上对企业进行宣传的过程中，介绍了本公司生产的部分处方药，受到了工商部门的行政处罚。康源制药有限公司不服，提起了行政诉讼。一审法院判决驳回了其诉讼请求。康源制药有限公司认为自身的行为并未违反《广告法》的规定，决定提起上诉。请依据上述案情，为康源制药有限公司起草一份上诉状（题目中未设定的其他条件可以自拟）。

任务三 授权委托书

◆ **实训任务**

一、任务情境

仁济大药房连锁有限公司××分店，房屋租赁纠纷案败诉后，李力平准备上诉，决定聘请利民律师事务所法律顾问舒启怀作为代理人，帮助本店处理上诉相关事务。双方决定签订一份授权委托书。那么，该怎么写作这份授权委托书呢？

康源医药有限公司董事长陆云鹏准备指派自己的助理杨小平参加×市举行的药品采购集中招标，并授权他代表公司负责投投标相关事务。那么，该如何拟写这份授权委托书呢？

二、 实训要求

根据任务情境，起草授权委托书、参与作品评价与纠错，并进行分组评比。

三、 评价方案

评价权重，建议教师约占 60% 、学生约占 30% 、企业或其他专家约占 10% 。评价等级，建议分为五等：优秀≥90 分、良好≥80 分、中等≥70、合格≥60 分、不合格<60 分。参考标准如下：

评价项目	评价要点	分值	得分
授权委托书文稿（80 分）	1. 双方代理信息及权限等事项清楚。	10	
	2. 内容全面具体，要素齐全清楚。	20	
	3. 格式完整规范。	15	
	4. 条理清晰，逻辑性强，结构严谨。	15	
	5. 语句表达准确规范，文字简洁通畅。	10	
	6. 排版格式规范，版面整洁干净。	10	
作品评改综合素养（20）	7. 评改意见中肯，纠错者能够抓住文稿的典型错误，纠错能力强。	10	
	8. 学习态度认真，积极主动，参与热情高，责任心强；按时按质按要求完成任务，具有团队合作精神等。	10	
参评对象：	评分人：	总分	

◆ 例文导读

【例文一】

一、首部	**授权委托书**
1. 标题	
2. 委托方和受委托方的基本信息	委托单位：仁济大药房连锁有限公司××分店，地址：××市××路××号。
	代表人：李××，店长，联系电话 139×××。
	受委托人：舒启怀，××市利民律师事务所律师，联系电话 135×××。
二、正文	因与××市含浦科技园医疗器械公司房屋租赁纠纷一案，自愿委托××市利民律师事务所律师舒启怀担任本案的诉讼代理。
1. 法律依据	双方商定的代理权限为：
	一、代理人代理委托单位，按时参加本案全部的诉讼活动。
2. 明确委托的事项及权限、范围。	二、本案被告人如果愿意在三个月内偿还三年的租赁费，代理人有权决定和解。
	三、如被告在一个月以内偿还债款，代理人有权决定撤回诉讼。

四、如被告不能全部用现金清偿，代理人有权决定用某些实物折抵。

五、如被告清偿确有困难时，代理人可以决定放弃一部分诉讼请求。

3. 委托书的有效期限

本授权委托书的有效期限，自签订之日起至本案一审终结止。

特此授权

委托单位：仁济大药房连锁有限公司××分店（签章）
受托人：舒××（签章）
2017 年×月×日

三、结尾
委托人及受托人
签名
日期

【例文二】

药品集中招标采购授权委托书

一、首部
1. 标题

委托方：××市××区含浦社区卫生服务中心。

法定代表人：张×× 职务：主任。

2. 委托方和受托方的基本信息和情况

受委托方：××区医疗机构药品集中招标采购中心。

法定代表人：李×× 职务：董事长。

××市××区含浦社区卫生服务中心自愿委托××区医疗机构药品集中招标采购中心全权代理，进行有关药品集中招标采购事项。受委托方在本次药品集中招标采购中签署的一切经济合同和相关文件，委托方均予以承认。

二、正文
1. 委托目的
事项和权限
承担责任

委托授权书有效期从签订之日起，一年内有效。

2. 委托有效期限

委托单位：××市××区含浦社区卫生服务中心（盖章）
法定代表人（签字）：
受委托方：××区医疗机构药品集中招标采购中心（盖章）
法定代表人（签字）：
签署日期：2017 年×月×日

三、结尾
委托和受托双方
签章
签订日期

◆知识要点

一、必备知识

（一）授权委托书的含义

根据《中华人民共和国民事诉讼法》第 59 条规定，委托他人代为诉讼，必须向人民法院提交由委托人签名或者盖章的授权委托书。

授权委托书必须记明委托事项和权限。诉讼代理人代为承认、放弃、变更诉讼请求，进行和解，提起反诉或者上诉，必须有委托人的特别授权。

侨居在国外的中华人民共和国公民从国外寄交或者托交的授权委托书，必须经中华人民共和国驻该国的领事馆证明；没有领事馆的，由与中华人民共和国有外交关系的第三国驻该国的领事馆证明，再转由中华人民共和国驻该第三国领事馆证明，或者由当地的爱国华侨团体证明。

授权委托书作为明确被委托人在代理委托人法律行为时的代理权限的法律文书，是委托代理人接受被代理人代理权限的合法依据。

（二）授权委托书的特点

1. 委托性 授权委托书是受委托人代委托人行使相关合法权利的书面凭证。

2. 代理性 委托方和受托方通过授权委托书形成代理关系。

3. 约束性 接受授权委托的代理人只能在授权委托书明确的授权范围内进行活动，超越其代理权限产生的法律后果由代理人承担。

（三）授权委托书的分类

授权委托书一般可以分为诉讼代理授权委托书和民事代理授权委托书两种。

1. 诉讼代理授权委托书 是指当事人把诉讼权利以书面的形式授予代理人代为行使的证明文件。

2. 民事代理授权委托书 是指当事人把民事代理权授予代理人的证明文件。

二、写法指南

（一）格式与写法

授权委托书由首部、正文和结尾组成。

1. 首部 包括标题、委托方和受委托方的基本情况。

（1）标题 授权委托书的名称，可以直接以"授权委托书"作为标题，也可以在其前面加上授权委托的内容，如《药品集中招标采购授权委托书》。或以副标题的形式将授权委托的内容加在主标题的下面。

（2）委托方和受委托方的基本情况 在授权委托书的标题下面偏左位置，写明委托和受托方的姓名（或名称）、性别、出生年月、民族或国籍、住址（或地址）、联系方式等。如果是法人则将其名称及其法人代表信息写明；有多个委托人和受托人的，应当分别写明。

2. 正文 是授权委托书的内容，多条委托事项可以采用条款形式表达。委托条款要尽可能地详尽准确，以免发生争议。在该部分中，应当明确写出委托人委托办理事务的具体内容和受托人的权限范围以及期限，具体有以下几个方面：

（1）事由 简要说明因何事而授权。

（2）授权委托事项及权限 说明授权委托代理的事项，如房屋管理，办理诉讼案件，办理工商登记，签订合同等。把代理的内容、代理的范围和代理的权限规定清楚。

（3）授权期限。

（4）其他需要明确的事项。

3. 结尾 委托人及受托人签名盖章，并签写委托书订立的时间。

（二）写作注意事项

1. 权限明确 必须写明授权委托的具体事项及权限范围，一般不可全权委托，也不能模棱两可，让受托人不知所措。

2. 期限明确 委托的期限要写明起止日期，否则容易引发争议，留下不必要的隐患。

3. 办理公证 特别授权委托书如果是公民之间的，应当办理公证，以确保委托行为的真实性和合法性。

目标检测

一、选择题（请将正确选项填写在题后的括号内。）

1. 授权委托书是明确被委托人在代理委托人法律行为时的代理权限的法律文书。它的形式

应该是（　　　）

  A. 书面形式　　　B. 口头约定　　　C. 契约　　　D. 不成文的合同

2. 委托代理人而进行的诉讼，其结果的承担人是（　　　）

  A. 被委托人　　　B. 委托人　　　C. 原告　　　D. 被告

3. 下列选项不可以作为委托人的一项是（　　　）

  A. 有完全民事行为能力的人　　　　　B. 法定代表人

  C. 法定代理人　　　　　　　　　　　D. 未成年人

4. 下列选项哪项不是授权委托书正文必须写明的内容（　　　）

  A. 原因　　　　B. 权限　　　　C. 事项　　　　D. 违约责任

5. 委托人和受托人的情况可以不包括（　　　）

  A. 姓名或名称　　　　　　　　　　B. 身份证号码

  C. 家人的联系方式　　　　　　　　D. 单位或地址

二、判断题（请在正确判断的括号内打"√"，错误的打"×"。）

1. 授权委托书是委托方与被委托方双方出具的，明确被委托人在代理委托人法律行为时的代理权限的法律文书。（　　　）

2. 委托代理人可以代理被委托人的一切法律事务。（　　　）

3. 代理受人之托，就应该在授权的范围内把受托的事情办好。（　　　）

4. 当委托人或受托人不履行或不适当履行委托书所规定的义务时，应当依据法律规定承担违约责任。（　　　）

5. 授权委托书的委托代理人可以是律师或者社会团体。（　　　）

三、纠错题（指出下文中的不妥之处，并修改。）

    利民律师事务所法律顾问舒启怀：

    市面上出现了冒充我公司独创的"康源牌创可贴"的产品，这是严重的侵权行为。现委托上述受托人在全国范围内对上述商标的任何侵权行为有权采取或委托有权机构进行调查、收集证据；与侵权人沟通、交涉；向行政机关举报、投诉；向法院提起诉讼或向仲裁机构提起仲裁；以及其他一切合法途径以维护商标的合法权益。

    本授权委托书自签发之日起生效。

2017 年 12 月 8 日

康源医药有限公司

四、写作题

1. 康源医药有限公司的部分医疗器械委托第三方销售，请你查阅资料，自拟相关内容，写作一份授权委托书。

2. 我院中药炮制和中药鉴定实验室需要采购一批实验使用的药材，请你查阅资料，自拟相关内容，写作一份授权委托书。

任务四　申请执行书

◆ 实训任务

一、任务情境

与××市含浦科技园医疗器械公司房屋租赁合同违约一案，法院二审最终判决仁济大药房连锁有限公司××分店胜诉。可是，时过三个月，胜诉方仍然没有拿到款项，只得向法院申请强制执行。那么，申请强制执行要履行怎样的手续？申请执行文书如何写作呢？

康源医药有限公司独创的"康源牌创可贴"产品，被××省康川医药集团生产的同类产品冒充侵权，由此引发了法律纠纷。康源医药有限公司虽然胜诉，然而对方以各种借口故意拖延，拒绝停止侵权和赔偿。百般沟通协调未果，利民律师事务所律师舒启怀建议其向法院申请强制执行。那么，申请执行书该怎么写作？

二、实训要求

根据任务情境，写作申请执行书、参与作品评价与纠错，并进行分组评比。

三、评价方案

评价权重，建议教师约占60%、学生约占30%、企业或其他专家约占10%。评价等级，建议分为五等：优秀≥90分、良好≥80分、中等≥70分、合格≥60分、不合格<60分。参考标准如下：

评价项目	评价要点	分值	得分
申请执行书文稿（70分）	1. 内容全面具体，事项清楚	20	
	2. 格式完整规范	15	
	3. 条理清晰，逻辑性强，结构严谨	15	
	4. 语句表达准确规范，文字简洁通畅	10	
	5. 排版格式规范，版面整洁干净	10	
作品评改综合素养（30分）	6. 评改和纠错意见准确中肯	15	
	7. 学习态度认真，积极主动，参与热情高，责任心强；按时按质按要求完成任务，具有团队合作精神等	15	
参评对象：	评分人：	总分	

◆ 例文导读

【例文一】

一、首部

1. 标题

2. 双方基本情况

申请执行书

申请人：××省益民制药厂，地址：××市望月湖路8号。

法人代表：刘浩宇，联系电话158×××。

被申请人：××市五洲医药营销公司，地址：××市新民路 55 号。

法人代表：叶明轩，联系电话 180×××。

案由：

申请人与被申请人买卖合同纠纷一案，经××市××区人民法院做出［2017］×民初字第××号民事判决书，现被申请人拒不履行生效判决。为此，特申请贵院给予强制执行。

请求事项：

1. 请求法院执行被申请人应支付申请人的货款 560000 元；
2. 请求法院执行被申请人支付因延迟履行而产生的利息；
3. 本案执行费由被申请人支付。

事实和理由：

2015 年 1 月我厂与××市五洲医药营销公司签订了买卖合同，约定我方提供药物，对方支付货款。我方严格按合同规定履行了供货职责，可是对方尚欠的 560000 元货款一直拒不支付。双方由此发生纠纷，诉讼至贵院。2017 年 9 月 10 日，贵院做出了［2017］×民初字第××号民事判决书裁决。判决内容为，第一，被告××市五洲医药营销公司于本判决发生法律效力之日起十日内给付原告××省益民制药厂货款 560000 元；第二，被告于本判决发生法律效力之日起十日内给付原告利息。利率按照中国人民银行同类同期贷款利率计付；如未按本判决指定的期间履行给付义务，依照《中华人民共和国民事诉讼法》第 253 条之规定，加倍支付因延期履行期间的债务利息。第三，案件受理费 988 元，由××市五洲医药营销公司负担。

判决生效后，被申请人拒不执行，至今依然分文未付。我方曾多次通知并上门催促，对方一直以无现款为由拒绝履行判决。现在，我厂急于扩大生产，加之临近年终，资金紧缺，被申请人拒不还款的行为已严重影响了本厂正常的日常运转。

据调查得知，××市五洲医药营销公司每天营业额过十万。最近扩大营销网络，销售业绩剧增，其所称无力支付货款纯粹是借口！为此，我方特向贵院提出申请，要求强制被申请人履行判决！

此致

××市××区人民法院

申请人：××省益民制药厂（公章）

2017 年 12 月×日

【例文二】

申请执行书

申请人：阳丽萍，女，汉族，1993 年 6 月 3 日出生，本市桃子湖路××号，联系电话 158×××。

被申请人：××市西子湖医疗器械公司，地址：本市西湖路××号。

法定代表人：曾易军，公司董事长，联系电话 186×××。

申请人与被申请人工伤损害与医疗护理等赔偿一案，业经贵院

二、正文
1. 申请事项
2. 执行请求

3. 事实和理由
阐述申请执行的必
要性

于 2017 年 10 月 14 日做出（2017）天民初字第 108 号判决。现被申请人拒不履行生效判决，为此，特申请贵院给予强制执行。

执行请求：
1. 被申请人支付申请人工伤损害与医疗护理等赔偿款 25 万元；
2. 本案执行费由被申请人负担。

事实与理由：
被申请人拒不履行已生效的（2017）天民初字第 108 号判决，至今尚未支付分文赔偿金。对申请人的一再催告采取推诿、回避甚至不予理睬的态度。申请人由于工伤需要接受长期治疗和恢复，既要承担高昂的医疗护理费用，又失去了经济收入来源。目前申请人已无力承担下一阶段的治疗费用，一旦耽误治疗，可能造成终生残疾。生活陷入举步维艰的境地，处境非常艰难。被申请人拒不支付赔偿款的行为给申请人及家属的生活造成了巨大的经济压力和精神负担。

鉴于以上情况，特申请贵院给予强制执行。

此致

三、尾部
1. 受文机关
2. 申请人
3. 申请日期

××市××区人民法院

申请人：阳丽萍
2017 年 12 月×日

◆知识要点

一、 必备知识

（一）申请执行书的含义

申请执行书，也称为强制执行申请书。是公民、法人或其他组织在对方拒不履行人民法院已生效的裁定、判决或者法律规定的其他文书确定的义务的情况下，向有管辖权的人民法院提出申请，责令对方履行义务时使用的文书。

（二）申请执行书的特点

1. 目的性 申请执行书是以保障申请人利益、要求被申请人履行职责为目的的一种法律文书。

2. 时效性 申请执行书需在法定的有效期限内提出，否则法院不再受理。

3. 针对性 申请执行书是针对对方拒不履行生效判决或其他具有法律效力文书的行为，向法院提出由法院依法强制执行的书面申请。

（三）申请执行书的分类

根据申请执行书的法律依据不同，可以分为以下几种：

1. 依据人民法院已生效的判决、裁定提出的强制执行申请

《民事诉讼法》第二百三十六条第一款规定："发生法律效力的民事判决、裁定，当事人必须履行。一方拒绝履行的，对方当事人可以向人民法院申请执行，也可以由审判员移送执行员执行。"

《行政诉讼法》第九十五条规定："公民、法人或者其他组织拒绝履行判决、裁定、调解书的，行政机关或者第三人可以向第一审人民法院申请强制执行，或者由行政机关依法强制执行。"

《最高人民法院关于执行<中华人民共和国行政诉讼法>若干问题的解释》第八十三条规定："对发生法律效力的行政判决书、行政裁定书、行政赔偿判决书和行政赔偿调解书，负有义务的一方当事人拒绝履行的，对方当事人可以依法申请人民法院强制执行。"

2. 依据调解书、仲裁裁定书和其他应当由人民法院执行的法律文书提出的强制执行申请

《民事诉讼法》第二百三十六条第二款规定："调解书和其他应当由人民法院执行的法律文书，当事人必须履行。一方拒绝履行的，对方当事人可以向人民法院申请执行。"

《民事诉讼法》第二百三十七条规定："对依法设立的仲裁机构的裁决，一方当事人不履行的，对方当事人可以向有管辖权的人民法院申请执行。受申请的人民法院应当执行。"

《民事诉讼法》第二百三十八条规定："对公证机关依法赋予强制执行效力的债权文书，一方当事人不履行的，对方当事人可以向有管辖权的人民法院申请执行，受申请的人民法院应当执行。"

3. 依据行政机关依法做出的行政决定和行政行为提出的强制执行申请

《行政强制法》第五十三条规定："当事人在法定期限内不申请行政复议或者提起行政诉讼，又不履行行政决定的，没有行政强制执行权的行政机关可以自期限届满之日起三个月内，依照本章规定申请人民法院强制执行。"

《行政诉讼法》第九十七条规定："公民、法人或者其他组织对行政行为在法定期间不提起诉讼又不履行的，行政机关可以申请人民法院强制执行，或者依法强制执行。"

二、 写法指南

（一）格式与写法

申请执行书由首部、正文、尾部三部分组成。

1. 首部

（1）标题　写明文书名称"申请执行书""申请强制执行书"或者写"强制执行申请书"。

（2）当事人的基本情况　应该注意的是，申请人、被申请人是自然人的，写明其姓名、性别、出生年月日、民族、职业或工作单位和职务、住所和经常居住地，联系电话等；申请人、被申请人是法人的，写明法人名称和住所，并另起一行写明法定代表人的姓名和职务，以及联系电话等。

2. 正文

（1）案由　写明当事人，因为什么案件或事项，经过什么机关关于何时发给什么法律文书，被申请人是全部还是部分拒不履行，因此申请强制执行。常用的表述为：××当事人，因××一案，业经人民法院于××××年×月×日做出（×）字第×号一审（或终审）民事判决（或仲裁委员会于××××年×月×日做出（×）字第×号裁决），被申请人拒不遵照判决（或裁决）履行。为此，特申请你院给予强制执行。现将事实、理由和具体请求目的分述如下：……

（2）申请事项　提出具体、明确的请求目的。多项请求应分条列出。

（3）事实和理由　简要地叙述原案情和处理结果，并说明现在的执行状况。对案情的叙写，力求简洁，不必再详细叙述事实经过和认定事实的证据。写明经何机关、于何时、以何字号、何种法律文书做出处理以及处理的具体内容。着重陈述被申请人执行的状况，是全部没有履行，还是某些部分没有履行，同时阐明强制执行的必要性。对被申请人拒绝履行的种种借口，举出其有能力履行的根据进行有力的驳斥。

3. 尾部

（1）致送机关名称　分行写："此致××人民法院"。

（2）签署姓名、日期　右下方写申请人（签章），并注明××年×月×日。

（3）附项　如附送有证据，应注明证据的名称和件数。如果依据执行的法律文书不是人民法院制作的，例如仲裁机关的裁决，或者是公证机关发给的《强制执行公证书》，就必须随同申请执行书附送复印件或抄件。如举出证人证明有关问题的，则要写明证人的姓名和住址。

（二）写作注意事项

1. 表述要清楚、具体　申请执行的理由是人民法院采取强制执行措施的依据所在，因此，阐述务求清楚、明了。诸如被申请执行人应履行何种性质的义务，是否拒绝履行裁判结果项目等关键问题都必须一一写清。此外，提出执行的请求，还应将执行标的写清，将执行的方法及措施具体提出，因债权债务纠纷而要求强制执行的，除应写明应给付的金钱数额外，还可以附上对方的开户银行、账号，以及相关的财产，以便为人民法院采取强制执行措施提供方便。

2. 申请要合理合法　申请执行的要求必须是在法律规定的期限和生效司法文书中限定的范围内提出，申请执行标的不能超越原司法文书中的规定，申请执行的项目必须限定于原司法文书中规定的执行内容，不能随意增加新的未经审理的申请执行事项。

◆拓展阅读

先予执行申请书

先予执行申请书是权利人要求法院在案件做出判决前，为解决权利人的生活或者生产经营所需，裁定义务人先行履行一定义务时所使用的文书。

先予执行的条件：①当事人之间权利关系明确，不先予执行会严重影响申请人的生活和生产经营的；②被申请人有履行能力；③在作出判决之前申请。适用以下三种情形：一是追索赡养费、扶养费、抚养费、抚恤金、医疗费用的案件；二是追索劳动报酬的案件；三是因情况紧急需要先予执行的案件。

注意事项：①请求事项应明确先予执行的标的、数额等；②事实和理由部分应写明要求先予执行的事实依据，申请人对被申请人没有对等的给付义务。

人民法院不能主动采取先予执行的措施，必须有当事人的申请。人民法院认为有必要的，可以责令申请人提供担保，不提供担保的，驳回申请。法院如果认为申请符合法律规定的条件，应当做出裁定。裁定一经送达当事人，即发生法律效力，不得上诉，但可以申请复议一次，复议期间，不停止执行。

目标检测

一、选择题（请将正确选项填写在题后的括号内。）

1. 当享有权利的一方当事人在对方拒绝履行裁判确定的义务时，可向（　　）提出申请，采取强制执行措施。

  A. 检察院   B. 公安局   C. 人民政府   D. 人民法院

2. 申请执行书是为了保障（ ）的合法权益。

  A. 申请人   B. 被申请人   C. 被告   D. 委托代理人

3. 申请执行书需在（ ）期限内提出，否则法院不再受理。

  A. 判决   B. 诉讼   C. 上诉   D. 判决生效履行判决有效

4. 申请执行书为了责令对方履行义务，必须采取（ ）执行措施使用的文书。

  A. 强迫   B. 强制   C. 协商   D. 商讨

5. 依照《民事诉讼法》，申请执行的期间为（   ）

  A. 30 天   B. 7 天   C. 6 个月   D. 2 年

二、判断题（请在正确判断的括号内打"√"，错误的打"×"。）

1. 申请执行书是当事人在对方拒绝履行裁判确定的义务时，向各级人民法院提出的申请。
（ ）

2. 申请执行书的主体只能是法人或其他组织。（ ）

3. 申请人要积极主动向人民法院提供被执行人的活动线索、资金线索、财产线索、债权线索，供人民法院强制执行。（ ）

4. 人民法院可以通过限制被执行人消费，采用查封、扣押、冻结、上"黑名单"等手段，强制被执行人履行调解书确定的给付内容，尽全力实现申请人的合法权利。（ ）

5. 人民法院自收到申请执行书之日起超过六个月未执行的，申请执行人可以向上一级人民法院申请执行。上一级人民法院经审查，可以责令原人民法院在一定期限内执行，也可以决定由本院执行或者指令其他人民法院执行。（ ）

三、纠错题（指出下文中的不妥之处，并修改。）

申请书

××市××区人民法院：

  申请人：恒定制药有限公司，地址：本市香樟路××号。

  法人代表：吴慈任，公司董事长。联系电话 135×××。

  被申请人：王运达，生于 1985 年 7 月 5 日，男，汉族，××市××区紫园路 57 号，联系电话 159×××。

  依据与事项：要求强制被申请人履行贵院判决书的判项，向申请人退还货款及违约金共计 18 万元。现该判决已发生法律效力，被申请人至今却拒不履行判决。

  为维护本公司的合法权益，特申请贵院给予关照！

吴慈任
16. 12. 25

四、写作题

1. 康源医疗器械有限公司起诉中天广告公司广告费纠纷一案，法院认定中天广告公司未在约定的时间和节目里为被告制作发布"贴心牌血糖仪"广告，判令被告立即退还已支付的广告费六万元和逾期付款违约金 8500 元，且限判决生效后 30 日内付清。时过三个月，中天广告公司并未履行判决。请你替康源医疗器械有限公司起草一份申请执行书。

2. 仁济大药房连锁有限公司××分店租赁我院老校区门店，不但无故拖欠租金及违约金共计25万元未还，且私自转让部分门面、出售了门店货架。我院要求与其终止租赁合同、还清租金及违约金、赔偿门店货架款等诉求已得到法院判令支持，但是被告一直拒不执行。请你代学院起草一份申请执行书。

📊 重点小结

任务一　起诉状

一、起诉状是公民、法人或其他组织直接向人民法院提起民事诉讼、行政诉讼及法律规定的部分刑事案件的诉讼时所使用的文书。

二、起诉状依据起诉对象的不同，分为民事起诉状、刑事自诉状和行政起诉状三类。

三、起诉状的特点：提起诉讼的直接性、适用范围的特定性、处理案件的参证性等。

四、起诉状由首部、正文、尾部三部分组成。首部包括标题和当事人基本情况两项内容。正文要写清诉讼请求、事实与理由。结尾写上受文机关、起诉人签名、签章、起诉时间并附件（包括起诉状副本份数、物证件数、书证件数等）。

五、写作注意事项：请求事项明确、具体，陈述事实客观、真实；阐述理由准确、中肯；语言要简明、精炼。

任务二　上诉状

一、上诉状是诉讼当事人或法定代理人，不服人民法院的第一审判决或裁定，在法定的上诉期内，向原审人民法院的上一级人民法院提起上诉，请求撤销、变更原审裁判或重新审理的法律文书。

二、上诉状分为民事上诉状、刑事上诉状、行政上诉状三种。

三、上诉状的特点：时效性、针对性、上诉主体的合法性等。

四、上诉状由首部、正文、尾部三部分组成。首部的标题由案件性质和文种组成，及当事人基本情况和案由。正文写清上诉请求，如上诉理由、关于对事实的认定、关于适用的法律问题等。另外要列举有关证据材料，以便二审人民法院查证核实。尾部由受文机关、上诉人签名、签章、上诉时间以及附件（包括上诉状副本、物证件数、书证件数等）。

五、写作注意事项：抓住关键问题，有的放矢；明确无误地引述原判，辩驳有力；以理服人，注意语言文明等。

任务三　授权委托书

一、根据《中华人民共和国民事诉讼法》第59条规定，委托他人代为诉讼，必须向人民法院提交由委托人签名或者盖章的授权委托书。授权委托书必须记明委托事项和权限。诉讼代理人代为承认、放弃、变更诉讼请求，进行和解，提起反诉或者上诉，必须有委托人的特别授权。

二、授权委托书的特点：委托性、代理性和约束性等。

三、授权委托书一般可以分为诉讼代理授权委托书和民事代理授权委托书两种。

四、授权委托书由首部、正文和结尾组成。

首部包括标题、委托方和受委托方的基本情况。正文是授权委托书的内容，包括事由、授权委托事项及权限、授权期限以及其他需要明确的事项。结尾包括委托人及受托人签名盖章，并签写委托书订立的时间。

五、写作注意事项：权限明确、期限明确和办理公证。

任务四　申请执行书

一、申请执行书，也称为强制执行申请书。是公民、法人或其他组织在对方拒不履行人民法院已生效的裁定、判决或者法律规定的其他文书确定的义务的情况下，向有管辖权的人民法院提出申请，责令对方履行义务时使用的文书。

二、申请执行书的特点：目的性、时效性和针对性等。

三、根据申请执行书的法律依据不同，可以分为以下几种：依据人民法院已生效的判决、裁定提出的强制执行申请。依据调解书、仲裁裁定书和其他应当由人民法院执行的法律文书提出的强制执行申请以及依据行政机关依法做出的行政决定和行政行为提出的强制执行申请。

四、申请执行书包括标题以及当事人的基本情况。正文写清案由、申请事项、事实和理由。尾部包括致送机关名称、签署姓名、日期以及附件。

五、写作注意事项：表述要清楚、具体；申请要合理合法等。

党政机关公文处理工作条例

中办发〔2012〕14号

(2012年4月16日由中共中央办公厅和国务院办公厅联合印发)

第一章 总　则

第一条 为了适应中国共产党机关和国家行政机关（以下简称党政机关）工作需要，推进党政机关公文处理工作科学化、制度化、规范化，制定本条例。

第二条 本条例适用于各级党政机关公文处理工作。

第三条 党政机关公文是党政机关实施领导、履行职能、处理公务的具有特定效力和规范体式的文书，是传达贯彻党和国家的方针政策，公布法规和规章，指导、布置和商洽工作，请示和答复问题，报告、通报和交流情况等的重要工具。

第四条 公文处理工作是指公文拟制、办理、管理等一系列相互关联、衔接有序的工作。

第五条 公文处理工作应当坚持实事求是、准确规范、精简高效、安全保密的原则。

第六条 各级党政机关应当高度重视公文处理工作，加强组织领导，强化队伍建设，设立文秘部门或者由专人负责公文处理工作。

第七条 各级党政机关办公厅（室）主管本机关的公文处理工作，并对下级机关的公文处理工作进行业务指导和督促检查。

第二章 公文种类

第八条 公文种类主要有：

（一）决议　适用于会议讨论通过的重大决策事项。

（二）决定　适用于对重要事项做出决策和部署、奖惩有关单位和人员、变更或者撤销下级机关不适当的决定事项。

（三）命令（令）　适用于公布行政法规和规章、宣布施行重大强制性措施、批准授予和晋升衔级、嘉奖有关单位和人员。

（四）公报　适用于公布重要决定或者重大事项。

（五）公告　适用于向国内外宣布重要事项或者法定事项。

（六）通告　适用于在一定范围内公布应当遵守或者周知的事项。

（七）意见　适用于对重要问题提出见解和处理办法。

（八）通知　适用于发布、传达要求下级机关执行和有关单位周知或者执行的事项，批转、转发公文。

（九）通报　适用于表彰先进、批评错误、传达重要精神和告知重要情况。

（十）报告　适用于向上级机关汇报工作、反映情况，回复上级机关的询问。

（十一）请示　适用于向上级机关请求指示、批准。

（十二）批复　适用于答复下级机关请示事项。

（十三）议案　适用于各级人民政府按照法律程序向同级人民代表大会或者人民代表大会常务委员会提请审议事项。

（十四）函　适用于不相隶属机关之间商洽工作、询问和答复问题、请求批准和答复审批事项。

（十五）纪要　适用于记载会议主要情况和议定事项。

第三章　公文格式

第九条　公文一般由份号、密级和保密期限、紧急程度、发文机关标志、发文字号、签发人、标题、主送机关、正文、附件说明、发文机关署名、成文日期、印章、附注、附件、抄送机关、印发机关和印发日期、页码等组成。

（一）份号　公文印制份数的顺序号。涉密公文应当标注份号。

（二）密级和保密期限　公文的秘密等级和保密的期限。涉密公文应当根据涉密程度分别标注"绝密""机密""秘密"和保密期限。

（三）紧急程度　公文送达和办理的时限要求。根据紧急程度，紧急公文应当分别标注"特急""加急"，电报应当分别标注"特提""特急""加急""平急"。

（四）发文机关标志　由发文机关全称或者规范化简称加"文件"二字组成，也可以使用发文机关全称或者规范化简称。联合行文时，发文机关标志可以并用联合发文机关名称，也可以单独用主办机关名称。

（五）发文字号　由发文机关代字、年份、发文顺序号组成。联合行文时，使用主办机关的发文字号。

（六）签发人　上行文应当标注签发人姓名。

（七）标题　由发文机关名称、事由和文种组成。

（八）主送机关　公文的主要受理机关，应当使用机关全称、规范化简称或者同类型机关统称。

（九）正文　公文的主体，用来表述公文的内容。

（十）附件说明　公文附件的顺序号和名称。

（十一）发文机关署名　署发文机关全称或者规范化简称。

（十二）成文日期　署会议通过或者发文机关负责人签发的日期。联合行文时，署最后签发机关负责人签发的日期。

（十三）印章　公文中有发文机关署名的，应当加盖发文机关印章，并与署名机关相符。有特定发文机关标志的普发性公文和电报可以不加盖印章。

（十四）附注　公文印发传达范围等需要说明的事项。

（十五）附件　公文正文的说明、补充或者参考资料。

（十六）抄送机关　除主送机关外需要执行或者知晓公文内容的其他机关，应当使用机关全称、规范化简称或者同类型机关统称。

（十七）印发机关和印发日期　公文的送印机关和送印日期。

（十八）页码　公文页数顺序号。

第十条　公文的版式按照《党政机关公文格式》国家标准执行。

第十一条　公文使用的汉字、数字、外文字符、计量单位和标点符号等，按照有关国家标准和规定执行。民族自治地方的公文，可以并用汉字和当地通用的少数民族文字。

第十二条　公文用纸幅面采用国际标准 A4 型。特殊形式的公文用纸幅面，根据实际需要确定。

第四章　行文规则

第十三条　行文应当确有必要，讲求实效，注重针对性和可操作性。

第十四条 行文关系根据隶属关系和职权范围确定。一般不得越级行文，特殊情况需要越级行文的，应当同时抄送被越过的机关。

第十五条 向上级机关行文，应当遵循以下规则：

（一）原则上主送一个上级机关，根据需要同时抄送相关上级机关和同级机关，不抄送下级机关。

（二）党委、政府的部门向上级主管部门请示、报告重大事项，应当经本级党委、政府同意或者授权；属于部门职权范围内的事项应当直接报送上级主管部门。

（三）下级机关的请示事项，如需以本机关名义向上级机关请示，应当提出倾向性意见后上报，不得原文转报上级机关。

（四）请示应当一文一事。不得在报告等非请示性公文中夹带请示事项。

（五）除上级机关负责人直接交办事项外，不得以本机关名义向上级机关负责人报送公文，不得以本机关负责人名义向上级机关报送公文。

（六）受双重领导的机关向一个上级机关行文，必要时抄送另一个上级机关。

第十六条 向下级机关行文，应当遵循以下规则：

（一）主送受理机关，根据需要抄送相关机关。重要行文应当同时抄送发文机关的直接上级机关。

（二）党委、政府的办公厅（室）根据本级党委、政府授权，可以向下级党委、政府行文，其他部门和单位不得向下级党委、政府发布指令性公文或者在公文中向下级党委、政府提出指令性要求。需经政府审批的具体事项，经政府同意后可以由政府职能部门行文，文中须注明已经政府同意。

（三）党委、政府的部门在各自职权范围内可以向下级党委、政府的相关部门行文。

（四）涉及多个部门职权范围内的事务，部门之间未协商一致的，不得向下行文；擅自行文的，上级机关应当责令其纠正或者撤销。

（五）上级机关向受双重领导的下级机关行文，必要时抄送该下级机关的另一个上级机关。

第十七条 同级党政机关、党政机关与其他同级机关必要时可以联合行文。属于党委、政府各自职权范围内的工作，不得联合行文。

党委、政府的部门依据职权可以相互行文。

部门内设机构除办公厅（室）外不得对外正式行文。

第五章 公文拟制

第十八条 公文拟制包括公文的起草、审核、签发等程序。

第十九条 公文起草应当做到：

（一）符合党的理论路线方针政策和国家法律法规，完整准确体现发文机关意图，并同现行有关公文相衔接。

（二）一切从实际出发，分析问题实事求是，所提政策措施和办法切实可行。

（三）内容简洁，主题突出，观点鲜明，结构严谨，表述准确，文字精练。

（四）文种正确，格式规范。

（五）深入调查研究，充分进行论证，广泛听取意见。

（六）公文涉及其他地区或者部门职权范围内的事项，起草单位必须征求相关地区或者部门意见，力求达成一致。

（七）机关负责人应当主持、指导重要公文起草工作。

第二十条 公文文稿签发前，应当由发文机关办公厅（室）进行审核。审核的重点是：

（一）行文理由是否充分，行文依据是否准确。

（二）内容是否符合党的理论路线方针政策和国家法律法规；是否完整准确体现发文机关意图；是否同现行有关公文相衔接；所提政策措施和办法是否切实可行。

（三）涉及有关地区或者部门职权范围内的事项是否经过充分协商并达成一致意见。

（四）文种是否正确，格式是否规范；人名、地名、时间、数字、段落顺序、引文等是否准确；文字、数字、计量单位和标点符号等用法是否规范。

（五）其他内容是否符合公文起草的有关要求。

需要发文机关审议的重要公文文稿，审议前由发文机关办公厅（室）进行初核。

第二十一条 经审核不宜发文的公文文稿，应当退回起草单位并说明理由；符合发文条件但内容需作进一步研究和修改的，由起草单位修改后重新报送。

第二十二条 公文应当经本机关负责人审批签发。重要公文和上行文由机关主要负责人签发。党委、政府的办公厅（室）根据党委、政府授权制发的公文，由受权机关主要负责人签发或者按照有关规定签发。签发人签发公文，应当签署意见、姓名和完整日期；圈阅或者签名的，视为同意。联合发文由所有联署机关的负责人会签。

第六章 公文办理

第二十三条 公文办理包括收文办理、发文办理和整理归档。

第二十四条 收文办理主要程序是：

（一）签收 对收到的公文应当逐件清点，核对无误后签字或者盖章，并注明签收时间。

（二）登记 对公文的主要信息和办理情况应当详细记载。

（三）初审 对收到的公文应当进行初审。初审的重点是：是否应当由本机关办理，是否符合行文规则，文种、格式是否符合要求，涉及其他地区或者部门职权范围内的事项是否已经协商、会签，是否符合公文起草的其他要求。经初审不符合规定的公文，应当及时退回来文单位并说明理由。

（四）承办 阅知性公文应当根据公文内容、要求和工作需要确定范围后分送。批办性公文应当提出拟办意见报本机关负责人批示或者转有关部门办理；需要两个以上部门办理的，应当明确主办部门。紧急公文应当明确办理时限。承办部门对交办的公文应当及时办理，有明确办理时限要求的应当在规定时限内办理完毕。

（五）传阅 根据领导批示和工作需要将公文及时送传阅对象阅知或者批示。办理公文传阅应当随时掌握公文去向，不得漏传、误传、延误。

（六）催办 及时了解掌握公文的办理进展情况，督促承办部门按期办结。紧急公文或者重要公文应当由专人负责催办。

（七）答复 公文的办理结果应当及时答复来文单位，并根据需要告知相关单位。

第二十五条 发文办理主要程序是：

（一）复核 已经发文机关负责人签批的公文，印发前应当对公文的审批手续、内容、文种、格式等进行复核；需作实质性修改的，应当报原签批人复审。

（二）登记 对复核后的公文，应当确定发文字号、分送范围和印制份数并详细记载。

（三）印制 公文印制必须确保质量和时效。涉密公文应当在符合保密要求的场所印制。

（四）核发 公文印制完毕，应当对公文的文字、格式和印刷质量进行检查后分发。

第二十六条 涉密公文应当通过机要交通、邮政机要通信、城市机要文件交换站或者收发件机关机要收发人员进行传递，通过密码电报或者符合国家保密规定的计算机信息系统进行传输。

第二十七条 需要归档的公文及有关材料，应当根据有关档案法律法规以及机关档案管理规定，及时收集齐全、整理归档。两个以上机关联合办理的公文，原件由主办机关归档，相关机关保存复制件。机关负责人兼任其他机关职务的，在履行所兼职务过程中形成的公文，由其兼职机关归档。

第七章 公文管理

第二十八条 各级党政机关应当建立健全本机关公文管理制度，确保管理严格规范，充分发挥公文效用。

第二十九条 党政机关公文由文秘部门或者专人统一管理。设立党委（党组）的县级以上单位应当建立机要保密室和机要阅文室，并按照有关保密规定配备工作人员和必要的安全保密设施设备。

第三十条 公文确定密级前，应当按照拟定的密级先行采取保密措施。确定密级后，应当按照所定密级严格管理。绝密级公文应当由专人管理。

公文的密级需要变更或者解除的，由原确定密级的机关或者其上级机关决定。

第三十一条 公文的印发传达范围应当按照发文机关的要求执行；需要变更的，应当经发文机关批准。

涉密公文公开发布前应当履行解密程序。公开发布的时间、形式和渠道，由发文机关确定。

经批准公开发布的公文，同发文机关正式印发的公文具有同等效力。

第三十二条 复制、汇编机密级、秘密级公文，应当符合有关规定并经本机关负责人批准。绝密级公文一般不得复制、汇编，确有工作需要的，应当经发文机关或者其上级机关批准。复制、汇编的公文视同原件管理。

复制件应当加盖复制机关戳记。翻印件应当注明翻印的机关名称、日期。汇编本的密级按照编入公文的最高密级标注。

第三十三条 公文的撤销和废止，由发文机关、上级机关或者权力机关根据职权范围和有关法律法规决定。公文被撤销的，视为自始无效；公文被废止的，视为自废止之日起失效。

第三十四条 涉密公文应当按照发文机关的要求和有关规定进行清退或者销毁。

第三十五条 不具备归档和保存价值的公文，经批准后可以销毁。销毁涉密公文必须严格按照有关规定履行审批登记手续，确保不丢失、不漏销。个人不得私自销毁、留存涉密公文。

第三十六条 机关合并时，全部公文应当随之合并管理；机关撤销时，需要归档的公文经整理后按照有关规定移交档案管理部门。

工作人员离岗离职时，所在机关应当督促其将暂存、借用的公文按照有关规定移交、清退。

第三十七条 新设立的机关应当向本级党委、政府的办公厅（室）提出发文立户申请。经审查符合条件的，列为发文单位，机关合并或者撤销时，相应进行调整。

第八章 附 则

第三十八条 党政机关公文含电子公文。电子公文处理工作的具体办法另行制定。

第三十九条　法规、规章方面的公文，依照有关规定处理。外事方面的公文，依照外事主管部门的有关规定处理。

第四十条　其他机关和单位的公文处理工作，可以参照本条例执行。

第四十一条　本条例由中共中央办公厅、国务院办公厅负责解释。

第四十二条　本条例自 2012 年 7 月 1 日起施行。1996 年 5 月 3 日中共中央办公厅发布的《中国共产党机关公文处理条例》和 2000 年 8 月 24 日国务院发布的《国家行政机关公文处理办法》停止执行。

（来源：中共中央办公厅、国务院办公厅 ［2013－02－22］. 中央政府门户网站 www. gov. cn）

参考文献

［1］董立国 廖楚珍．医药应用文写作．北京：中国医药科技出版社，2013．

［2］郑新安 邱洪瑞．应用写作．武汉：武汉大学出版社，2013．

［3］隋彭生．合同法．北京：中国人民大学出版社，2009．

［4］杨文丰．经济应用文书写作．北京．高等教育出版社，2011．

［5］阮田保．医药工作应用文．2版．北京：科学出版社，2009．

［6］戴宇 李梅．医药市场营销．北京：化学工业出版社，2013．8

［7］张芹勤．应用文写作教程．北京：高等教育出版社，2009．

［8］梁娟．美容业经营管理学．北京：人民卫生出版社，2014．

［9］子志．办公室公文写作技巧及范例大全，北京：外文出版社，2010．

［10］王劲松 刘静．医药应用文写作．人民卫生出版社，2013．

［11］王峰．医药应用文写作．北京：人民卫生出版社，2012．

［12］姚桃娟，周军．医药应用文写作．杭州：浙江大学出版社，2013．

［13］刘丽敏．公文写作格式与范例大全．北京：红旗出版社，2010．

［14］雷道海，黄舟．医药类高职高专学生应用文写作现状及对策［J］．科学咨询，2011，
　　　06（16）：78–79．

目标检测参考答案

项目一　求职与日常事务文书

任务一　求职信

一、选择题，请将正确选项填写在题后的括号内。

1. B　2. D　3. B　4. A　5. C

二、判断题，请在正确判断的括号内打"√"，错误的打"×"。

1. ×　2. √　3. ×　4. √　5. √

三、纠错题，分析下面的求职信所存在的问题，并作相应修改。

1. 格式不完整，无标题和落款。2. 个人基本信息缺少姓名等必要信息，罗列了太多课程名称，重点不突出。3. 未能很好地展示自己能力与专长 4. 态度不恰当。

修改如下（仅供参考）：

应聘信

尊敬的×经理：

　　您好！我从《×××日报》上的招聘广告中获悉贵酒店欲招聘一名经理秘书，特冒昧写信应聘。

　　我叫×××，今年 23 岁，性格开朗，善于沟通，做事严谨细致，毕业于 XX 工商学院酒店物业管理系。在校期间，我系统地学习了酒店管理概论、酒店客房管理等酒店管理类课程和应用写作、礼仪学等文秘类课程，成绩优秀。还熟悉电脑操作，英语口语流利，英语通过国家四级。

　　实习期间，在宾馆做前台接待工作的同时，还协助宾馆负责人完成一些宾馆管理方面的工作，积累了一些酒店管理的经验。我热爱酒店管理这项工作，也深知这项工作的重要意义，如能被录用，我将竭尽全力做好工作。

　　随信附有我的简历和各项获奖证书复印件。

　　此致

敬礼

应聘人：×××

2017 年 10 月 20 日

四、写作题（略）

任务二　演讲稿

一、选择题，请将正确选项填写在题后的括号内。

1. D　2. B.　3. D　4. B　5. B

二、判断题，请在正确判断的括号内打"√"，错误的打"×"。

1. ×　2. √　3. √　4. ×　5. ×

三、纠错题，分析下面这篇演讲稿不妥之处，并做相应修改。

建议从以下几个方面进行修改：

1. 本篇竞聘演讲稿文字风格自负，狂妄，缺乏谦逊诚恳、平和礼貌的态度，容易引起听众的反感。

2. 缺乏竞聘成功后的工作设想，

3. 介绍个人竞聘优势时，有自我推销过度的嫌疑，同时又对个人缺点阐述太多，非常不利于竞聘职位。

4. 结尾表达竞聘信心的时候，太自满自负，也容易引起听众的反感。

修改如下（仅供参考）：

尊敬的各位老师、同学：

　　大家下午好！

　　首先感谢在座各位给我一个自我展示风采的机会。请允许我先进行下自我介绍，我是药学二年级一班的李明，现任药学系团支部书记。我从小就有丰富的班干部经验，小学与中学，都曾是校学生会的主席，所以这次我想依然竞选校学生会主席一职。

　　作为一名学生会主席的竞选者，我深知曾经辉煌的经历只是一个过去式，现在的竞选又将是我人生新的起点，我依然会以十足的信心、耐心、恒心面对这次挑战。我竞选的优势在于：第一，我学习勤奋刻苦，大一学期我的成绩是全年级第一。第二，我担任班干部的经验比较丰富，从小学到现在的学生干部生涯，都极大地磨炼了我的意志，锻炼了我的各种能力。第三，我的兴趣广泛，对新事物的探究欲强，我喜欢挑战，更擅长打破常规，推陈出新。

　　若我当上校学生会主席，我会用我满腔的热情、丰富的工作经验，果敢高效的工作能力带领其他干部同学，组织开展一系列富有年青一代个性与特色的文体活动，打破以往学生会循规蹈矩、因循守旧的风气，带领校学生会走向朝气蓬勃、生意盎然的未来。

　　最后再次感谢各位老师、同学能够给我一个自我展示的机会，若能够投我宝贵的一票，我一定会用我的努力和勤奋，交出一份满意的工作成绩单！

　　谢谢！

四、写作题（略）

任务三　申请书

一、选择题，请将正确选项填写在题后的括号内。

1. A　2. C　3. B　4. D　5. A

二、判断题，请在正确判断的括号内打"√"，错误的打"×"。

1. ×　2. ×　3. ×　4. ×　5. √

三、纠错题，分析下面这篇离职申请书的不妥之处，并做相应修改。

建议从以下几个方面进行修改：

1. 标题应用事由+文种，即改写为"辞职申请书"。

2. 称谓应具体，可改为"人力资源部总监"或是"尊敬的××天翔公司领导"

3. 辞职理由太直接，不够委婉，可用"私人发展原因"等笼统说法。

4. 即使在公司发展不顺，也应表达对公司、同事的感激之情。

5. 缺乏具体的辞职时间，也没有交接工作的安排。

6. 落款应写明具体的申请时间，具体到年、月、日。

修改如下（仅供参考）：

辞职申请书

尊敬的××天翔医药公司领导：

　　您好！很感谢您在百忙之中抽出时间阅读我的辞职信。

　　自我进入贵公司从事人力资源管理的工作以来，一直得到公司对我的信任、栽培，以及各位同事对我的关心与帮助，对此我深表谢意。

现由于个人发展的原因，我决定辞去贵公司的职务，于下个月从公司离职。离职前我会配合同事，完成工作交接。若因我的决定带给公司不便，我深感歉意。

望公司能够体恤我的个人实际，对我的申请给予批准。

最后祝公司领导和所有同事身体健康、工作顺利！

×××

2017 年 7 月 6 日

四、写作题（略）

任务四　条据

一、选择题，请将正确选项填写在题后的括号内。

1. C　2. D　3. D　4. C　5. B

二、判断题，请在正确判断的括号内打"√"，错误的打"×"。

1. √　2. ×　3. ×　4. ×　5. √

三、纠错题，分析下面两份条据的不妥之处，并做相应修改。

1. 被欠款的单位未写明确。

2. 钱款数额未大写，钱款尾数后未写"整"字样，钱款前面未写币种。

3. 钱款支付的日期不明确。

4. 未写日期

修改如下（仅供参考）：

欠条

因带现款不足，尚欠××医院住院费 3500 元整（大写：叁仟伍佰元整）人民币，将于2017 年 10 月 15 日付清。

此据

陈小刚

2017 年 10 月 12 日

四、写作题（略）

项目二　企业行政管理文书

任务一　通知

一、选择题，请将正确选项填写在题后的括号内。

1. A　2. C　3. D　4. B　5. C

二、判断题，请在正确判断的括号内打"√"，错误的打"×"

1. √　2. √　3. ×　4. ×　5. √

三、纠错题，指出下文中的不妥之处，并修改。

1. 标题："事由"缺介词"关于"，且语序错误，更正为"湘一医药有限公司关于赵伟同志任免的通知"或者"关于赵伟同志任免的通知"；

2. 职务任免，应该按照先"任"后"免"叙述，"决定任命赵伟同志为广告项目部负责人，免去其人事部副主任职务"；

3. 任免缘由可以不写。

4. 缺签署和公章；

5. 成文日期改为"2017 年 9 月 6 日"。

修改如下（仅供参考）：

××医药有限公司关于赵伟同志职务任免的通知

各部门：

经公司党委讨论研究，决定任命赵伟同志为广告项目部负责人，免去其人事部副主任职务。试用期一年。

××医药有限公司

2017 年 9 月 6 日

四、写作题（略）

任务二 请示

一、选择题，请将正确选项填写在题后的括号内。

1. D　2. A　3. A　4. C　5. D

二、判断题，请在正确判断的括号内打"√"，错误的打"×"。

1. √ 2. ×　3. ×　4. √ 5. √

三、纠错题，请指出下文中的不当之处并加以改正。

1. 标题文种使用不当，应将"报告"改为"请示"；

2. 主送机关去掉"省药监局"，不能多头请示；

3. 只能一文一事，请上级拨给办公设备经费要另外行文；

4. 结语"请尽快批复为宜！"应改为"以上请示当否，请批示"；

5. 签署发文机关名称；

6. 成文日期改为"2017 年 10 月 25 日"

修改如下（仅供参考）：

××市卫生计生委关于增加惠民医药有限公司
为市基本药物配送企业的请示

××省卫生计生委：

惠民医药有限公司是我市网上药品集中配送中标企业，业务主要面向乡镇卫生院和村卫生室。由于该公司在我市公示《2016 年市基本药物集中采购配送商招标实施方案》期间，未能及时看到有关公示而错过上报申请材料的时间。近期该公司提出了申请，我委对其上报材料进行了核实并到现场进行了考察，认为该公司具备基本药物配送能力。

据此，特请示将惠民医药有限公司纳入市基本药物配送企业，使其能够更好地为我市基层医疗卫生机构做好基本药物配送工作。

以上请示当否，请批示。

××市卫生计生委

2017 年 10 月 25 日

四、写作题（略）

任务三 报告

一、选择题，请将正确选项填写在题后的括号内。

1. D　2. C　3. B　4. C　5. A

二、判断题，请在正确判断的括号内打"√"，错误的打"×"。

1. √ 2. × 3. × 4. × 5. √

三、纠错题，请指出下文中的不当之处，并修改。

1. 标题中文种使用不明晰，改"请示报告"为"报告"；

2. "事由"项表述不规范，增加"关于积极开展"；

3. 主送机关，去掉"县政府"；

4. 去掉结尾急需物资内容，另行行文；

5. 结语"以上报告如无不妥，请批准"去掉，或改为"特此报告"；

6. 签署发文单位名称为"××县疾病预防控制中心"；

7. 成文日期规范书写"2017年7月20日"。

修改如下（仅供参考）：

××县疾病预防控制中心
关于积极开展洪灾医疗救治和卫生防疫工作的报告

县卫生和计划生育局：

今年暑期，长江沿岸发生了史上最严重的洪涝灾害。河湖爆满、大量动物尸体漂浮，江河井水、自来水及环境污染问题凸显。高温下病原菌繁殖加快，灾区面临着高温防疫、监测及医疗救治工作的挑战与考验。我中心及时启动了对洪涝灾区的肠道传染病以及登革热、疟疾、急性血吸虫病等重点传染病疫情的监测和风险评估工作。下面，将灾区医疗应急救治和卫生防疫工作情况报告如下：

一、成立组织，精心部署。我中心高度重视这次灾害的医疗应急救治和卫生防疫工作，切实加强领导、健全机构。成立医疗救治组、防疫组、宣传信息组、卫生监督等工作小组。拟定下发了《关于迅速开展洪灾医疗救治和卫生防疫工作的紧急通知》，对灾区医疗应急救治和卫生防疫工作做了精心部署。

二、成立应急救治队伍，明确职责和分工。选派了一批年资高、技术精、经验丰富的医护人员，成立应急救治队伍。根据职责进一步完善突发事件应急救治预案，储备足够的药品和必要的抢救设备，确保需要时能及时有效启动预案。

三、开展宣传，落实任务。制定《××县疾病预防控制中心洪灾医疗应急救治和灾后卫生防疫工作实施方案》，明确具体的医疗服务任务。开展饮用水安全检查，宣传普及"防疫防病指南""汛期急性血吸虫病防治要点""环境清理、消毒和饮用水消毒指南"等卫生防病知识，提高受灾群众自我保健意识。加强了疫情监测，最大限度地减少了灾区疾病的传播和流行。

特此报告。

××县疾病预防控制中心
2017年7月20日

四、写作题（略）

任务四　纪要

一、选择题，请将正确选项填写在题后的括号内。

1. C 2. A 3. B 4. D 5. D

二、判断题，请在正确判断的括号内打"√"，错误的打"×"。

1. √ 2. √ 3. √ 4. × 5. √

三、纠错题，分析下文不妥之处，并做相应修改。

1. 标题：一般由"单位名称+事由+文种"构成，可以改为"康源医药有限公司第二季度总结会纪要"；

2. 导言：时间不具体，还应交代会议地点，特别是会议名称、会议议题；

3. 正文：条目一般应该有小标题，如"肯定了成绩、分析了原因、提出了要求"等。

4. 落款：纪要一般无须落款；

5. 成文日期：习惯上书写在标题之下，正确格式为"2017 年 6 月 29 日"。

修改如下（仅供参考）：

康源医药有限公司第二季度总结会纪要

2017 年 6 月 29 日

今天上午 9：00，在公司四楼会议室由分管生产的副厂长陆青云主持召开了第二季度总结会。参加会议的有各部门正副经理、各车间正副主任及班长。会上听取了各部门经理的汇报，分析了半年来公司的生产情况，肯定了取得的成绩，指出了存在的问题，也对下半年的重点工作做了科学部署。现将会议情况纪要如下：

一、肯定了成绩　半年来，在大家齐心协力的努力下，克服了资金极度短缺的困难，确保了各项工作任务和管理目标的全面完成；成功申报了省重大科技攻关项目"连翘基地建设项目"；大孔树脂吸附法生产山楂叶总黄酮项目成功申报为国家级星火计划项目，并且已将本项目启动省专利推广资助项目的申报工作。

二、分析了原因　成绩的取得主要是因为采取了以下行之有效的措施，如全面加强内部管理，增强公司的核心竞争力；实施经济指标分解，推动目标责任落实制；提高服务水平，千方百计保障外部市场供应；拓宽融资渠道，全力保障公司的正常经营等。

三、提出了希望　本次会议，提出了今后的努力方向。首先，要采取多种机动灵活的管理监督检查方法和措施，确保各项管理工作的实效。同时，要积极引入竞争机制、激励机制和约束机制，真正将公司的管理工作纳入科学化、规范化、标准化的轨道上来。其次，要根据公司事业发展的需求，进一步加强对公司员工队伍整体素质的提升工作。通过行之有效的教育培训方式和切合实际的教育培训内容，真正将公司的各项管理知识和各专业岗位的业务技能灌输到员工的心目当中，变成员工自觉的行为规范和行为标准。第三，进一步强化服务市场的意识，提高市场保障工作的质量和效率，当好公司市场开拓的后勤。第四，积极服从和服务于公司国家级高技术产业化示范项目工程实施的需要，加强与各金融部门的沟通与协调，加大融资工作的力度，保障公司基本运营资金的需要。

四、写作题（略）

项目三　生产管理经营文书

任务一　总结

一、选择题，请将正确选项填写在题后的括号内。

1. B　2. C.　3. D　4. B　5. C.

二、判断题，请在正确判断的括号内打"√"，错误的打"×"。

1. ×　2. ×　3. √　4. ×　5. ×

三、纠错题，对照总结的写作要求，指出下面这篇文章存在的问题，并提出修改意见。

1. 文章体裁和语言是记叙文的语言，不符合总结的要求；2 语言啰嗦，不简洁，没有把所取得成绩和主要措施表达清楚；3. 条理不清，应按照学习、生活、运动等方面，分条分项来写，每个方面内容可用一句句首语总结；4. 第五个自然段写运动方面，应该调整语序，把有关运动会的内容集中来写；5. 表达上应以记叙为主，兼以议论，去除一些抒情部分。

修改如下（仅供参考）：

本学期圆满结束了，下面就我的学习、生活、运动等方面情况做一个简单总结。

学习比上学期更上一层楼。虽然本期课程难度大了，但我面对学习上的困难，能迎难而上。如学习计算机程序操作时，通过认真听讲、主动提问、强化练习，终于由开始的听不懂到思路清晰到最后能理解内容。除了完成理论学习之外，本期我还参加了两个星期的医院实习，提高了动手能力和实践操作水平，增进了人际沟通能力。除此之外，我还利用课余时间阅读了《围城》等几本经典小说，扩大了知识面，提高了人文修养。

生活中我变得更自信了。作为寝室长，我团结带领寝室 5 位不同性格的同学认真学习、刻苦锻炼、创造和保持了寝室舒适的环境，我们寝室被评为"文明宿舍"，获得流动红旗。四月份，我主动参与学校组织的业务献血活动，能用自己的鲜血挽救他人的生命，我快乐而自豪。

运动使我更加快乐而健康。我爱好运动，喜欢乒乓球、篮球、足球等运动。本期，我作为班级代表，参加"三八"女生篮球赛，和邻班女生比赛获得了胜利。我还参加了系部乒乓球赛，虽未进入决赛，但快乐的心情并不少，对它的热爱也没有减少过。一年一度的春季运动会，我虽不具备运动员的条件，但我有幸成为一名服务员，在给同学服务加油的过程中，我感受到了集体的力量和荣誉，增强了团队凝聚力。

四、写作题（略）

任务二　规章制度

一、选择题，请将正确选项填写在题后的括号内。

1. D　2. C.　3. B　4. C　5. D

二、判断题，正确的打"√"，错误的打"×"。

1. √　2. √　3. √　4. ×　5. ×

三、纠错题，分析下面一则规定，指出在形式和内容方面存在哪些问题，并做相应修改。

1. 形式方面①标题内容不恰当；②没有落款；③正文中没有写明适用范围和具体实施的时间。

2. 内容方面①"制度"内容太宽泛，应表明奖惩制度；②没有表明制定本制度的依据；③条款内容欠精细；④警告处分并扣发奖金的惩罚与下面的某些条款对应太牵强。⑤警告处分未与扣发奖金金额相对应。

修改如下（仅供参考）：

××公司员工奖惩制度（节选）

第一条　为严明纪律，提高员工工作积极性，提高工作效率和经济效率，根据省公司关于员工管理相关文件精神，特制订本制度。

第二条　适用范围：全体员工。

第三条　对员工的奖惩实行精神鼓励和思想教育为主、经济奖惩为辅的原则。

第四条～第九条　奖励条款（略）

第十条　处罚办法

第十一条　视情节轻重，分别给以下处罚：

1. 警告；（经济处罚额度 10～50 元）

2. 记过；（经济处罚额度 50~500 元）

3. 降级；（经济处罚额度 500~5000 元）

4. 辞退；（经济处罚额度 5000 元以上）

5. 以上处罚可以同时伴有经济处罚，酌情而定。

第十二条　员工有以下行为给以警告处分：

（1）在工作时间聊天、嬉戏或从事与工作无关的事情；

（2）工作时间内擅离工作岗位者或无故迟到、早退、旷工；

（3）因过失以致发生工作错误情节轻微者；

（4）无故不参加公司安排的培训课程；

（5）浪费公物情节轻微；

（6）遗失员工证或员工守则者及未按要求穿戴整洁工作服和佩戴厂牌；

……

本制度由人事部制定，经呈总经理核准后公布施行，修正时亦同。

××公司

××年××月××日

四、写作题（略）

任务三　招标书

一、选择题，请将正确选项填写在题后的括号内。

1. B　2. D　3. D　4. B　5. B

二、判断题，请在正确判断的括号内打"√"，错误的打"×"。

1. ×　2. √　3. √　4. ×　5. √

三、纠错题，分析下面这篇招标书不妥之处，并做相应修改。

1. 缺少引言部分。

2. 缺少投标人应具备的资格条件。

3. 缺少参与投标需提供的材料。

4. 无落款。

修改如下（仅供参考）：

医疗设备招标公告

××国际贸易有限责任公司受××市人民医院委托，采用竞争性谈判，采购医疗设备。欢迎符合资格条件的供应商前来报名参加。

一、项目概述

1. 招标编号：JXZBYQ-2004-06

2. 招标内容：

标段一：全身 CT 扫描仪

标段二：全自动生化分析仪

标段三：动态心电分析系统

产品执行标准、规格及主要配件见招标书。

二、供应商的资格要求

供应商应具备《中华人民共和国政府采购法》第二十二条规定的条件；

三、报名需提供的证件

1. 身份证原件、复印件。

2. 出具经法定代表人签字、公司盖章的"授权委托书"。

3. 提供经国家工商机关年检合格有效并加盖调标企业公章的营业执照副本及复印件。

四、时间及地点

1. 投标时间：2017 年×月×日上午 9：30 ~ 10：30。

2. 投标截止及开标时间：2017 年×月×日上午 10：30。

3. 投标及开标地点：××市人民医院会议室。

招标代理机构：××国际贸易有限责任公司

地址：××市胜利路国际贸易大厦 18 楼 A、B 座

电话：88226695

××国际贸易有限责任公司

2017 年×月×日

四、写作题（略）

任务四　合同

一、选择题，请将正确选项填写在题后的括号内。

1. C　2. B　3. D　4. C　5. A

二、判断题，正确的打"√"，错误的打"×"。

1. ×　2. √　3. √　4. √　　5. ×

三、纠错题，试指出下面这份合同存在的问题，并提出应如何修改才能符合经济合同的写作要求。

1. 约首部分缺少甲、乙双方当事人信息。

2. 约首部分缺少合同编号与签订合同的时间、地点等信息。

3. 缺少引言。

4. 正文中应用甲（乙）方替代供（需）方。

5. 结尾部分缺少需方法人代表等信息。

修改如下（仅供参考）：

中药品买卖合同

甲方（买方）：××医院　　合同编号：* * * * *

　　　　　　　　　　　签约地点：* * * * * *

乙方（卖方）：××中药药品有限公司　时间：201×年×月×日

甲、乙双方根据《中华人民共和国合同法》规定，合同双方在平等互利、协商一致的基础上，自愿签订本合同。

一、甲方购买乙方黄芪 500 千克，40 元/千克；党参 300 千克，85 元/千克；枸杞 200 千克，30 元/千克。总金额 5.15 万元。

二、乙方自 5 月开始三个月分三批交货，由乙方负责包装并将货物运抵郑州东站，包装费及运费由需方负责。

三、甲方过秤验收后，一次性通过银行托收承付方式将全部货款及包装费、运费结清。

四、甲方拒绝收货，应处以货款总额 20% 违约罚金；乙方交货量不足，应处以货款总额 20% 违约罚金。如因不可抗力不能按时履行合同时，供方应提前 1 个月通知甲方。

五、甲、乙双方任何一方如要求变更或解除合同时，应及时通知对方，并采用书面形

式由双方达成协议。未达成协议前，原合同仍然有效。当事人一方接到另一方要求变更或解除合同的建议后，应在收到通知之日起十五天内做出答复，逾期不做答复的，即视为默认。

六、违约金或赔偿金，应在甲、乙双方商定的日期内或由有关部门确定责任后十天内偿付，否则按逾期付款处理。

本合同一式三份，甲、乙双方各执一份，鉴证机关一份。本合同自签订之日起生效，至双方义务履行完毕之日失效。

甲方：　　　　　　　　　　　乙方：

法人代表：马××　　　　　　　法人代表：××

开户银行：　　　　　　　　　　开户银行：

银行帐号：　　　　　　　　　　银行帐号：

电话：　　　　　　　　　　　　电话：

地址：　　　　　　　　　　　　地址：

日期：　　　　　　　　　　　　日期：

四、写作题（略）

项目四　业务开发拓展文书

任务一　调查报告

一、选择题，请将正确选项填写在题后的括号内。

1. B　2. A　3. D　4. C　5. A

二、判断题，请在正确判断的括号内打"√"，错误的打"×"。

1. √　2. X　3. √　4. √　5. ×

三、纠错题，下面是一则调查报告的部分内容，试指出其存在的问题并提出修改意见。

1. 标题：由调查单位、内容、范围和文种构成，此报告标题不全。

2. 对象不全面，只抽取了药剂专业学生，应该范围更大些。

3. 调查的方法没有体现。

4. 调查结论缺乏说服力。

修改如下（仅供参考）：

××卫生职业学院二年级大学生微信使用情况调查

伴随着智能手机在大学生群体中的普及，微信作为社交 APP，已经走进所有大学生的生活，成为他们生活的重要组成部分，为了解在校大学生的微信使用情况，在校园内进行调查，目的是了解有多少大学生在使用手机微信，登录情况，用微信做什么。

微信号拥有率高达 100%：

我们对 15 级全体学生进行调查，采用问卷调查的形式，共发出问卷 1350 份，收回 1350 份，经统计 15 级学生全部有微信号。

所有学生都在使用微信聊天，每天至少登录一次：

调查的二十五个班 1350 名同学都在使用微信进行聊天，每周至少登录一次，此外还有 65% 的同学使用微信进行小额支付、发红包等。

经调查显示微信 APP 使用市场前景广阔，所有学生都在使用微信，其相关 APP 蕴含着巨大的商机。

四、写作题（略）

任务二 可行性研究报告

一、选择题，请将正确选项填写在题后的括号内。

1. D 2. B 3. D 4. C 5. A

二、判断题，请在正确判断的括号内打"√"，错误的打"×"。

1. √ 2. √ 3. × 4. √ 5. √

三、纠错题，下面是《XX 市大学城园区内开设医疗社区卫生服务中心的可行性分析报告》的部分内容，阅读后回答问题。

1. 第一句话可以删除，这一句分析报告的主题无关。

2. 医疗社区卫生服务中心的选址一定是要在常住人口和流动人口较多，消费者多，地理位置优越，交通发达，具有开发潜力的地方。调整到第一句。

3. 医疗社区卫生服务中心的选址一定是要在常住人口和流动人口较多，消费者多，地理位置优越，交通发达，具有开发潜力的地方，具体选址为联华超市附近。

修改如下（仅供参考）：

医疗社区卫生服务中心选址

医疗社区卫生服务中心的选址一定是要在常住人口和流动人口较多，消费者多，地理位置优越，交通发达，具有开发潜力的地方。大学城园区有着得天独厚的优越条件，一是位于××市开发区，地理位置优越，距离市中心15公里，北依首都北京，紧临京沪高速，距离北京核心区不足四十公里，二是园区有着十多所大学入驻，在校生总人数近5万人，三是园区有凤凰城等多个小区，但无一家医疗社区服务中心。大学城园区一期北侧是新加坡佛莱士教育集团的公共服务中心，集商业、饮食业等于一体，人口流动性较大，且位于大学城中心位置，××市21路、12路和北京的805路公交枢纽站经过此处，医疗社区卫生服务中心具体选址为联华超市附近。

四、写作题（略）

任务三 活动策划方案

一、选择题，请将正确选项填写在题后的括号内。

1. B 2. D 3. A 4. B 5. C

二、判断题，请在正确判断的括号内打"√"，错误的打"×"

1. √ 2. × 3. √ 4. × 5. × 6. √

三、纠错题，指出下文中的不妥之处，并修改。

1. 标题：由单位名称、活动内容、文种构成，标题可拟成《××卫生职业学院康复治疗系"彩虹行动"——奉献爱心活动策划书》。

2. 活动对象也就是活动的参与者要切合实际，不能全系学生都参与，可分批参加。

3. 活动目标要明确，活动的内容要具体可行，时间不宜拉得太长，分成几个任务分期进行：募捐、义卖、志愿者活动、爱心签名活动、系列活动图片展，每个任务或每个活动内容都要有具体的负责人和组织者，具体的时间、地点、方案，做到方案具体，活动内容切实可行，能达到预期的目标或目的。

修改如下（仅供参考）：

××卫生职业学院康复治疗系
"彩虹行动 奉献爱心"活动策划书

一、活动目的：奉献爱心、感化心灵。

二、活动对象：康复治疗系二年级1班第一组和第二组共计19人。

三、活动组织：康复治疗系学生会。

四、邀请领导、老师：康复系主任，院团委刘主任，康复教学研室张主任、路老师。

五、活动内容：爱心志愿者行动，走进福利院，与孩子们进行各种爱心互动活动，运用所学技能为病儿做康复诊疗指导。

六、活动方案

1. 活动时间：5月10日上午9：00，上午11：30返回。

2. 集体地点：学院主教学楼南侧篮球场。

3. 召集人：李××，王××。

4. 主要活动内容

（1）参观福利院的"儿童脑瘫康复中心"。

（2）康复教研室张主任和路老师为病残儿童做康复治疗方案。

（3）同学们和孩子们进行爱心互动活动：赠送玩具和书籍、心理疏导、做康复治疗游戏。

XX卫生职业学院康复治疗系学生会

2017年4月10日

四、写作（略）

任务四 医药广告文案

一、选择题，请将正确选项填写在题后的括号内。

1. C　2. D　3. D　4. B　5. A

二、判断题，请在正确判断的括号内打"√"，错误的打"×"。

1. ×　2. √　3. √　4. ×　5. ×

三、纠错题，分析下面这则医药广告文案的不妥之处，并做相应修改。

不妥之处主要表现在：1. 品牌名称缺乏；2. 夸大功效；3. 产品特点不鲜明；4. 结构不完整等。

修改如下（仅供参考）：

肺舒坦灵，清热祛痰、止咳。

用于慢性支气管炎咳嗽。清肺毒，用于吸烟过多引起的咳嗽痰多，清除肺部宿痰及慢性支气管炎咳嗽。

让肺舒坦，让家人舒心。

四、写作题（略）

项目五　公共关系处理文书

任务一 启事

一、选择题，请将正确选项填写在题后的括号内。

1. A　2. B　3. D　4. A　5. B

二、判断题，请在正确判断的括号内打"√"，错误的打"×"。

1. ×　2. √　3. ×　4. √　5. √

三、纠错题，分析下面这篇启事不妥之处，并做相应修改。

1. 标题文种错误，"启示"应改为"启事"。

2. 皮包特点，一定要交代清楚。

3. "请交给本人"应改为"请联系本人"，并写明联系方式，比如电话号码等。4. 不必写"此致敬礼"。

5. 落款错："××医药公司"应改为失物人姓名。

修改如下（仅供参考）：

寻物启事

本人是××医药公司员工，于201×年×月×日骑车经过某医院附近时，不小心丢失皮包一只。皮包为黑色，双层拉链封口，内有身份证、银行卡、现金数百，笔记本及名片等。有拾到者请联系本人，定予酬谢。

联系电话：×××××××

失物人：×××

201×年×月×日

四、写作题（略）

任务二　通报

一、选择题，请将正确选项填写在题后的括号内。

1. C　2. D　3. B　4. ABCD　5. BD

二、判断题，正确的打"√"，错误的打"×"。

1. ×　2. √　3. ×　4. √　5. ×

三、纠错题，分析下面这篇启事不妥之处，并做相应修改。

1. 标题中不应出现引号，应去掉。

2. 正文内容陈述先进事迹不够。

3. 没有对先进事迹进行分析评议。

4. 不必写"特此通报"。

5. 落款缺时间

修改如下（仅供参考）：

关于第一车间实现安全生产年的表彰通报

各部门、各车间：

近年来我公司狠抓安全生产，确保企业生产和员工生命财产无虞。2015 年，第一车间在生产中从多方面采取有力措施，花大力气抓各项安全生产制度的贯彻落实，建立了安全生产岗位责任制，实现全年安全生产无事故，成为我公司的标兵车间。为此，公司决定给予第一车间通报表彰，奖励其锦旗一面，奖金 5 万元。

希望各部门、各车间学习第一车间的生产先进经验，结合实际情况，建立和健全安全生产岗位责任制，实现安全生产无事故。

康源制药有限公司

2017 年×月×日

四、写作题（略）

任务三　欢迎辞

一、选择题，请将正确选项填写在题后的括号内。

1. B　2. D　3. C　4. B　5. D

二、判断题，请在正确判断的括号内打"√"，错误的打"×"。

1. ×　2. √　3. √　4. ×　5. √

三、纠错题，指出下文中的不妥之处，并修改。

1. 标题缺文种，更正为"×××制药厂30周年厂庆欢迎辞"；

2. 缺称呼；

3. 正文另起一行；并且注意分层；

4. "此致敬礼"多余。

5. 适当介绍本厂的情况，便于开展合作。

修改如下（仅供参考）：

××制药厂30周年厂庆欢迎辞

（×××）

各位领导、各位来宾、同志们、朋友们：

大家上午好！

值此××厂30周年厂庆之际，请允许我代表厂党委和全体职工，向远道而来的贵宾们表示热烈的欢迎！

朋友们不顾路途遥远专程前来贺喜并洽谈贸易合作事宜，为我厂30周年厂庆增添了一份热闹和祥和，我由衷地感到高兴。我厂建厂30年能取得今天的成绩，离不开老朋友的真诚合作和大力支持。对此，我们表示由衷的感谢！同时，我们也为有幸结识来自全国各地的新朋友感到十分的高兴。在此，特向新朋友们表示热烈的欢迎，并希望能与你们密切合作，发展相互间的友好合作关系。（简介本厂情况……）

"有朋自远方来，不亦乐乎"。在此新朋老友相会之际，我提议：为今后我们之间的进一步合作、为我们之间日益增进的友谊、为朋友们的健康幸福，干杯！

四、写作题（略）

任务四　商务信函

一、选择题，请将正确选项填写在题后的括号内。

1. C　2. A　3. C　4. B　5. A

二、判断题，请在正确判断的括号内打"√"，错误的打"×"。

1. ×　2. ×　3. √　4. √　5. ×

三、纠错题，指出下文中的不妥之处，并修改。

1. 标题不规范，事由缺少介词"关于"。

2. 正文，发函事项不明晰。如本函，至少应询问清楚货品具体事宜，如货品名称、数量、规格、包装、发货时间和方式、结算形式和相关信息。另外，为顺利长久地建立商务合作关系，有必要简介本方，如公司概况、企业理念、经营情况、信誉度等等，便于取得对方的信任。缺乏这些基本内容，则去函的目的和内容均不清，似乎无发函必要，不如打个电话或发个短信方便。

3. 正文，语句表达欠规范。

4. 结尾，至少留下联系人及联系方式。

5. "不吝赐函，静候佳音"可以不要，标点符号不规范。

修改如下（仅供参考）：

关于购买××药的函

康源制药有限公司：

我公司欲增购贵公司生产的××药品，规格××，型号××，数量××。希望一周内到货，发货方式与货款结算等均按原先合同（编号××××）约定办理。

联系人：×××

电话号码：139××××××

请即复函。

仁济大药房连锁有限公司××分店

2017 年 9 月 9 日

四、写作题（略）

项目六　企业文化与形象宣传文书

任务一　海报

一、选择题，请将正确选项填写在题后的括号内。

1. C　2. D　3. B　4. D　5. B

二、判断题，请在正确判断的括号内打"√"，错误的打"×"。

1. √　2. ×　3. √　4. √　5. √

三、纠错题，指出下文中的不妥之处，并修改。

1. 标题应明确标明品牌和活动主题；

2. 缺乏活动内容和措施，如推广、打折、优惠、派送等；

3. 缺乏活动具体时间、主办单位名称等信息；

4. 落款时间写清楚，以免消费者误解为过期海报；

5. 版面设计缺乏吸引力等。

修改如下（仅供参考）：

柔肤牌免洗洗手液

感恩会员价，买二送一！

抑菌配方，对大肠杆菌和金黄色葡萄球菌有抑制作用。去除手部异味，更清爽净透。

无须冲洗，省时省心！

活动限时：元旦节上午 9：0～15：00

数量有限，早购早得，机会不容错过！

活动地点：仁济大药房门店一楼

2017 年 12 月 28 日

四、写作题（略）

任务二　新闻

一、选择题，请将正确选项填写在题后的括号内。

1. C　2. D　3. A　4. D　5. A

二、判断题，请在正确判断的括号内打"√"，错误的打"×"。

1. √　2. √　3. ×　4. √　5. ×

三、纠错题，请指出下文中的不当之处并加以改正。

1. 标题欠妥；正题与副标题颠倒。

2. 导语部分要点欠缺；

3. "捐助"应为"募集"，"最好的医疗服务、最好的技术、最好的医生"语序不妥；

4. 新闻背景应自成一段；

5. 结尾应在"帮助他们重见光明"处。

修改如下（仅供参考）：

"光明行十年回顾"活动举行
北京同仁堂荣获"光明行突出贡献奖"

[本报讯] 10月19日，"光明行十年回顾"活动在国家大剧院举行，此活动由国家卫计委全国防盲技术指导组主持。全国政协副主席、民进中央常务副主席罗富和等领导出席活动，并为做出贡献的企业、集体和个人颁奖。北京同仁堂集团荣获"光明行突出贡献奖"。

活动现场展出了"光明行"过去十年历程的精彩图片、新闻报道集锦、优秀摄影作品和白内障科普知识，全方位地展示了"光明行"公益行动对我国老少边穷地区以及周边国家、南部非洲地区白内障患者所作出的巨大贡献。

"光明行"项目是全国防盲技术指导组在国家卫计领导下，为落实"全国防盲规划"开展的社会公益性项目，通过募集社会各界资金，为老少边穷地区白内障患者实施复明手术，将最好的医生、最好的技术、最好的医疗服务送到最需要的人群和地方。自2010年以来，北京同仁堂集团先后为青海省及本市房山区、平谷区、怀柔区、延庆区的近千名白内障患者出资500万元，帮助他们重见光明。

四、写作题（略）

任务三　解说词

一、选择题，请将正确选项填写在题后的括号内。

1. A　2. C　3. B　4. D　5. C

二、判断题，请在正确判断的括号内打"√"，错误的打"×"。

1. ×　2. ×　3. ×　4. ×　5. √

三、下面这篇企业形象解说词存在哪些问题，请指出并提出修改意见。

1. 标题欠佳；

2. 段落顺序不妥；

3. 首段中"几代人传承和恪守的经营信条"是什么，此处应明确；

4. 第三段的解说文序不合逻辑；

5. 第三段中"盛传的一句名言"不妥。

修改如下（仅供参考）：

百年达仁堂

达仁堂是有着三百年历史的"乐家老铺"的正宗后裔，由乐氏第十二代传人乐达仁先生于1914年在天津创办。"乐家老铺"以其用药地道、炮制如法深得民间信任，并于1723年承办御药，名声显赫。"达仁堂"取自创始人乐达仁先生名字，"达"即通达之意，"仁"代表仁爱之心。近百年来"达则兼善，仁者爱人"作为达仁堂独有的个性文化，已经成为一种企业精神。

达仁堂具有三百余年"家传秘制"的制药经验和对先进技术的兼收并蓄，加上几代人传承和恪守的经营信条"只求药料真实，不惜重资，炮制之术必求其精"，使"达仁堂"品牌经历百年，历久弥新。

达仁堂始终恪守"炮制虽繁必不敢省人工，品味虽贵必不敢减物力"的祖训，由于质量上乘，获得了"饮片华北第一，蜜丸全国之王"的美誉。二十世纪二十年代盛传的口碑——达仁堂的药"望之似不甚宝贵，服之实效应如神"。新中国成立前京津一带名医开方时，都指定患者购买达仁堂的药。从 1917 年起，达仁堂先后在北京、大连、上海、香港等地开设了 18 家分号，销售药物 1000 余种。1980 年以后，达仁堂进入快速发展的全新历史时期，在人才、装备、技术、管理、产品等五个方面形成强大阵营，自 1991 年起先后荣获"全国企业管理优秀奖"等国家级最高奖项。九十年代，达仁堂全身心地投入到中药现代化的改革进程中，成为中国中药现代化的一面旗帜，首开中药制药企业贯彻 GMP 先河。此后，达仁堂先后被认定为"中华老字号"、"国家一级企业"、"中国驰名商标"；"达仁堂清宫寿桃丸传统制作技艺"入选国家级非物质文化遗产名录。

2001 年，达仁堂按照国际一流标准，兴建位于天津经济技术开发区的 21 世纪智能化中药产研基地、中国中药现代化的示范工程——现代中药产业园，深受国内外专家关注，被天津市政府列为中药跨越式发展的重要举措。以此为标志，达仁堂掀开全新篇章，以广博深厚的文化和勇于创新的精神，进军国际市场，走向世界舞台，开始全新的发展里程！

四、写作题（略）

任务四　简报

一、选择题，请将正确选项填写在题后的括号内。

1. C　2. A　3. B　4. B　5. D

二、判断题，请在正确判断的括号内打"√"，错误的打"×"。

1. √　2. ×　3. ×　4. ×　5. ×

三、纠错题，指出下面这则简报存在的问题，并提出修改意见。

主要问题如下：1. 报头为"纠风工作简报"；2. 期号，写在报头下，居中，去括号；3. 报核中的标题为单位名称+事项构成；4. 正文缺乏具体的内容；5. 无须签署。修改如下（仅供参考）：

纠风工作简报

第 6 期

××市食品药品监督管理局

开展"打造诚信药都"突击检查月行动

近日，××市食品药品监督管理局召开"打造诚信药都"突击检查月行动动员会。此次行动的目的是以质量树形象，以诚信谋发展，打假治劣，保优扶强，着力解决全市药业经济秩序存在的突出问题，着力打造"中华药都"诚信品牌，努力促进药业经济健康快速发展。目标是坚决打击破坏药业经济环境的行为，从源头上治理药品药材生产、流通、使用中的违法违规行为，切实保证广大人民群众用药安全有效。此次行动的重点是整顿规范药品生产、经营、使用环节的违法违规行为，以整顿促规范，以规范促发展。此次行动主要采取划片包干，优化组合，集中清理整治和分散地毯式检查相结合的方法，加强协调沟通，强化跟踪督察，开展为期一个月的专项整治活动。

……

四、写作题（略）

项目七　法律纠纷与维权文书

任务一　起诉状

一、选择题，请将正确选项填写在题后的括号内。

1. A　2. C　3. B　4. D　5. D

二、判断题，正确的打"√"，错误的打"×"。

1. ×　2. ×　3. ×　4. ×　5. ×

三、纠错题，分析下面这份起诉状不妥之处，并做相应修改。

1. 标题应写清案件性质，改为"民事起诉状"；

2. 格式不规范，称谓"尊敬的法官"去掉；

3. 当事人基本情况部分格式错误，信息不齐全；

4. 诉讼请求应分条陈述；

5. "××人民法院"应居于左侧顶格写；

6. 缺少附件。应在附件中写清起诉状副本份数、物证书证的份数等内容。

修改如下（仅供参考）：

民事起诉状

原告：金德医疗器械有限公司

地址：××省××市××区××路××号

法定代表人：赵添喜，总经理，联系电话：135××

被告：千城医药有限公司

地址：××省××市××区××路××号

法定代表人：刘倍，董事长，联系电话：185××。

诉讼请求：

1. 判决被告支付原告货款 16 万元；

2. 判决被告按中国人民银行发布的同期同类贷款利率标准支付原告自 2016 年 5 月 10 日起至本案判决生效之日止的利息；

3. 由被告承担本案诉讼费。

事实与理由：

2016 年 1 月 15 日，原告与被告在我公司签订了《医疗器械购销合同》，约定原告向被告供应合同总价格为 36 万元的相关设备。合同签订后，原告依约履行了合同义务，可是，被告只向原告支付 10 万元货款，尚欠原告货款 26 万元。经原告多次向被告催讨，后来被告仅向原告又支付了 10 万元货款。到现在为止，被告仍欠原告货款 16 万元。

依据《中华人民共和国合同法》第八条"依法成立的合同，对当事人具有法律约束力。当事人应当按照约定履行自己的义务，不得擅自变更或者解除合同。依法成立的合同，受法律保护。"和《中华人民共和国民法通则》第一百零八条"债务应当清偿。暂时无力偿还的，经债权人同意或者人民法院裁决，可以由债务人分期偿还。有能力偿还拒不偿还的，由人民法院判决强制偿还。"等法律之规定，原告特向人民法院提起诉讼，请求公正审理，依法判决，维护原告的合法权益。

此致

××人民法院

具状人：金德医疗器械有限公司（公章）

法定代表人：赵添喜（签章）

2016 年 11 月 12 日

附：起诉状副本六份

四、写作题（略）

任务二　上诉状

一、选择题，请将正确选项填写在题后的括号内。

1. B　2. C.　3. A　4. D　5. C

二、判断题，正确的打"√"，错误的打"×"。

1. ×　2. ×　3. √　4. ×　5. ×

三、纠错题，分析下面上诉状存在的不妥之处，并做相应修改。

1. 标题应写清案件性质，改为"民事上诉状"且居中；

2. 应写清上诉人、被上诉人一审中的诉讼地位；

3. 上诉请求分条列举；

4. 应写清具体案由；

5. 缺少"此致"，且"××人民法院"应居于左侧顶格写；

6. 缺少附件。应在附件中写清上诉状副本份数、物证书证的份数等内容。

修改如下（仅供参考）：

民事上诉状

上诉人（一审被告）：××药业有限公司

住所地：××省××市××区××街××号

法定代表人：李××，董事长

代理人：秦××，××市××律师事务所律师

被上诉人（一审原告）：××药材供销公司

住所地：××省××市××镇××工业区×号

法定代表人：胡××，董事长

上诉人因与被上诉人合同纠纷一案不服裁定，特提起上诉。

上诉请求：

1. 请求依法撤销××市××区人民法院（20××）民初字第××号民事裁定书；

2. 将该案移送××县人民法院管辖；

3. 本案诉讼费由被上诉人依法承担。

上诉事实和理由：

被上诉人诉上诉人买卖合同纠纷一案，××市××区人民法院予以受理。上诉人在法定期限内向××市××区人民法院提出了管辖权异议，认为当事人双方虽对争议管辖法院没有约定，但由于合同的履行地及上诉人（被告）所在地均在××省××县，该案依法应由××县人民法院管辖。某市市区人民法院于2016年××月××日作出的（20××）民初字第××号民事裁定书，认为"原、被告签订的买卖合同对争议的解决方式，约定向人民法院起诉，而非申请仲裁；同时还写有提交'某市有关法律部门'字样，这是双方当事人的真实意思表示，为协议管辖的内容。"裁定驳回了上诉人的管辖权异议。上诉人认为，裁定书认定事实错误，应予撤销，理由如下：

本案中，双方当事人只是约定了争议向人民法院起诉，并未约定由××市人民法院管辖。当事人双方签订的《药材买卖合同》第十六条的约定如下：

合同争议的解决方式：本合同在履行过程中发生的争议，由双方当事人协商解决。协商不成的，按下列方式解决：

（一）提交××市仲裁委员会仲裁；

（二）依法向人民法院起诉。

根据该条款，上述第一项约定的只是"提交××市仲裁委员会仲裁"，是对仲裁的一个约定，与第二项中的"向人民法院诉讼"是两个相互独立的条款，两者只能择一。在当事人明确选择了第二项的情况下，第一项就失去了对双方的约束力。由于××市并未设立仲裁委员会，第一款仲裁条款中实际上是无效条款。而上述第二项中，双方当事人只是约定了向人民法院提起诉讼，并未明确约定向何地人民法院管辖，应当视为约定不明确。根据《最高人民法院关于适用〈中华人民共和国民事诉讼法〉若干问题的意见》第 24 条："合同双方当事人选择管辖的协议不明确的，选择管辖的协议无效，依照民事诉讼法第二十四条的规定确定管辖。"

综上，××市××区人民法院做出的（20××）民初字第××号民事裁定违反法律规定，请求予以撤销，并依法将本案移送××县人民法院审理。

此致

××市中级人民法院

上诉人：××药业有限公司（盖章）

法定代表人（签名）：

201×年×月×日

附件：本上诉状副本×份

四、写作题（略）

任务三 授权委托书

一、选择题，请将正确选项填写在题后的括号内。

1. A 2. B 3. D 4. D 5. C

二、判断题，请在正确判断的括号内打"√"，错误的打"×"

1. × 2. × 3. × 4. × 5. √

三、纠错题，指出下文中的不妥之处，并修改。

主要错误如下：

1. 缺标题；

2. 首部委托人和受托人的基本情况不正确；

3. 正文应该讲授权委托书的原因、内容等，以条款形式表达；

4. 授权委托书结尾，应该写明委托人及受托人签名盖章；

5. 最后才签写委托书订立的时间。

修改如下（仅供参考）：

授权委托书

委托方：康源医药有限公司

法定代表人：陆云鹏，男，35 岁，董事长，联系电话 135×××。

受委托方：利民律师事务所律师舒启怀，联系电话 187×××。

近期发现市面上出现了冒充我公司独创成果"康源牌创可贴"的产品。针对这一严重的侵权现象。康源医药有限公司自愿委托利民律师事务律师舒启怀对该侵权行为进行调查并负责处理后续事务。

一、在全国范围内对上述侵权行为进行调查，或委托机构进行调查、收集证据；

二、与侵权方沟通、交涉；

三、向行政机关举报、投诉；

四、向法院提起诉讼或向仲裁机构提起仲裁；

五、其他维护商标合法权益的合法途径。

受托方在授权范围内的一切合法行为，委托方均予以承认。

本授权委托书自签发之日起生效，有效期为一年。

委托方：康源医药有限公司（签章）

受托方：利民律师事务所律师舒启怀（签章）

2017 年 12 月 8 日

四、写作题（略）

任务四　申请执行书

一、选择题，请将正确选项填写在题后的括号内。

1. D　2. A　3. D　4. B　5. C

二、判断题，请在正确判断的括号内打"√"，错误的打"×"

1. ×　2. ×　3. √　4. √　5. √

三、纠错题，指出下文中的不妥之处，并修改。

主要错误如下：

1. 标题不符，改为申请执行书或强制执行申请书；

2. 无需称谓，"××市雨花区人民法院"置于结尾；

3. 申请依据应该写明判决书的名称；

4. 申请事项应单独列出，逐条写清楚；

5. 事实和理由部分不能语焉不详；

6. 用语不当，"给予关照"改为"强制执行"；

7. 落款等格式不规范，如结尾应为申请单位并盖章，再另起一行规范注明申请日期等。

修改如下（仅供参考）：

申请执行书

申请人：恒定制药有限公司，地址：本市香樟路××号。

法人代表：吴慈任，公司董事长，联系电话135×××。

被申请人：王运达，生于 1985 年 7 月 5 日，男，汉族，××市××区紫园路 57 号，联系电话159×××。

申请人与被申请人货物购买合同纠纷一案，业经贵院于 2016 年 10 月 14 日做出（2016）×民初字第×号判决，现被申请人拒不履行生效判决。为此，特申请贵院强制执行。

执行请求：

1. 被申请人退还申请人货款 17 万元；

2. 被申请人向申请人支付违约金 1 万元；

3. 被申请人向申请人加倍支付迟延履行期间的债务利息；

4. 被申请人承担本案执行费用。

事实与理由：

被申请人于 2016 年 5 月 5 日与申请人签订了货物买卖合同，依照该协议约定，被申请人应于 2016 年 5 月 31 日之前，将货款支付给申请人。合同生效后，被申请人并未在约定期限内履行合约。此案经××市××区人民法院一审，于 2016 年 10 月 14 日作出（2016）×民初字第×号判决如下："一、被告王运达于本判决发生法律效力之日起十日内退还原告恒定制药有限公司货款 170000 元；二、被告王运达于本判决发生法律效力之日起十日内给付原告恒定制药有限公司合同约定的违约金 10000 元；三、案件受理费 988 元，由被告王运达负担。"现该判决已发生法律效力，被申请人至今却拒不履行判决。

为维护申请人的合法权益，特申请贵院给予强制执行。

此致
××市××区人民法院

申请人：恒定制药有限公司（盖章）

2016 年 12 月 25 日

四、写作题（略）

教学大纲

(供药学类、药品制造类、食品药品管理类、食品类专业用)

一、 课程任务

    《医药应用文写作》是高职高专院校药学类、药品制造类、食品药品管理类、食品类各专业的一门公共基础课程。本课程的主要内容有求职与日常事务文书、企业行政管理文书、生产经营管理文书、业务开发拓展文书、公共关系处理文书、企业文化与形象宣传文书、法律纠纷与维权文书等七个项目的 28 个文种。本课程的主要任务是要求学生掌握各个文种的含义、特点、种类和写作注意事项，熟练掌握各自的写作规范格式和写作方法，并学会撰写各类文书，为学习专业课程奠定良好的基础。

二、 课程目标

    通过本课程的学习，使学生了解常用应用文写作文体的基本知识，掌握各文种的含义、特点和写作注意事项，熟练掌握各文种的基本格式与写作技巧，并能撰写各文种。获取本行业和专业的职业岗位所必备的应用文写作能力和文章分析与处理能力，能熟练地写作与所学专业和从事的职业密切相关的应用文。同时在"教、学、做"的活动中，培养学生收集、处理信息的能力、沟通能力及发现问题、分析问题、解决问题的能力，并进一步提升学生的自主学习能力、表达能力和自我发展能力、知识应用能力和创新能力，为学生今后从事的职业工作打下良好的基础。同时，通过学习小组的项目训练，培养学生的公平竞争、团队合作精神；通过师生、生生之间的教学交往，培养学生的独立开拓思维和人文关怀素质，通过例文评析，提高学生的鉴赏分辨能力和模拟能力，最终提高实际工作中应用文写作水平。

三、 教学时间分配

序号	教学内容	课时安排建议		
		理论	实践	合计
1	项目一　求职与日常事务应用文书	4	4	8
2	项目二　企业行政管理文书	4	4	8
3	项目三　生产经营管理文书	4	4	8
4	项目四　业务开发拓展文书	4	4	8
5	项目五　公共关系处理文书	4	4	8
6	项目六　企业文化与形象宣传文书	4	4	8
7	项目七　法律纠纷与维权文书	4	4	8
合计		28	28	56

四、 教学内容与要求

序号	项目	教学内容	教学要求	教学方法、手段等建议
1	项目一 求职与日常事务应用文书	求职信、演讲稿、申请书、条据	认识职场应用文书在日常工作中的作用，熟知求职信、演讲稿、申请书、条据的概念、种类、特点；掌握求职与日常事务应用文书的规范体式和写作技能，能够熟练运用到日常职业活动之中	项目教学法、任务驱动法、情境模拟法、案例教学法以及教师启发引导的讲授法和学生分组讨论、角色扮演法、实训作业法等教学方法
2	项目二 企业行政管理文书	通知、请示、报告纪要	认识企业行政管理文书在日常工作中的作用，熟知通知、请示、报告、纪要的概念、种类、特点等；掌握企业行政管理文书的规范体式和写作技能，能够熟练运用到企业行政管理工作中	项目教学法、任务驱动法、情境模拟法、案例教学法以及教师启发引导的讲授法和学生分组讨论、角色扮演法、实训作业法等教学方法
3	项目三 生产经营管理文书	总结、规章制度、招标书、合同	认识生产经营管理文书在企业中的作用，熟知总结、规章制度、招标书、合同的概念、种类、特点等；掌握计划、规章制度、招标书、合同的规范体式和写作技能，能够熟练运用到生产经营管理工作中	项目教学法、任务驱动法、情境模拟法、案例教学法以及教师启发引导的讲授法和学生分组讨论、角色扮演法、实训作业法等教学方法
4	项目四 业务开发拓展文书	市场调查报告、可行性研究报告、活动策划书、医药广告文案	认识业务开发拓展文书在日常工作中的作用，熟知市场调查报告、可行性研究报告、活动策划书、医药广告文案的概念、种类、特点等；掌握市场调查报告、可行性研究报告、活动策划书、医药广告文案的规范体式和写作技能，能够熟练运用到市场开发业务拓展工作中	项目教学法、任务驱动法、情境模拟法、案例教学法以及教师启发引导的讲授法和学生分组讨论、角色扮演法、实训作业法等教学方法
5	项目五 公共关系处理文书	启事、通报、欢迎词、商务信函	认识启事、通报、欢迎词、商务信函在公共关系处理中的作用，熟知它们的概念、种类、特点等；掌握它们的规范体式和写作技能，能够熟练应对日常处理公共关系的需要	项目教学法、任务驱动法、情境模拟法、案例教学法以及教师启发引导的讲授法和学生分组讨论、角色扮演法、实训作业法等教学方法

续表

序号	项目	教学内容	教学要求	教学方法、手段等建议
6	项目六　企业文化与形象宣传文书	海报、新闻、解说词、简报	认识海报、新闻、解说词、简报在企业文化与形象宣传中的作用，熟知它们的概念、种类、特点；掌握它们的规范体式和写作技能，能够熟练运用到企业文化与形象宣传的工作中去	项目教学法、任务驱动法、情境模拟法、案例教学法以及教师启发引导的讲授法和学生分组讨论、角色扮演法、实训作业法等教学方法
7	项目七　法律纠纷与维权文书	起诉状、上诉状、授权委托书、申请执行书	认识法律纠纷与维权文书在日常工作生活中的作用，熟知起诉状、上诉状、授权委托书、申请执行书的概念、种类、特点等；掌握它们的规范体式和写作技能，能够熟练运用到法律纠纷与维权的处理之中	项目教学法、任务驱动法、情境模拟法、案例教学法以及教师启发引导的讲授法和学生分组讨论、角色扮演法、实训作业法等教学方法

五、　大纲说明

（一）适应专业及参考学时

本教学大纲主要供高职高专院校药学类、药品制造类、食品药品管理类、食品类各专业教学使用，也可作为相应专业培训和自学用书。总学时为 56 学时，其中理论教学为 28 学时，实践教学 28 学时。

（二）教学要求

根据本课程的教学目标要求和课程特点以及有关学情，综合考虑教学效果和教学可操作性等因素，基于工作过程导向理念，本课程综合选用项目教学法、任务驱动法、情境模拟法、案例教学法以及教师启发引导的讲授法和学生分组讨论、角色扮演法、实训作业法等等教学方法。融教、学、做于一体；结合师生个人空间、专题讲座、指导学生社团和社会实践活动，将课内与课外紧密结合起来，指导学生思考、学做结合，促进学生医药实用文写作水平的逐步提升。

（三）教学建议

建议进行信息化教学资源建设，如多媒体课件、多媒体素材、电子图书、仿真软件等。特别是利用多媒体教学设备进行教学，可以提高授课的生动性，增大授课信息量，展示学生的学习效果，加深印象，激发学习热情，便于学生以最便捷的方式达到学习的目的，为教学创造出一个良好的学习氛围和学习空间。

本课程建议采用形成性考核，平时成绩占 60%，主要由出勤、课堂学习态度与作业完成情况、项目参与完成情况等组成；应用文写作水平测试占 40%，采用笔试，开卷形式，重点考查学生撰写各类应用文体的能力。在考核内容上，七个项目中每个项目选择职业岗位常用或者专业必需的训练 1~2 个文种，重点考核各文种的概念、种类、特点和写作格式等基础知识；例文的阅读评析模拟能力；文体结构及格式、材料整理及提炼、语言表达、文面处理等；学习小组的团队合作精神；独立开拓思维和信息处理能力以及调查研究能力；撰写各类应用文的写作能力等。在考核主体上建议采用教师、学生考核评价甚至第三方评价相结合的形式，各评价主体有明确合理的评价标准及比例分配。在考核标准方面，本课程考核强调职业能力标准及考核的整体性，坚持结果与过程考核相结合，过程考核主要考察学生的学习态度和职业素养，结果考核考察理论基础知识和写作技能。通过对学生知识、技能、态度的考核，检验学生的职业能力。按照理论联系实际原则，既考查学生对基本知识的识记能力，又考查学生运用所学知识分析问题和解决问题的能力。